YOGA PARA DORMIR MEJOR

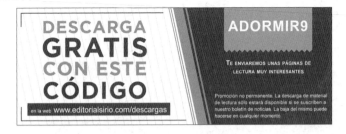

DESCARGO DE RESPONSABILIDAD MÉDICA: La información que aparece a continuación está destinada únicamente a fines informativos de carácter general. Se debería consultar siempre a un profesional de la atención médica antes de utilizar cualquiera de las sugerencias ofrecidas en este libro. Cualquier aplicación del material que se expone en las siguientes páginas se hace a discreción del lector o la lectora y bajo su exclusiva responsabilidad.

Título original: YOGA FOR A BETTER SLEEP
Traducido del inglés por Elena Sepúlveda González
Diseño de portada: Deborah Berne
Maquetación de interior: Toñi F. Castellón

©   de la edición original
    2019 de Mark Stephens

©   de la presente edición
    EDITORIAL SIRIO, S.A.
    C/ Rosa de los Vientos, 64
    Pol. Ind. El Viso
    29006-Málaga
    España

www.editorialsirio.com
sirio@editorialsirio.com

I.S.B.N.: 978-84-18531-14-9
Depósito Legal: MA-574-2021

Impreso en Imagraf Impresores, S. A.
c/ Nabucco, 14 D - Pol. Alameda
29006 - Málaga

Impreso en España

Puedes seguirnos en Facebook, Twitter, YouTube e Instagram.

 El papel utilizado para la impresión de este libro está **libre de cloro** elemental (ECF) y su procedencia está certificada por una entidad independiente, no gubernamental, que promueve la sostenibilidad de los bosques.

Mark Stephens

Autor de *Secuencias de yoga* y *La enseñanza del yoga*

PRÓLOGO DE SALLY KEMPTON

YOGA PARA DORMIR MEJOR

CUANDO LA SABIDURÍA ANTIGUA Y
LA CIENCIA MODERNA SE ENCUENTRAN

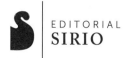

EDITORIAL
SIRIO

Para quienes no duermen:
que tengáis dulces sueños llenos de magia.

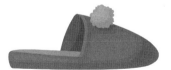

ÍNDICE

PRÓLOGO

por Sally Kempton

Desde que conocí a Mark Stephens, nunca ha dejado de impresionarme el alcance de sus conocimientos sobre yoga. No solo es un profesor hábil y sabio; también es un auténtico experto con una comprensión profunda de un amplio abanico de prácticas, técnicas y enfoques filosóficos. Por eso me entusiasmé cuando me dijo que había escrito un libro sobre yoga y sueño, pues llevo mucho tiempo no acabándome de creer que el yoga te pueda ayudar a dormir. Durante una época que duró diez años, padecí de insomnio grave y rara vez dormía más de tres o cuatro horas por noche. En esos años practiqué mucho yoga y meditación y descubrí que ambos podían ser, en cierto modo, buenos *sustitutos* del sueño. Era capaz de descansar en Savasana, entrando y saliendo del yoga Nidra y la meditación, hasta cinco o seis horas seguidas, y levantarme por la mañana con suficiente energía para llegar al final del día. Pero nunca encontré una postura, ni una serie de posturas, ni un enfoque de la meditación que realmente mejorara mi capacidad de entrar en un estado «normal» de sueño y permanecer en él de siete a ocho horas.

Esa es la razón de que esté tan agradecida por lo que Mark ha hecho en este libro. No solo nos ofrece un discurso claro, bien documentado y de gran legibilidad sobre la ciencia del sueño; también expone las principales variedades de insomnio y sus causas. Resulta especialmente útil que establezca las diferencias entre los trastornos del sueño en la infancia, la adolescencia y la vida adulta, además de la imposibilidad de disfrutar de una buena noche de sueño a medida que avanzamos en edad.

Pero lo verdaderamente valioso de este libro es el hecho de que las prácticas y secuencias que nos ofrece funcionen de verdad, sobre todo si se combinan con las otras técnicas que recomienda. Mark no afirma que una práctica concreta sea esencial, sino que te muestra cómo trabajar con una variedad de técnicas y maneras para que puedas configurar una rutina y un entorno para tu sueño, e ir creando, gradualmente, un proceso verdaderamente relajante a la hora de irte a dormir. Le agradezco sobre todo que haya organizado los capítulos de práctica según las diferentes categorías de trastornos del sueño. Hay asanas y ejercicios de respiración que calman en caso de hiperexcitabilidad, así como prácticas para trabajar con la depresión. Hay secuencias para adolescentes y secuencias para gente más mayor. Cada capítulo tiene un equilibrio diferente de técnicas y actitudes destinadas a ayudar al individuo con problemas concretos de sueño. A medida que los he ido explorando, me ha sorprendido gratamente que haya tantas maneras distintas de combinarlas (y el entendimiento experto de Mark sobre la forma de hacerlo).

Yoga para dormir mejor es una auténtica biblioteca de recursos del sueño. En estas páginas encontrarás un espectro completo de recomendaciones, desde consejos médicos hasta prácticas de meditación, asana y *pranayama,* así como sugerencias de estilo de vida. Las instrucciones de Mark son claras y fáciles de seguir. También son lo suficientemente detalladas para que te sientas totalmente respaldado, tanto en las técnicas como en las actitudes sutiles que ayudan a que estas técnicas se enraícen en ti. Me impactaron bastante las secciones sobre *pranayama*, que quizá te inspiren a explorar esta gama de prácticas de respiración que funcionan tanto para relajarse como para energizarse. Este es un libro para tener en la mesita de noche, para practicar a diario y para usar como guía de práctica. Espero que la sabiduría sólida y reconfortante de Mark te ayude a crear un protocolo de sueño que puedas incorporar en tu vida. Ojalá revolucione tus horas de descanso y te ayude a vivir cada vez con mayor profundidad ese descanso verdadero que todos necesitamos y merecemos.

Sally Kempton es profesora de meditación, editora colaboradora de la revista *Yoga Journal* y autora de *El placer de meditar,* * *El despertar de la Shakti* y *Awakening to Kali* [Despertando a Kali].

---

* Editorial sirio, 2012.

PREFACIO

Los problemas de sueño ocupan un lugar destacado entre las preocupaciones relacionadas con la salud y el bienestar de la población mundial. Lo que antes se consideraba un problema que afectaba casi exclusivamente al hemisferio norte más industrializado hoy se ha convertido en una epidemia global que afecta también a países menos desarrollados en África, Asia y Latinoamérica.[1] Las consecuencias para la salud, la sociedad y la economía son enormes. Cada vez hay más evidencia de que los problemas de sueño son causa y consecuencia parcial de pérdida de memoria, dificultades de aprendizaje, trastornos emocionales, déficit de habilidades motoras y problemas de salud mental, todos ellos conflictos con efectos potencialmente trágicos. Se calcula que entre cincuenta y setenta millones de estadounidenses padecen trastornos del sueño, mientras que unos diez millones toman somníferos recetados que tienen graves efectos secundarios a nivel psicológico.[2] En Europa, Japón y otras sociedades industrializadas avanzadas encontramos índices similares de uso de somníferos.

Si bien es verdad que los medicamentos ayudan a dormir a muchas personas (sobre todo si se utilizan en combinación con prácticas de higiene del sueño y terapias psicológicas para el insomnio), en el yoga antiguo y el moderno encontramos alternativas prometedoras que son gratis y accesibles a todo el mundo y que tienen pocos o ningún efecto secundario conocido. De hecho, el principal efecto secundario del yoga para dormir mejor es una mayor salud en general, no «solamente» una mejora del sueño.

Sin embargo, el yoga no es una panacea, ni para los trastornos del sueño ni para ningún otro problema de salud. Lo que proporciona es un complemento efectivo a otras prácticas y, si se hace junto a ellas, puede ser la mejor de las medicinas.

Aun cuando el yoga ha entrado a formar parte de la cultura dominante en la mayoría de las sociedades occidentales (solo hay que ver la inclusión de esterillas o clases de yoga en películas y anuncios, como los de coches o refrescos, que no tienen nada que ver con esta disciplina), no deja de ser una actividad extraña, rara o socialmente inaceptable para millones de personas. Esto último no es de extrañar dada la forma esotérica y dogmática en la que con frecuencia se presenta el yoga, y menos extraño aún si se profundiza en la historia del yoga para ver o experimentar algunas de sus prácticas ancestrales (y modernas). Las creencias supersticiosas, las suposiciones metafísicas y filosóficas refutadas y las bizarras prácticas de automortificación que son parte integral de muchas de las fuentes originales del yoga desaniman enormemente a muchos.[*] Pero por suerte, el yoga está evolucionando e integrando los conocimientos de la ciencia y la cultura moderna para proporcionarnos teorías y técnicas con sentido y beneficios probados.

El yoga siempre ha ofrecido un conjunto de prácticas basadas en diferentes fundamentos filosóficos. Pero en la última generación se ha diversificado hasta el punto de haber ideas tan divergentes que unas

---

[*] Seamos claros: la mayoría de la gente de hoy no cree que deba hacer reverencias hacia el este ni rendir homenaje a un dios del sol para garantizar el «regreso» del sol al amanecer, ya que la astrofísica ha hecho un trabajo excelente al explicar tales fenómenos cósmicos. Tampoco estamos dispuestos a moderar nuestros impulsos destruyendo nuestros tejidos mediante la automortificación (dejando de lado el abuso de alcohol, drogas y nicotina). También entendemos que el concepto que se encuentra en el yoga, y especialmente en el Ayurveda, del éter como componente fundamental del universo es arcaico y mítico, y no algo con lo que se pueda explicar la naturaleza del universo, los seres humanos o la salud (N. del A.).

no reconocen como yoga a las otras. Esta tendencia se ha acelerado al desarrollarse muchos estilos de yoga como una marca y promoverse como el más original (¿qué importancia tiene eso?), el más eficaz (¿para quién?) e incluso el mejor (una idea curiosa, pues el yoga no fomenta la competitividad). Según el interés humano, la mayor parte de la investigación sobre la eficiencia del yoga para ayudar a sanar dolencias o potenciar el bienestar valora solo el estilo de yoga elegido por los investigadores, como puede ser Kundalini o Iyengar, u otros estilos más desconocidos, como Silverlight o Phoenix Rising. Incluso los estudios llevados a cabo por investigadores no parciales se suelen enfocar en poner a prueba un estilo concreto, en lugar de preguntarse qué tipo de prácticas podrían ser las más efectivas para abordar una afección concreta.

El objetivo de este libro es condensar métodos de yoga prácticos y válidos que ayuden a mejorar el sueño. En él sopeso una variedad de prácticas de yoga tradicionales e innovadoras, junto a la neurociencia del sueño más reciente, para comprender mejor los problemas de sueño y las soluciones potenciales. Si bien no rechazo el uso de somníferos con receta, que pueden ser de importancia vital para algunos trastornos, reconozco la dependencia en exceso de estos medicamentos para el sueño cuya promoción es parte de la estrategia de supervivencia de las grandes farmacéuticas, empresas cuya responsabilidad legal reside en última instancia en sus accionistas y no en el bienestar de la humanidad. Tampoco descarto las técnicas psicológicas convencionales como la terapia cognitivo-conductual, la cual ha demostrado ser muy eficaz para mejorar el sueño, aun estando basada en suposiciones sobre la mente y la experiencia humana que pueden ser reduccionistas y, por ende, distorsionar esa consciencia más amplia del ser y esa visión más profunda que el yoga aspira a evocar.

Me gustaría dejar claro que no recomiendo cambiar ningún medicamento que haya sido recetado, ni otras prácticas prescritas profesionalmente, sin que dichas decisiones se planteen antes al médico o proveedor de atención médica autorizado, incluidos profesionales de la salud mental.

Lo que aquí recomiendo es explorar las opciones seguras que el yoga ofrece. Y lo hago enfocándome en prácticas de yoga básicas y probadas, enfatizando principalmente la respiración, la meditación y las posturas. En cada una de estas áreas se ofrecen técnicas adaptables personalizadas según los problemas de sueño concretos de cada persona, las preocupaciones de salud relacionadas, la edad y otros factores. También apunto a conocimientos externos al yoga que son de relevancia directa para el sueño, incluidas la higiene del sueño, la dieta y otras opciones de estilo de vida.

Todo el mundo puede disfrutar de un sueño mejor y esto, a su vez, dará lugar a que se esté más plena y conscientemente despierto durante la vigilia. *Yoga para dormir mejor* está diseñado para este fin concreto.

Cómo usar este libro

- Si estás interesado en la ciencia del sueño, la filosofía del yoga y la intersección entre ambas, lee la primera parte antes que la segunda.
- Si tienes dificultades para dormir y no sabes por qué, lee la primera parte. Una vez tengas un mayor conocimiento de tus problemas de sueño, elige los capítulos de la segunda parte relacionados específicamente con ellos para encontrar formas de dormir mejor con ayuda del yoga.
- Si no estás interesado en la ciencia del sueño o la filosofía del yoga sino que simplemente quieres dormir mejor, ¡lee la primera parte y verás que rápidamente te entra sueño!
- Si sabes por qué tienes problemas de sueño, escoge los capítulos relevantes de la segunda parte y los apéndices para encontrar formas de dormir mejor con ayuda del yoga.

Si buscas indicaciones más detalladas para hacer las posturas, ve a *Ajustes de yoga: filosofía, principios y técnicas*[*] y visita la sección *Online Yoga Education* en www.markstephensyoga.com (en inglés).

---

[*] Editorial Sirio, 2016.

AGRADECIMIENTOS

La idea de este libro surgió durante una conversación con mi hermana, Melinda Stephens-Bukey. Le estoy muy agradecido por hacer de caja de resonancia de mis ideas y ayudar a que me enfoque en lo más importante, además de animarme a persistir cuando dudaba de si escribir este libro era la mejor forma de utilizar mi energía en estos tiempos tan disparatados que corren.

Mi agradecimiento se extiende a otras personas:

Mike Rotkin, por su consejo sobre la organización de los temas y por leer y ofrecer críticas a la totalidad del manuscrito. También por hacer varias sugerencias cruciales sobre tono, estilo y contenidos, y por servir de modelo para el yoga con silla.

La doctora Jennifer Stanley, por leer capítulos clave y ofrecer sus conocimientos de la medicina del sueño, al tiempo que me mantenía interesado en temas más amplios sobre las interrelaciones entre la ciencia médica, el ser espiritual y la consciencia.

G. William Domhoff, por compartir parte de su trabajo sin publicar sobre sueños y el cerebro, por ayudarme a comprender los procesos neurológicos de arriba hacia abajo frente a los de abajo hacia arriba en relación con el aprendizaje y la memoria, y por facilitar mi comprensión del sorprendente panorama doctrinal de la ciencia del sueño.

Sat Bir Singh Khalsa, por su crítica al borrador del manuscrito y las sugerencias relativas a la neurofisiología del sueño, los efectos de los medicamentos para dormir y el papel de la terapia cognitivo-conductual en cuestiones de insomnio.

Sally Kempton, por los años de amistad sincera y las conversaciones inteligentes sobre todo lo humano y lo divino, en especial por revelarme que lo más poderoso en el yoga y en la vida transciende las palabras.

Ralph Quinn, por guiarme en temas de psicología profunda y animarme a seguir mirando hacia delante, aun cuando algunos me empujaban en otra dirección.

Michael Stephens, mi hermano, por su apoyo activo al crear y mantener el entorno en el cual me pude enfocar en mi escritura, al tiempo que me ofrecía una apreciación profunda de la importancia de vivir lo más cercano posible a los ritmos de la naturaleza.

Diana Alstad, por orientarme sobre recursos clave y compartir su profunda sabiduría sobre el sueño, la vida y el yoga.

Joel Kramer, por inspirarme con su aguda percepción del yoga y la vida.

Anne Tharpe, por su inteligente gestión y sus atentas observaciones sobre muchos de los temas que se cubren en este libro.

Dagmar Stuhr, por aportar mayor claridad, significado y alegría a mi vida y a mi trabajo, por inspirarme a escribir libros más populares, por su sensibilidad creativa que ha influenciado el diseño de la cubierta (en inglés) de este libro y por su encantador espíritu que enriquece todo en su interior.

Matthew Walker, Paul Glovinsky, el doctor Timothy McCall, Roger Cole, Richard Miller, Eleanor Criswell, Gregg Jacobs, Rachel Manber y Jason Ong, por ayudarme de diversas maneras a comprender el vínculo entre sueño, cuerpo-mente y yoga.

Ray Charland, Sima Mehrbod, Mike Rotkin y Rebecca Zabinsky, por posar amablemente para las fotos de las posturas de yoga en la segunda parte.

Me quito el sombrero ante el equipo de North Atlantic Books por guiar de forma experta y amable el proceso de adquisición, edición, diseño, publicación y distribución, y por su compromiso con la diversidad, la justicia social y la difusión de ideas relevantes.

Soy el único responsable de cualquier error.

Finalmente, una nota sobre notas. Muchos libros en los que la palabra *yoga* forma parte del título no proporcionan referencias bibliográficas para las fuentes de sus ideas y afirmaciones. Aunque resulte un alivio para el lector a quien esto no le interesa y que, como yo, se identifica con el epigrama de Shakespeare de que «la brevedad es el alma del ingenio», es desafortunado para el lector que desea saber de qué fuentes bebe el autor, si existe evidencia que respalde lo escrito o a dónde acudir para saber más. Aunque añade peso (y por tanto coste y trabas) al libro, mi elección ha sido compartir contigo los libros, artículos, correspondencia y conversaciones concretos sobre los que descansa mi obra. Leer las notas finales también te ayudará a quedarte dormido.

Primera parte

FUNDAMENTOS

Vivimos en un mundo en el que abundan las ideas sobre el bienestar y las prácticas que mejor potencian una vida más saludable, incluido el dormir mejor, y son de lo más diverso. El enfoque médico científico del sueño, que insiste en prácticas basadas en la evidencia, está cada vez más especializado y se centra en reducir los síntomas concretos de los trastornos del sueño. Suele ser muy eficiente, pero sus soluciones tienen con frecuencia importantes efectos secundarios no deseados, sobre todo en lo que a los somníferos se refiere.

El yoga tiene una visión más holística de la vida y de cómo sanar nuestras dolencias, al enfatizar cambios de estilo de vida personales y técnicas tanto antiguas como modernas para mejorar nuestro bienestar general. En los últimos años, el yoga se ha ido desarrollando hasta convertirse en una tendencia dentro de la cultura dominante, lo cual lo ha puesto en el punto de mira científico. Cada vez hay más evidencia de que puede ayudar a sanar una variedad de dolencias, incluidos algunos de los principales sospechosos del insomnio (estrés, ansiedad y depresión) y otros trastornos del sueño.

Para dormir mejor, hemos de comprender en un mayor grado la naturaleza del sueño. La ciencia del sueño ya avanza en este camino, aunque sus soluciones pueden ser dañinas y separarnos de nuestra verdadera naturaleza como seres integrales. El yoga nos proporciona formas mejores de comprender y vivir plenamente nuestra verdadera naturaleza. Juntar estos dos extraños aliados promete ayudarnos a dormir mejor y, con ello, a vivir mejor.

LOS MITOS Y LA NATURALEZA DEL SUEÑO

Mito y ciencia

El sueño puede ser maravilloso, curioso e incluso perturbadoramente misterioso (sobre todo, si no llega cuando se desea o de forma natural o plena). Hace bien poco que hemos comprendido de cerca su naturaleza y sus propósitos. Hoy podemos definir en términos generales el sueño como un estado alterado de consciencia que viene acompañado por una inhibición física en la que nos separamos en gran medida de nuestra experiencia sensorial (aunque podamos tener sueños salvajes, mundanos, fantásticos o esclarecedores).

Tanto con esta comprensión como sin ella, los misterios del sueño han sido protagonistas de mitos. En Occidente se ha tendido a darle un trasfondo oscuro, como cabría esperar de algo que ocurre principalmente de noche y con una quietud que se asemeja a la muerte.

En este contexto, tiene sentido que los hijos de Nix, la diosa griega de la noche, fuesen Hipnos (el dios del sueño) y Tánatos (el dios de la muerte), y que los poetas ingleses, desde el metafísico Donne hasta el romántico Shelley, evocaran el vínculo entre el sueño y la muerte. El adagio «descanse en paz» refleja esta conexión, e incluso transmite un significado no intencional de desear a alguien que tenga dulces sueños.

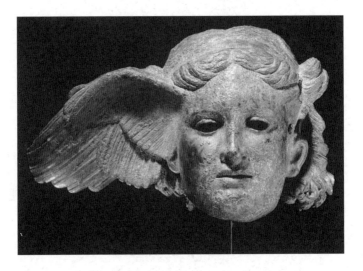

Hipnos, dios del sueño en la antigua Grecia

También encontramos una visión mitificada del sueño en el pensamiento yóguico antiguo, como se refleja en la fuente escrita más antigua de yoga que se conoce, el *Rig Veda Samhita*, datado alrededor del siglo XV a. C. En él conocemos a Ratri, la diosa de la noche, y a su hermana Ushas, la diosa del amanecer e hija del señor Surya, el todopoderoso dios Sol. De Ratri tenemos Navaratri, uno de los grandes festivales anuales en India en el que se celebra durante nueve noches la muerte a manos de la diosa Durga de «los demonios del ego y la avaricia» que, como ya veremos, juegan un papel en los trastornos del sueño.[1] Ushas aparece en el *Rig Veda* como una diosa muy venerada por proporcionar fuerza, disipar la oscuridad y arrojar luz sobre la verdadera naturaleza del mundo, aunque hoy en día en India solo se le rinda culto regionalmente en el festival de Chhath, que se celebra para agradecer la luz y las bonanzas de la vida.[2] Vamos a explorar estos temas con sabiduría.

Estos mitos ancestrales moldearon rituales y otras prácticas que buscaban mejorar la vida (incluido el yoga). Un ejemplo sería el *Surya Namaskara*, la reverencia durante la aurora al dios Sol, Surya, pidiendo que retorne al cielo cada mañana.

En las escrituras yóguicas más antiguas, los Vedas y los Upanishads, el sueño como expresión o indicación de diferentes cualidades de la consciencia es un tema recurrente.[3] Los comentarios antiguos

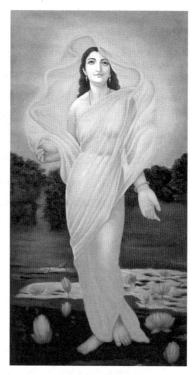

Ushas, diosa del amanecer en la antigua India

y modernos sobre estos escritos respaldan ideas, a menudo contradictorias, sobre la naturaleza de la realidad y la consciencia, aunque todos suelen diferenciar entre sueño, sueño profundo y vigilia, además de las condiciones sensoriales en cada estado como reflejos o fuentes del ser espiritual. Todos reconocen que la consciencia cambia en estos estados en relación con la consciencia sensorial o la no consciencia, anticipando así descubrimientos de neurociencia y psicología moderna sobre los estados de sueño-vigilia y los sueños.

En la última generación hemos aprendido más sobre la naturaleza del sueño que en los milenios anteriores, lo que ayuda a descartar mitos en favor de la realidad.* Por otro lado, el arte y la ciencia del

---

* Las ideas de la filosofía, teoría y práctica del yoga ancestral surgen de la experiencia directa, la intuición, la especulación y las afirmaciones de transmisión divina. Estas fuentes y métodos generalmente no cumplen con los estándares de

yoga (incluido su entendimiento de la psicología personal y de técnicas prácticas y autodirigidas para vivir saludablemente) han progresado más en las dos últimas generaciones que desde sus orígenes hace tres mil quinientos años en las nieblas espirituales y supersticiosas de la antigua India. Se han creado técnicas prácticas más accesibles, con un diseño razonable y más saludables para mejorar la vida. Aquí tejemos estos hilos de conocimiento en toda una serie de estrategias efectivas para dormir, además de integrar los conocimientos y las prácticas del yoga con los de la ciencia del sueño para proporcionar herramientas sencillas y efectivas que aporten un sueño y una vida más saludable, sin tener que recurrir, o recurriendo menos, a los dañinos (aunque a veces útiles) somníferos.

El despertar y la vigilia

Gracias a la investigación realizada en los laboratorios modernos, cada vez entendemos mejor los estados del sueño y la vigilia. Para este fin se utilizan múltiples mediciones eléctricas y observaciones visuales que los científicos del sueño llaman polisomnografía: electroencefalogramas (EEG) para registrar las ondas del cerebro, imágenes de resonancia magnética funcional (IRMf) para hacer seguimientos visuales de la actividad cerebral, electromiografías (EMG) para evaluar la actividad nerviosa asociada con el movimiento en el sistema músculoesquelético, y electrooculogramas (EOG) para detectar el movimiento ocular.[4] Estas tecnologías de precisión revelan el nivel y la ubicación de la actividad cerebral y otras actividades físicas, lo cual nos permite ver, seguir y medir qué ocurre en el cerebro y otras partes del cuerpo

investigación y evidencia asumidos en la comprensión moderna no religiosa. Por lo tanto, encontramos muchos postulados y prácticas que son poco claros, contradictorios y carentes de eficacia. No debemos culpar a los antiguos visionarios y autores por tales limitaciones teóricas, metodológicas y empíricas (al mismo tiempo que consideramos las fuentes contemporáneas responsables de sus ideas) ni debemos aceptar sus malentendidos y prácticas mal informadas debido a sus limitaciones (N. del A.).

durante las distintas fases y cualidades del sueño, la vigilia, el adormecimiento, la quietud y otros estados de consciencia y ser matizados.

Cuando estamos completamente despiertos, los ritmos de nuestro EEG tienen una frecuencia más rápida y una amplitud más baja (como una menor vibración), con actividad sincronizada en áreas pequeñas pero interrelacionadas del cerebro.[5] Los neurocientíficos se refieren a esto como «actividad rápida de bajo voltaje» (LVFA, por sus siglas en inglés). Es lo que nos permite, por ejemplo, prestar atención, recordar o estar más conscientes. Cuando las frecuencias más bajas son predominantes, estamos tranquilos o soñolientos. Cuando nos despertamos y pasamos gradualmente a la vigilia completa, aumenta el protagonismo de: (1) nuestro ritmo beta/gamma de baja amplitud (beta asociado con la consciencia normal en vigilia y gamma con la consciencia de la atención), que estimula la acción simultánea a través de múltiples áreas neuronales, incluida la sensibilidad a la luz; (2) nuestros ritmos alfa (asociados con un estado mental relajado), que suscitan el potencial para la reflexión interna consciente, y (3) nuestros ritmos *theta* (asociados con estados activos), que aportan mayor atención y memoria.[6]

Esta transición a la vigilia se origina en el tronco encefálico mediante lo que los neurocientíficos llaman sistema reticular activador ascendente (SRAA).[7] Las fibras nerviosas que se mueven por una red de claras corrientes dorsales y ventrales a través de múltiples ubicaciones en el cerebro activan el cerebro anterior y nos llevan a un estado de vigilia completa. Encontramos una «red predeterminada» activa paralela que va del tronco encefálico al cerebro anterior en los humanos cuando no están expuestos a estímulos ambientales externos y, por lo tanto, más implicados en la consciencia puramente interna. Aquí se podría identificar lo que en yoga se conoce como estados de *pratyahara* y de *dharana*, prácticas en las que nos aislamos del estímulo externo para abrir nuestra atención a un estado meditativo y una consciencia más puros.[8]

Diversos sistemas metabólicos, guiados por el aumento de los niveles de serotonina, cortisol, norepinefrina e histamina, trabajan en conjunción con el SRAA para despertarnos del sueño.[9] A continuación, unos compuestos llamados hipocretinas excitan el hipotálamo y ayudan a consolidar nuestro estado de vigilia para el día. En este proceso, nuestra tasa metabólica se va elevando, el sistema nervioso simpático se va activando y la excitación cortical (cerebro) es completa junto con un tono muscular reactivado.

La interacción funcional entre estos elementos del SRAA serenos, pero que promueven la vigilia, se refuerza mutuamente. Su convergencia (y su redundancia) es precisamente la razón por la cual la condición humana normal es despertarse del sueño y permanecer en estado de vigilia hasta que otras fuerzas fisiológicas y nuestros comportamientos dan lugar a somnolencia y sueño. Mientras el cerebro opera su magia integradora, nos vamos deslizando gradualmente hacia estados de sueño y al mundo alternativo irreal de los sueños.

El sueño

Podría parecer que el sueño es un estado unitario, a pesar de estar marcado por sueños, pero en realidad es un estado variado. La polisomnografía revela que cuando dormimos tenemos diferentes combinaciones de actividad detectada por el EEG, el fMRI, el EMG y el EOG, dependiendo de la fase y la calidad del sueño. Pero antes de llegar hasta ahí, a no ser que exista narcolepsia, primero hemos de sentirnos soñolientos y solo después podemos quedarnos dormidos. Esto ocurre incluso si nos resistimos, pues el cuerpo conspira para restaurar su energía, mantener su equilibrio y sustentar su existencia. En dicha conspiración participan dos jugadores clave que responden a los nombres codificados de proceso S y proceso C. Estos funcionan tal y como se explica a continuación para generar y mantener el sueño (interactuando continuamente) en lo que el científico del sueño

Alexander Borbély denominó el modelo de dos procesos de regulación del sueño.[10]

Proceso S: presión natural del sueño

Cuanto más tiempo estemos despiertos, más sentimos la presión de dormir. La presión del sueño proviene de un sistema de control homeostático (homeostasis es el estado de unas condiciones internas estables) que refleja la acumulación natural de fuerzas que inducen al sueño cuando se está despierto y que inhibe los efectos activadores del SRAA descritos anteriormente y de las neuronas corticales en el córtex cerebral (la sustancia gris del cerebro donde pensamos y decidimos tomar acciones conscientes). Sin esta presión, no sentiríamos la inclinación a dormir y se generaría un desequilibrio en nuestra función fisiológica general (homeostasis).

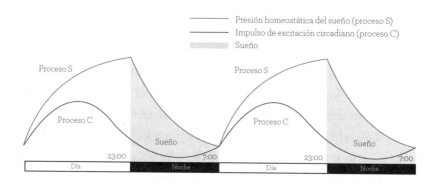

La principal sustancia química del sueño que opera aquí es la adenosina, la cual conecta el metabolismo energético del cuerpo, la actividad cerebral y el sueño. Cuanto más tiempo estemos despiertos, más aumentan los niveles de adenosina en el cerebro anterior.[11] A medida que el aumento de adenosina amortigua la actividad nerviosa del cerebro, nos vamos sintiendo soñolientos. Incluso si quisiésemos permanecer despiertos, este sistema de control homeostático natural va expresando de forma gradual pero firme un enfático *no* mientras el óxido nítrico (NO) estimula la liberación de la fuerza adormecedora de la adenosina.[12] Al mismo tiempo, las prostaglandinas y las citocinas van introduciendo otra fuerza adormecedora más potente.[13] El efecto colectivo y acumulativo de estos procesos homeostáticos constituye la aparente magia del sueño.

Según vamos cayendo dormidos, estas fuentes de presión del sueño se van liberando de forma gradual pero firme. Si permanecemos despiertos, la presión aumenta. Curiosamente, si te pasas toda la noche en pie, con la presión del sueño que se incrementa durante las horas del alba, por la mañana tendrás un segundo pico de energía a pesar del aumento del impulso homeostático al sueño. ¿Por qué? El proceso S dependiente del sueño (la presión del sueño depende de cuánto tiempo pasas dormido o despierto) acaba de tener una cita secreta con el proceso C independiente del sueño.

Proceso C: ritmo circadiano

En lo profundo del cerebro existe un mecanismo altamente sensible a la luz con un nombre muy largo: el núcleo supraquiasmático (afortunadamente también se lo conoce como SNQ). El SNQ es nuestro reloj biológico maestro y controla el tiempo, la intensidad y la duración del sueño mediante lo que se conoce como ritmo circadiano. (El término *circadiano* se forjó en los años cincuenta del siglo pasado y proviene del latín *circa,* 'alrededor de' y *dies,* 'día'.) Mientras el ritmo circadiano controla el tiempo de los procesos biológicos en una variedad de formas de vida, incluidas las plantas, en los humanos ayuda a regular los ciclos hormonales, la temperatura corporal, el apetito y otros (quizá nada más obvio que nuestro ciclo diario de sueño-vigilia).[14] Con relativa independencia del impulso homeostático al sueño del proceso S, tendemos a dormir y despertarnos (y a sentir la tendencia a dormir y despertar incluso al estar despiertos) en sincronía con el ciclo del día y la noche. Funciona de la siguiente forma.

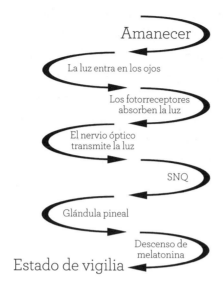

El núcleo supraquiasmático

El SNQ es nuestro vínculo interno con el ciclo natural de luz/
oscuridad de veinticuatro horas. Está ubicado dentro del hipotálamo, justo encima del quiasma óptico, donde se cruzan parcialmente
los nervios ópticos. Células altamente sensibles a la luz integran los
datos de luz del entorno dentro de la retina y envían esta información al SNQ. A su vez, este envía esta información vía diferentes rutas
para estimular la liberación de hormonas y otras funciones fisiológicas temporizadas.[15]

Una de estas rutas es hacia la glándula pineal, ubicada en la profundidad del centro del cerebro y que durante mucho tiempo ha sido
objeto de especulación fantástica en círculos yóguicos, tántricos, filosóficos y médicos occidentales. El médico, cirujano y filósofo grie-
go Galeno descubrió la glándula pineal alrededor del año 170 d. C.,
estableciendo así la presencia de un «pneuma psíquico» en los ven-
trículos cercanos. Este descubrimiento llevó a algunos de sus coetá-
neos a dejar volar la imaginación y afirmar que se trataba del hogar

localizado de la consciencia o un portal directo hacia lo divino. En sus *Meditaciones metafísicas,* publicadas en 1641, el filósofo, matemático y científico René Descartes escribió sobre la relación entre el cuerpo y la mente y propuso la glándula pineal como «hogar del alma» (un cambio con respecto a opiniones anteriores que la situaban en el pecho).[16] Mucho más tarde, la glándula pineal se convertiría en el tercer ojo y el *ajna* chakra, si bien nunca se la había mencionado de esta forma en ninguna fuente yóguica ni tántrica anterior al siglo XX hasta que la imaginativa *Madame* Blavatsky y otros teosofistas la transliterasen así a finales del siglo XIX.[17]

Aunque no sea ni medianamente tan romántico, la realidad es que la glándula pineal se encuentra conectada al SNQ, el cual contiene nuestro marcapasos circadiano que utiliza las señales basadas en la luz de origen visual provenientes de este sistema para saber cuándo se ha de liberar melatonina.[18] Esta hormona derivada de la serotonina sincroniza entonces de forma natural nuestros patrones de sueño-vigilia con el reloj diario.[19] (El reloj está ligeramente desajustado: su día promedio es de 24,2 horas, lo cual causa una ligera desviación hacia tiempos de ir a dormir más tardíos cada día, algo que la mayoría de las personas compensa levantándose más tarde los fines de semana). Explicado de otra forma: la secreción de melatonina, que está gobernada por el reloj basado en la luz del SNQ, sincroniza nuestros ritmos circadianos. Esto convierte al proceso C en el mecanismo regulador de los tiempos del sueño. Sin él, nuestro sueño fluctuaría basándose únicamente en la presión homeostática del sueño y ocasionando patrones de sueño erráticos. De hecho, sabemos por los viajes que cruzan distintas zonas horarias y también por los trabajos con turnos nocturnos que las alternaciones de nuestros ritmos circadianos causan estragos en nuestro sueño.

Cuando nos exponemos de forma saludable a los ritmos naturales de la luz diurna, estamos a merced del sol, con los procesos S y C operando juntos para que sea más natural que nos quedemos dormidos unas pocas horas después de la puesta de sol y que despertemos no mucho más tarde del amanecer. Como veremos, esta dinámica se ve fácilmente perturbada por un sinfín de factores, desde los cambios de luz estacionales según la latitud hasta la cafeína, el estrés, los viajes o los cambios hormonales, por no mencionar el trabajo por turnos que da lugar a alteraciones del sueño que a su vez pueden ocasionar o exacerbar muchos problemas de salud. También se puede ver perturbada por un amplio espectro de defectos genéticos y estados patológicos. En condiciones de funcionamiento saludables, estos procesos dinámicos nos llevan de forma natural a los mundos potencialmente nutricios, esclarecedores y restaurativos de las diversas fases del sueño.

Fases del sueño

Nuestras fases básicas son tres: (1) vigilia, (2) sueño con movimiento ocular rápido (REM, por sus siglas en inglés) y (3) sueño con movimiento ocular no rápido (NREM, por sus siglas en inglés). La vigilia se ha descrito anteriormente, y volveremos a ella en el capítulo dos. El sueño REM fue descubierto por casualidad por un estudiante de posgrado llamado Eugene Aserinsky en un laboratorio de fisiología de la Universidad de Chicago, donde había conectado a su hijo pequeño a un anticuado detector de ondas cerebrales llamado dinógrafo de Offner. Cuando su hijo llevaba ya muchas horas durmiendo, Aserinsky escuchó los garabatos de los bolígrafos del dinógrafo, que registraban tanto ondas cerebrales parecidas a las de la vigilia como movimiento ocular. El movimiento ocular de su hijo le hizo pensar que este estaba despierto. Pero lo que descubrió fue algo que permanecía oculto a plena vista de todos los que habían observado de cerca a los durmientes en el periodo anterior a despertarse: el movimiento ocular rápido o REM. Aunque Aserinsky mencionó esta observación en un artículo corto que escribió en colaboración con su asesor, fue su compañero y también estudiante de posgrado, William Dement, quien realizó una investigación más profunda al respecto para finalmente convertirse en una autoridad líder en este campo.[20]

Dement halló que durante la mayor parte del sueño, no hay REM. Al ser un científico racional, llamó a esta fase del sueño movimiento ocular no rápido o NRME. Es aquí donde pasamos la mayor parte de nuestro tiempo cuando dormimos. En un sueño saludable, nuestros sistemas fisiológicos alternan entre las diferentes fases del sueño NREM y el sueño REM (ligero a profundo a ligero a profundo a...). Cada fase posee características y beneficios distintos y su alteración puede causar problemas de salud que van de leves a graves, incluyendo la demencia. Como NREM antecede temporalmente a REM, le prestaremos atención primero.

Fases NREM del sueño

En el sueño NREM entramos y salimos paulatinamente de las fases más profundas, más quietas, más tranquilas y restaurativas del sueño. Con el inicio del sueño, las lecturas del EEG de la LVFA en vigilia, de las cuales ya hablamos, cambian a ondas lentas pero de alto amperaje, lo que refleja nuestra entrada en NREM o sueño de onda lenta.[21] Ahora las neuronas que se despiertan en el SRAA se están calmando a medida que nuestras fuerzas homeostáticas del sueño (la adenosina es la más poderosa) se van haciendo más predominantes. La profundidad del sueño también se detecta por la cantidad de ruido que se necesita para despertar a una persona dormida. Nos movemos a través de cuatro fases del sueño NREM (N1-N4), de ligero a profundo, y cada una de ellas viene definida por cambios en la actividad de las ondas cerebrales.[22]

- **N1**: es la transición entre la vigilia y el sueño. Con la actividad *theta* en áreas frontales, seguimos estando algo conscientes de los estímulos sensoriales externos, pero con la actividad alfa en áreas posteriores, entramos en inmovilidad total. Técnicamente estamos dormidos, pero nos despertamos con facilidad. Aproximadamente la mitad de todos los durmientes dirían que no estaban durmiendo si se los despertase en N1. Esta fase es similar al yoga Nidra, o sueño lúcido descrito por primera vez en el antiguo *Mandukya Upanishad* (de alrededor del 500 a. C.) como uno de los cuatro estados de consciencia que se detallarán a continuación. El yoga Nidra como práctica definida fue popularizado en el siglo xx por Swami Satyananda Saraswati. Hoy en día se enseña en muchos lugares como forma de meditación y relajación profunda.[23]

- **N2**: aquí se inicia el sueño completo. Las explosiones repentinas de ondas cerebrales llamadas husos del sueño (se ven como husos en un EEG impreso) se alternan con ondas grandes llamadas complejos K. Ahora nos vamos deslizando cada vez más hacia un estado no consciente en el que puede estar ocurriendo un aprendizaje procesal que es inaccesible para el recuerdo consciente. Con una duración promedio de solo diez a veinticinco minutos, las ondas más lentas y de amperaje más alto de N3 comienzan a manifestarse. Ya no nos despertamos con tanta facilidad y alrededor del 85 % de los que duermen dicen que estaban dormidos si se los despierta durante esta fase.

- **N3**: nos vamos moviendo hacia el sueño profundo, también llamado sueño de onda lenta (SOL). Los husos del sueño y los complejos K siguen estando presentes, incluso cuando la temperatura corporal y la frecuencia cardíaca disminuyen y el cerebro comienza a usar menos energía. Ahora predominan las ondas cerebrales lentas pero de alto amperaje, y las ondas delta del sueño profundo son cada vez más prominentes. Nuestro tono músculoesquelético es muy bajo. Estamos quietos y tranquilos, a pesar de tener movimientos oculares rotativos lentos (SREM, por sus siglas en inglés). Tendemos a estar en esta fase y en la fase delta más profunda de N4 durante aproximadamente cuarenta minutos. Se necesita un estímulo externo considerable para despertarse (también en N4), y la persona dirá al despertarse que ha estado dormida.

- **N4**: es la fase del sueño más profundo. Los EEG muestran oscilaciones delta y lentas en el córtex cerebral y el tálamo, lo cual indica la interacción calmante más profunda entre los dos hemisferios del córtex.[24] La dificultad para diferenciar entre N3 y N4 ha llevado a algunos científicos del sueño a fusionarlos en N3 o SOL.

Fase REM del sueño

Ahora viene esa fase del sueño que es fantástica, a veces divertida, a veces inquietante y aparentemente delirante y alucinante. Aunque en el sueño NREM soñamos un poco, los sueños casi siempre se dan durante el sueño REM, algo que sabemos tras haber preguntado a los durmientes que han sido despertados en esta fase, así como por los EEG. El sueño se da tanto en los episodios REM cortos que marcan NREM como durante el sueño REM más largo antes despertar por la mañana.[25] Este descubrimiento data de principios de la década de los años cincuenta del siglo XX y fue llevado a cabo por pioneros estudiantes de posgrado en Chicago y por su profesor, Nathaniel Kleitman, usando EEG y EMG (medición del tono muscular) para detectar y describir una constelación de episodios tónicos y fásicos.[26]

Los neurocientíficos del siglo XXI y los psicólogos de investigación están descubriendo con gran detalle qué sucede en el cerebro y en otras partes del cuerpo durante el sueño REM, e incluso acercándose a las fuentes, el significado y el contenido de los sueños. Estos descubrimientos forman parte de una investigación más profunda sobre la naturaleza del sueño REM, incluido el mapeo de los procesos neuronales de REM, cómo se controlan y cómo está relacionado REM con la memoria y el aprendizaje.[27]

Las corrientes del SRAA mencionadas anteriormente que hacen que nos despertemos y permanezcamos despiertos también se activan en el sueño REM, pero con el tronco encefálico bajo control hipotalámico.[28] Esta área del cerebro está muy implicada en la emoción, la memoria y la intuición, y posiblemente en la consolidación de la experiencia cotidiana para el recuerdo a largo plazo.[29] Las ondas *theta* se están volviendo dominantes, como durante la meditación, que explicaremos en el capítulo tres. Junto con esta actividad *theta*, se cree que las ondas ponto-genículo-occipitales (PGO) traen imágenes de sueños visuales y cognitivos a nuestra consciencia.[30] Pero también están pasando muchas otras cosas.

Tabla 1.1. Sueño REM y NREM

ACTIVIDAD DEL SUEÑO	REM	NREM
Movimiento ocular.	Rápido.	Lento.
Movimiento corporal.	Tirones musculares.	Relajación muscular.
Constantes vitales.	Fluctuantes.	Estables.
Tono muscular.	Disminuido.	Algo en sistema musculoesquelético.
Sueños.	Comunes.	Inusuales.
Órganos sexuales.	Normalmente excitados.	Rara vez excitados.
EEG.	Voltaje bajo.	Ondas lentas, husos, ondas V, complejos K.
Porcentaje de tiempo dormido (adultos).	20–25	75-80
Porcentaje de tiempo dormido (bebés).	50	50

Poco después del descubrimiento de la fase REM, Michel Jouvet descubrió el «sueño paradójico», en el que el EEG indica que se está en estado de vigilia, pero el sistema musculoesquelético está básicamente paralizado, lo que se conoce como atonía muscular.[31] La atonía muscular es una de las características que mejor definen el sueño REM; es al mismo tiempo beneficiosa y potencialmente problemática.[32] El

beneficio es que, cuando dormimos y soñamos, estamos principalmente quietos. La atonía muscular se vuelve problemática únicamente
cuando ocurre con algunos trastornos del sueño, por ejemplo cuando
alguien que sufre de narcolepsia colapsa y se duerme repentinamente mientras está de pie. O al revés, cuando alguien que tiene un trastorno de conducta durante el sueño REM (TCSR) actúa físicamente
en sus sueños, así como en condiciones como el bruxismo (rechinar
los dientes mientras se duerme), el sonambulismo durante el sueño
NREM y la sexsomnia (comportamiento sexual automatizado mientras se duerme).* (De estas y otras parasomnias se habla en el capítulo
dos). Incluso con la atonía muscular, el sueño REM en la mayoría de
los adultos se caracteriza por la erección del pene en hombres sexual-
mente sanos y potentes, así como en un aumento de la presión arterial vaginal en las mujeres, sin que ninguno de estos incidentes esté
relacionado con la sexsomnia, pues son completamente normales.[33]

Mientras dormimos, pasamos repetidamente y en ciclos por las
diversas fases NREM y REM un promedio de cinco veces. Cada ciclo
dura aproximadamente noventa minutos. Al principio de quedarnos
dormidos, entramos en NREM ligero, progresamos paulatinamente
a NREM más profundo y luego tenemos un episodio REM momen-
táneo. En los episodios REM, solemos despertarnos brevemente o
incluso estar totalmente despiertos. Excepto en condiciones patológicas como la narcolepsia, la arquitectura del sueño (organización
estructural básica de nuestro sueño en las fases NREM y REM) derivada de estos ciclos comienza con un NREM leve, que va profundi-
zándose progresivamente, aumentando y disminuyendo para concluir
con REM. Se cree que esta alternancia entre NREM y REM durante

---

* La tensión muscular desaparece casi completamente mientras dormimos debido
a la atonía muscular, pues hay pocas o ninguna neurona motora transmitiendo
mientras dormimos. Sin neuronas motoras que transmitan a los tejidos muscu-
loesqueléticos, no puede haber tensión muscular. Estos hechos no han impedido a
algunas de las más destacadas voces del yoga afirmar que los músculos tensos no
se relajan al dormir y alegar que hacen que nos despertemos con dolor de cabeza
o con la mandíbula apretada, pero es algo incorrecto (excepto en ciertas condiciones patológicas) (N. del A.).

la duración del sueño viene causada por las neuronas de activación/desactivación de REM, que interactúan recíprocamente para cambiar nuestro ciclo, con episodios de REM que aumentan y de NREM que disminuyen en el transcurso de nuestro sueño.[34] Mientras que las neuronas de activación/desactivación emitidas en el tronco encefálico están implicadas principalmente en los ciclos NREM-REM, existen varios otros factores contribuyentes, incluidos el estrés, la emoción, la temperatura, la luz y las fuerzas homeostáticas.[35]

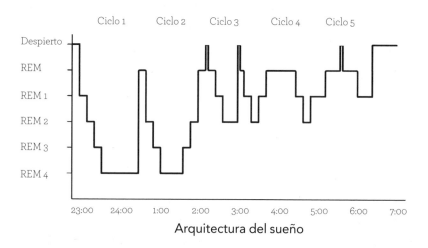

Arquitectura del sueño

Soñamos principalmente durante el sueño REM. Quizá esta sea la razón por la que la mayoría de las personas ha oído hablar de REM pero no de NREM. Los sueños han fascinado, desconcertado, entretenido, asustado e iluminado a la sociedad desde los orígenes de la consciencia. Han sido material de la imaginación, el mito, la especulación intelectual creativa y una profunda exploración intelectual y científica en todo el mundo. La psiquiatría y la psicología modernas, empezando con *La interpretación de los sueños* de Sigmund Freud en 1899, han intentado reiteradamente vincular los sueños con las emociones y los pensamientos reprimidos. Carl Jung definió los sueños como mensajes simbólicos de nuestro ser más profundo que nos sugieren áreas para una autorreflexión más detallada. El terapeuta ho- lístico de Gestalt Fritz Perls trató de explicar todo lo que aparece en los sueños como portales potenciales de comprensión de la totalidad de nuestra personalidad.[36] El estudio de los sueños por parte de los investigadores psicológicos continúa progresando cada vez más con las herramientas de la neurociencia.[37]

Los sueños se activan por los impulsos del tronco encefálico mencionados anteriormente al analizar las fases REM, que estimulan las áreas visuales y de movimiento del cerebro, mientras que las áreas cerebrales implicadas en la emoción y la memoria (el hipocampo y la amígdala) también están activas y posiblemente implicadas en la inte- gración de nuestros recuerdos. Se cree que las experiencias de correr, no poder correr, flotar y otras impresiones de sueño relacionadas con la acción física surgen de estas áreas interconectadas que se dan du- rante la atonía muscular.

Gran parte de la ciencia del sueño apunta no a que los sueños reflejan emociones o motivos ocultos, sino a que son motivacional- mente neutros y su único significado es el que más tarde les atribui- mos conscientemente. Otra opinión es que durante el sueño REM estamos desentrañando e integrando experiencias de gran importan- cia emocional, así como alterando e integrando el aprendizaje diario, aun cuando soñar no depende necesariamente de un estímulo mo- tivacional relevante.[38] Si los sueños reflejan o no impulsos internos sigue siendo un tema de debate candente en la ciencia del sueño y la psicología.

Estados de consciencia en el yoga antiguo

Es tentador asociar ordenadamente nuestras fases del sueño, sus ciclos y nuestros estados de sueño, tal y como los identifica la neu- rociencia, con las ideas relativas a estados de vigilia, sueño y sueños que encontramos en los textos antiguos de yoga. Después de todo, ambos intentan describir estados de consciencia, aunque uno use principalmente el método científico que reúne evidencia verificable y replicable y el otro utilice un método casi fenomenológico de reflexión basado en la experiencia, la observación de otros y la interpretación creativa de esos conocimientos junto con imaginativas ideas trascendentales.*

Seamos claros: la mayoría de las escrituras antiguas de yoga están interesadas principalmente en la liberación de las condiciones de sufrimiento, que se suelen estimar como una dolencia espiritual. Por lo tanto, al considerar las perspectivas yóguicas sobre el sueño, la vigilia, los sueños y la consciencia, hemos de reconocer que la motivación de estos escritos no es establecer hechos científicos. Sin embargo, dentro de estas conversaciones (las escrituras de yoga más tempranas se consideraban principalmente intercambios inteligentes), podemos encontrar conocimientos que a menudo no recogen los tamices más finos de la ciencia y que complementan las ideas científicas. Al final, lo que realmente nos interesa aquí es comprender y mejorar el sueño como un medio hacia un mayor bienestar, independientemente de la fuente o el método que nos informe.

Si bien algunos de los estados de consciencia que los antiguos yoguis describen pueden parecerse a las fases del sueño (como se señaló anteriormente en relación con la fase más ligera del sueño NREM y el yoga Nidra), al hacer esta asociación, no solo estamos excediéndonos en lo que entendemos como un hecho, sino también en lo que está escrito en los textos antiguos. En ningún lugar de la literatura yóguica antigua encontramos fases o ciclos en referencia concreta al sueño, solo en referencia a la consciencia misma. Cada estado de consciencia conduce progresivamente a la persona por un camino en el que deja de estar atrapada en el reino de las cosas externas o del conflicto interno, para llegar a la supuesta unidad original de la mente o el universo (que a menudo se consideran lo mismo).

---

* Hay quien afirma que los textos antiguos provienen de visionarios que obtuvieron el conocimiento mediante un medio sobrenatural, de Dios o los dioses, que podría ser el caso, a pesar de la abundancia de errores fundamentales en la explicación de la realidad física, desde la naturaleza del cuerpo hasta la naturaleza del cosmos (N. del A.).

En algunas de las fuentes de yoga más tempranas, podemos encontrar debates sobre estados diferenciados de consciencia, sobre todo en el *Mandukya Upanishad* (anteriormente citado), una fuente primaria de filosofía no dualista Advaita Vedanta de alrededor del siglo v a. C.[39] En él se atribuye al yo cuatro *padas* ('fundamentos'), cada uno representativo o expresivo de nuestros cuatro estados de consciencia.

- *Vais'vānara.* 'De todos los hombres' (o actualmente, personas): el estado despierto. La consciencia se vuelve hacia fuera a través de siete «extremidades» (cabeza, ojos, boca, orejas, pulmones, estómago, pies) y diecinueve «bocas» (cinco órganos sensoriales, cinco órganos de acción, cinco cualidades de la respiración [*prana vayus*], mente, intelecto, pensamiento y sentido personal del yo).
- *Taijasa.* 'De la luz': el estado del sueño. La consciencia se vuelve hacia el interior a través de las mismas rutas que se dan para el estado de vigilia, pero con más sutileza.
- *Prājña.* 'Del conocimiento': el estado de sueño profundo, con una cualidad de *prājñāna* ('conocimiento').
- El cuarto *pada* no tiene nombre, es «inmedible» y no dual, en la unidad original de la consciencia, del universo.

Leyendo detenidamente esta y otras fuentes antiguas sobre el yoga y el sueño, incluidos los otros principales Upanishads, el *Brahmasūtra*, el *Bhagavadgitā* y el texto de principios del siglo iv a. C. los *Yoga Sûtra de Patañjali,* que desde finales del siglo xx ha sido la obra más citada de la filosofía del yoga, nunca encontramos una investigación profunda de la naturaleza, ni del estado del sueño, ni del sueño profundo.[40] Las enseñanzas de yoga contemporáneas, basándose en gran medida en la psicología occidental, indagan con mayor profundidad en las fases del sueño y la consciencia, en particular en las prácticas de yoga Nidra.[41] Si encontramos un debate sobre los sueños, a menudo se los ve como una cualidad de consciencia más refinada que el estado de vigilia total, y el estado de sueño profundo se considera más cercano aún a la consciencia de conocimiento pura a medida que nos alejamos de la consciencia sensorial. Se trata de una noción curiosa, dado que nuestra consciencia más clara podría surgir, no en los estados delirantes que experimentamos en los sueños, sino al estar completamente despiertos con nuestros sentidos sintonizados con todo lo que pueden absorber. Es una sensibilidad más tántrica que también encontramos en algunos yogas contemporáneos, y que está abierta a la exploración más completa de la atención plena, la psicosomática, la consciencia encarnada y la vida en el aquí y ahora, temas centrales que pronto exploraremos para cultivar un buen sueño.

El propósito del sueño

Dormir forma parte del empeño que pone la naturaleza en nutrir y reintegrar el cerebro y restaurar nuestros cuerpos para todo lo que hacemos y experimentamos cuando estamos despiertos. Los yoguis enfatizan la forma en que el sueño puede ayudarnos a equilibrar nuestras *gunas* (nuestras cualidades innatas de energía, inercia y armonía) y abrirnos a una consciencia más clara. Por otro lado, los neurocientíficos y otras personas implicadas en la ciencia del sueño observan muy de cerca y con creciente precisión los procesos neurológicos y fisiológicos durante el sueño, la vigilia y los estados de transición. Hoy en día comprendemos mejor que nunca por qué dormimos.

Mientras dormimos, no es que simplemente no estemos despiertos. Lo que realmente ocurre es que nuestro estado de sueño es «una serie de etapas únicas exquisitamente complejas, metabólicamente activas y deliberadamente ordenadas» durante las cuales restauramos nuestras capacidades para estar plena y claramente conscientes y funcionales durante la vigilia.[42] Cada vez está más claro que el sueño es la base fundamental de todos los aspectos de nuestra salud, con efectos decisivos sobre el metabolismo, la inmunidad, la memoria, el aprendizaje, la creatividad, la nutrición, el estado de ánimo, la emoción, las habilidades motoras y la función fisiológica general a lo largo de nuestra vida. Durante el sueño el cuerpo está reconstruyendo y restaurando sus tejidos y optimizando sus sistemas fisiológicos interrelacionados (cognitivo, cardiovascular, endocrino, musculoesquelético, respiratorio, digestivo, urinario y reproductivo).

Solo necesitamos reflexionar acerca de una mala noche de sueño para apreciar personalmente su efecto en las funciones básicas, tales como la claridad de pensamiento, la toma de decisiones, el estado de ánimo estable, la vitalidad y la coordinación. Sin embargo, incluso cuando no veamos nuestras capacidades para una vida saludable disminuidas y pensemos que nos basta con cinco o seis horas de sueño al día, la realidad es que nos estamos engañando y perjudicando. A menos que poseas un gen bastante poco corriente que se encuentra en un porcentaje muy bajo de personas, necesitas unas siete u ocho horas de sueño para estar saludable. Esta necesidad no viene definida por tu experiencia subjetiva, que a menudo se disfraza con estimulantes como el café, el té y otras bebidas con cafeína, sino por «si esa cantidad de sueño es suficiente o no para lograr todo lo que el sueño hace».[43]

Los principales objetivos del sueño son la restauración de las funciones cerebrales que afectan a cuatro áreas destacadas de nuestra vida cotidiana:

- **La capacidad de pensar con claridad y con atención enfocada.**[44] Parece ser que la alteración del sueño en personas sanas deteriora el córtex prefrontal, las vías nerviosas que conducen a este y el córtex parietal posterior, el cual está directamente conectado al córtex prefrontal, donde pensamos de forma activa.[45] Las oscilaciones de alta frecuencia necesarias para la función cortical se deterioran, las proyecciones basales del cerebro anterior se inhiben y tienen un impacto sobre la atención visual y la capacidad de respuesta a nuevas experiencias y los niveles óptimos de dopamina se alteran, lo cual debilita las funciones cognitivas.

- **La capacidad para integrar nueva información (es decir, aprender) y recordar lo que hemos aprendido (memorizar).**[46] Varios trastornos relacionados pueden verse afectados por la alteración o la privación del sueño, incluida la respuesta de estrés hormonal al sueño interrumpido, lo que provoca un aumento de los niveles de corticosterona en el estrés suprarrenal y, en consecuencia, inhibe la neurogénesis del hipocampo que se requiere para la restauración cognitiva completa durante el sueño. La interrupción del sueño puede también afectar a la memoria al perturbar la homeostasis sináptica durante el sueño NREM e inhibir la consolidación y estabilización de recuerdos inestables que de otra manera podrían despertarse y expresarse con demasiada facilidad (es decir, lábiles).[47]

- **El equilibrio emocional y la flexibilidad.**[48] Casi todos sabemos por experiencia propia que estamos de mal humor después de una mala noche de sueño. La neurociencia se acerca cada vez más a poder explicar por qué la falta de sueño nos hace más reactivos a las experiencias negativas, por qué nuestras expresiones faciales se ven afectadas y por qué es más difícil interpretar con precisión las emociones de los demás: la memoria emocional y nuestras redes de recompensa mesolímbicas (que nos llevan a preferir ciertas cosas y resistirnos a otras) que se nutren en el sueño REM normal se deterioran cuando se perturba dicho sueño. Decir a alguien «sigue soñando» no debería tener connotaciones tan negativas, sobre todo si se tiene en cuenta que el sueño interrumpido se convierte en miedo y ansiedad.

- **Las habilidades motoras óptimas, como caminar por un sendero serpenteante o balancearse sobre los pies o las manos.**[49] En un estudio seminal realizado en el laboratorio de neurofisiología de la Universidad de Harvard a principios de los años 2000, los investigadores del sueño encontraron notable evidencia de desarrollo de habilidades motoras dependientes del estado cerebral, incluidas las relaciones entre la fase del sueño y la complejidad de la tarea, de forma que las habilidades complejas tenían una mayor dependencia del sueño REM y las tareas simples de la fase N2 del sueño NREM.[50]

Alzhéimer y *limpieza* cerebral

Si estudiamos más de cerca el sueño y la disfunción cognitiva, encontramos evidencia creciente de que los trastornos y la privación del sueño están asociados con la demencia, incluido el alzhéimer. El alzhéimer es un trastorno neurológico crónico y progresivo que implica discapacidad cognitiva y funcional y que causa la mayoría de los casos de demencia.[51] Parte de la pérfida naturaleza del alzhéimer es su manifestación tranquila pero gradual y persistente, que empeora con el tiempo.[52] El proceso fisiopatológico de esta enfermedad comienza a desarrollarse antes de que se experimente el deterioro cognitivo leve que define su etapa de diagnóstico más temprana. Si bien los factores genéticos parecen importantes en muchos casos de alzhéimer, las causas siguen siendo en gran medida desconocidas, a pesar de los miles de millones de dólares de investigación invertidos en su etiología y fisiopatología.

Algunas de las investigaciones más prometedoras sobre las causas del alzhéimer están relacionadas con la acumulación de placa en la síntesis de proteína beta-amiloide y tau que aparece en ciertas partes del cerebro. (La beta-amiloide normalmente juega un papel esencial en el crecimiento y la reparación neural, y la proteína tau generalmente estabiliza los microtúbulos que son esenciales en los procesos celulares). El neurocientífico y psicólogo del sueño Matthew Walker reconoció estas áreas como las partes mismas del cerebro que generan el sueño NREM, el cual se ve alterado en las personas con alzhéimer.

Walker realizó su investigación en colaboración con William Jagust, uno de los principales investigadores del alzhéimer, y descubrió que «la interrupción del sueño NREM profundo era [...] un intermediario oculto que abordaba el problema entre el amiloide y el deterioro de la memoria en la enfermedad de Alzheimer».[53]

Esto planteó la duda de si la pérdida de sueño profundo podría causar la acumulación de placa beta-amiloide. Planteado de otra forma: ¿qué papel juega el sueño profundo, si es que lo tiene, en la eliminación de la placa del cerebro? Walker y Jagust encontraron la respuesta a través de la investigación contemporánea de Maiken Nedergaard, quien descubrió que la limpieza neural aumenta enormemente durante el sueño NREM profundo, incluida la eliminación de residuos de las células gliales que rodean las neuronas.[54] Este «sistema glinfático» (acuñado en relación con el sistema linfático, que elimina los restos intersticiales de los tejidos en otras partes del cuerpo) limpia literalmente el cerebro, incluida la placa acumulada de la síntesis de proteína beta-amiloide y tau.

La placa se va acumulando a lo largo de la vida, y el sueño es una oportunidad diaria de limpiarla. La principal práctica preventiva para disminuir la pérdida de la función cerebral, incluida la memoria, es un sueño saludable a lo largo de toda la vida. Cada ápice de sueño profundo ayuda. Si te interesa garantizar que tu mente esté lo más saludable posible a medida que se desarrolla y envejece, tiene mucho sentido hacer todo lo que razonablemente puedas para dormir lo mejor que te sea posible y dejar que tu sueño te proporcione un mayor bienestar.

Si una mente más fuerte y clara, un aumento de la memoria, emociones más equilibradas y una función física aumentada no son suficientes para motivarte a dormir bien, considera los beneficios adicionales de restauración y bienestar. Dormir bien mejora la función inmune en general y nos ayuda a evitar que enfermemos, a sanar cuando estamos enfermos, e incluso ayuda a sanar heridas físicas. También reduce la incidencia de enfermedades cardiovasculares, además de promover hormonas más equilibradas, incluidas las que juegan un papel en el metabolismo. Asimismo, promueve la hormona del crecimiento humano en hombres adultos. Y, sencillamente, es placentero.

En años recientes, neurocientíficos, científicos médicos y tanto psicólogos clínicos como de investigación han dado grandes pasos hacia la comprensión de las causas y consecuencias de los trastornos del sueño, algunos de los cuales hemos explorado brevemente. Se han hecho contribuciones significativas para ayudar a las personas a dormir mejor, principalmente con el apoyo de medicamentos, terapia cognitivo-conductual y estrategias de higiene del sueño que expondremos en el capítulo tres. En el siguiente capítulo, estudiaremos más de cerca las alteraciones del sueño, incluidos los diferentes tipos de insomnio, la apnea del sueño y lo que en el lenguaje del yoga se conoce como *kleshas* ('aflicciones mentales'), *samskaras* ('patrones de comportamiento mental profundamente arraigados') y *gunatrayas* ('tendencias energéticas'). Al hacerlo, obtendremos una visión más profunda y clara de nuestros propios problemas de sueño.

LA NATURALEZA DE LOS TRASTORNOS DEL SUEÑO

C asi todos hemos experimentado en algún momento la falta de sueño: intranquilos e inquietos, no solo en la cama sino también en la mente, el sueño se aleja cada vez más o va y viene durante toda la noche. Después de una noche de sueño fragmentado y sin llegar a obtener una restauración profunda o satisfactoria, terminamos por levantarnos y nos sentimos fatigados o desorientados mental y físicamente. Ya sean persistentes o periódicos, relacionados con el estrés o no, los efectos son en gran medida los mismos: nos movemos por la vida de la vigilia sintiéndonos cansados, malhumorados, desincronizados, a veces tan desajustados que no reconocemos que estamos privados de sueño, o disfrazamos nuestra condición con cafeína, otras sustancias o alimentos poco saludables. Si esta situación te resulta familiar, debes saber que no estás solo. Y también que puedes dormir mejor utilizando prácticas comprobadas de sueño saludable.

Cuando pensamos en nuestro sueño, tendemos a enfocarnos en cuánto, y no en cómo de bien, hemos dormido. Tanto la cantidad como la calidad son importantes. Yo me pasé muchos años durmiendo unas seis horas por noche. Algunas noches tenía dificultad para conciliar el sueño, o me despertaba en mitad de la noche y me quedaba despierto durante lo que parecía una eternidad, o me despertaba mucho antes del amanecer sabiendo que necesitaba dormir más pero completamente espabilado. A pesar de estas experiencias que no eran para nada óptimas, por lo general sentía mucha energía durante todo el día, sobre todo porque empezaba con el capuchino perfecto, con té verde o alguna otra bebida con cafeína, justo lo que deseaba mi naturaleza relativamente enérgica. Otras veces caía en el tan común bajón energético de media tarde; a veces hacía una siesta y otras me tomaba un expreso o un té. (Las hojas de té tienen más cafeína que los granos de café, pero la cafeína del té, llamada teína, se diluye ligeramente si se infusiona durante un buen tiempo). A pesar de todo, me sentía bien e incluso afortunado, pues podía funcionar con tan solo cinco horas de sueño, conseguía sacar adelante mucho trabajo y tenía bastante energía disponible para hacer ejercicio vigoroso.

No me daba cuenta de que me estaba engañando: existe extensa investigación sobre el sueño (expuesta en el capítulo uno) que demuestra de manera concluyente que la mayoría necesitamos entre siete y ocho horas de sueño por noche.[1] Antes de exponer las consecuencias de dormir mal (muchas de las cuales se sugieren en el capítulo anterior en relación con los propósitos del sueño), primero consideremos la naturaleza y las causas de las alteraciones y privaciones del sueño. Comencemos con los modelos médicos y conductuales dominantes antes de presentar una visión más humanista, fenomenológica y existencialista que expande y refina la perspectiva del yoga.

Trastornos de la vigilia y del sueño

Los problemas de sueño no son solo trastornos del sueño, sino también problemas de calidad o equilibrio en otras áreas de la vida, u otros problemas de salud que generalmente se ven agravados por las complicaciones de sueño. Por eso es importante tener en cuenta a la persona en su totalidad y su estilo de vida más amplio para comprender sus dificultades con el sueño. Por tanto, incluso el título de esta sección es en cierto modo problemático, ya que podría dar a entender que los trastornos del sueño y la vigilia son cosas separadas, lo cual no es así, pues somos seres integrales. Aunque pueda parecer un detalle insignificante y pequeño, las prácticas exitosas de sueño revelan su importancia.

Las principales organizaciones de investigación del sueño del mundo (Academia Estadounidense de Medicina del Sueño, Sociedad Europea para la Investigación del Sueño, Sociedad Japonesa de Investigación del Sueño y Sociedad Latinoamericana del Sueño) han producido en colaboración la *Clasificación Internacional de los Trastornos del Sueño* (*ICSD*, por sus siglas en inglés), actualmente en su tercera edición (2014). Sus dos diagnósticos de trastornos del sueño más importantes son el insomnio y los trastornos respiratorios relacionados con el sueño.[2] (Ver el apéndice I para conocer los sesenta diagnósticos, algunos de los cuales se tratan en este capítulo. Los trastornos del sueño identificados en el *Manual de diagnóstico y estadístico de los trastornos mentales,* quinta edición [*DSM-V*] tienen un fuerte paralelismo con los recogidos en la *ICSD*). Todos se desarrollaron dentro de un modelo biológico de psiquiatría que, como veremos, puede ser tan problemático como perspicaz.

Aquí recorremos y examinamos brevemente diferentes tipos de insomnio y otros trastornos del sueño, junto con sus causas y asociaciones conocidas, como son el estrés, la ansiedad, la depresión, el dolor, la fatiga, la obesidad, los problemas neurológicos y los problemas de tiempo que incluyen edad, hormonas, trastornos circadianos, cronotipos, desfase horario, trabajo por turnos y sustancias (incluidas las que quizá disfrutas enormemente sin saber cómo pueden perturbar tu sueño y causarte una serie de problemas de salud).

Insomnio

El insomnio es el trastorno del sueño más común. Afecta a entre el 30 y el 35 % o más de la población adulta (al menos el 50 % se queja de insomnio ocasional), mientras que entre un 6 y un 10 % cumple los criterios de insomnio crónico. Las personas mayores de cincuenta años y las mujeres cuentan con las tasas más altas de insomnio en comparación con la gente más joven y los hombres.[3] Quizá sea también el trastorno del sueño más mal entendido y peor percibido, ya que algunas personas piensan que duermen mal (debido a experiencias previas con sueño deficiente) mientras que las pruebas revelan que duermen bien.[4] Hasta hace poco, se distinguía entre insomnio primario (no causado por una comorbilidad) e insomnio secundario (causado y normalmente exacerbado por una comorbilidad). Dicha distinción ha desaparecido en favor de la clasificación más detallada de los trastornos del sueño reflejados en la *ICSD*.

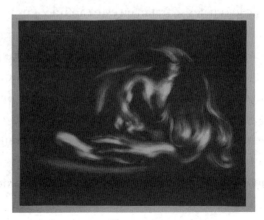

El insomne

Si puedes dormir pero no te das la deliciosa y efectiva oportunidad de hacerlo, no tienes insomnio. Si te das la oportunidad de dormir pero no consigues hacerlo adecuadamente, tienes algún tipo de insomnio, ya esté asociado o no con otro problema. El funcionamiento diurno mermado es otra característica general del insomnio.

El *insomnio de corta duración* se caracteriza por la dificultad para iniciar el sueño o para permanecer dormido y/o por despertarse antes de lo deseado, junto con síntomas diurnos, al menos varias veces por semana durante menos de tres meses. Una vez despierto, sientes que no has descansado lo suficiente, que estás fatigado o que te resulta difícil concentrarte. También pasas fácilmente de un estado de ánimo a otro, no rindes bien en el trabajo o los estudios, tienes mayores dificultades de comportamiento y eres más propenso a cometer errores y sufrir accidentes, además de darle muchas vueltas en la cabeza a lo insatisfecho que estás con tu sueño. Tampoco puedes justificar totalmente estas dificultades sobre la base de no tener suficiente tiempo para dormir o encontrarte en un lugar ruidoso, ni porque te sientas insegura o el sitio te resulte incómodo o molesto físicamente, ni porque tengas ningún otro trastorno del sueño como apnea del sueño o síndrome de piernas inquietas. El insomnio de corta duración es a corto plazo, es decir, dura menos de tres meses.

Podemos tener insomnio de corta duración debido a diversas causas que exploramos con cierto detenimiento más adelante: dolor, estrés, estimulantes como la cafeína o la nicotina y sedantes como el alcohol (primero te estimula, luego te seda para que duermas y más tarde, unas horas después, el efecto sedante se desvanece y te despiertas).

El *insomnio crónico* tiene todas las características del insomnio de corta duración, pero dos diferencias muy significativas: (1) es crónico y (2) viene causado o precipitado casi invariablemente por uno o más factores identificables que no están relacionados con sucesos a corto plazo y que se analizan a continuación.

Otros trastornos de insomnio tienen tan solo algunos de los síntomas y características descritos anteriormente para el insomnio de corta

duración (sin las consecuencias diurnas), pero generalmente se asocian con pasar demasiado tiempo en la cama (más de nueve horas)
o muy poco tiempo (menos de seis horas) y pensar que no supone
un problema porque te sientes bien. Cada uno de estos tipos de insomnio puede implicar dificultad para *iniciar* el sueño, dificultad para
mantener el sueño o ambos. En el insomnio de inicio del sueño, tenemos dificultades para conciliarlo; en el insomnio de mantenimiento
del sueño, nos resulta complicado permanecer dormidos, sobre todo
si nos despertamos muy temprano por la mañana antes de haber dormido lo suficiente.

Qué causa el insomnio

Las causas posibles de insomnio en una persona concreta son
numerosas y, a menudo, están relacionadas entre sí. Aquí veremos las
causas principales, incluidos el estrés y la ansiedad, la hiperactivación
y la depresión, el dolor físico y la fatiga, los desequilibrios de tiempo y energéticos y la influencia de determinadas sustancias, desde el
alcohol y la nicotina hasta algunos medicamentos recetados y ciertas
cepas de marihuana. Con el fin de resaltar las fuerzas que manifiestan
y median el insomnio, fundamentaremos nuestras observaciones en
los conocimientos del yoga, la neurobiología y la psicología.[5]

Estrés, ansiedad, TEPT e hiperexcitabilidad

Una expresión relativamente nueva que oímos a diario en casi
todos los ámbitos de la vida es «no te preocupes», «sin problema». A
menudo se usa en lugar de lo que anteriormente podría haber sido
«por supuesto» o «me encantaría». Esta expresión indica que la preocupación es parte de la vida diaria. La preocupación es también un
rasgo común del insomnio, ya que nos lleva a la rumia mental, lo que
a su vez genera mayor estrés, ansiedad e hiperactivación.

Muchas dolencias emocionales y psicológicas están relacionadas
entre sí (incluido el estrés y la ansiedad) y pueden tener niveles variables de intensidad. Aunque un nivel bajo de estrés podría ayudar

a que estemos motivados y nos adaptemos a las circunstancias de la vida, el aumento del estrés puede interferir en la concentración, volvernos más irritables y obstaculizar el sueño, y unos niveles altos pueden causar insomnio agudo o crónico y provocar enfermedades cardiovasculares, úlceras y otros problemas de salud graves. El estrés crónico hace que estemos cada vez más ansiosos y puede ocasionar un trastorno de ansiedad generalizada en el cual nuestro estrés y nuestra preocupación tengan una relación irracionalmente desproporcionada con la realidad de nuestra situación, con síntomas palpables como respiración limitada, frecuencia cardíaca rápida, tensión muscular, fatiga y mayor inquietud. Estas condiciones crecientes de estrés y ansiedad pueden causar directamente insomnio de inicio del sueño e insomnio de mantenimiento del sueño, lo que a su vez exacerba el estrés, la ansiedad y otros problemas de salud mental.[6]

Incluso cuando el estrés no es crónico, un día estresante puede dar lugar a una noche de pensamientos obsesivos sobre los hechos que causaron el estrés y llevarnos a un estado de hiperactivación, más conocido popularmente como respuesta de lucha o huida. La hiperactivación puede también venir desencadenada por experiencias traumáticas del pasado profundamente arraigadas, como accidentes automovilísticos, agresiones, desastres naturales u otros traumas, y es un criterio diagnóstico del trastorno de estrés postraumático (TEPT).[7]

La hiperactivación se expresa fisiológicamente mediante la activación del sistema nervioso simpático, la liberación del neurotransmisor norepinefrina en el cerebro y una respuesta suprarrenal que provoca la liberación de adrenalina y cortisol. El resultado es que nuestro corazón se acelera, respiramos más rápido, la tensión muscular aumenta, estamos más concentrados y excesivamente alertas y, por lo tanto, mejor preparados para responder a una situación amenazante. Entre las personas con TEPT, también existe una mayor probabilidad de pesadillas altamente perturbadoras y aterradoras, por lo que les puede dar miedo acostarse, aún más si se tiene trastorno de estrés postraumático complejo (TEPT-C), que está principalmente asociado con un periodo prolongado de maltrato físico o abuso sexual en la infancia.[8] Aunque la respuesta del sistema nervioso simpático pueda salvarnos la vida, también puede causar una reacción exagerada y ponernos en mayor peligro. La hiperactivación empeora los trastornos del sueño, ya que la activación del sistema nervioso simpático nos revoluciona por completo y dificulta la calma y el sueño.[9]

Depresión

La depresión es un trastorno emocional común y, al igual que el estrés, si es leve puede conducir a una autorreflexión más profunda o a que busquemos la atención y el apoyo de los demás. Suele estar asociada con el estrés y la ansiedad, pero también puede darse con independencia de dichos estados. Está estrechamente ligada a la totalidad de nuestra vida y puede surgir como reacción natural a una amplia gama de circunstancias, como son una infancia adversa, problemas en las relaciones, pérdidas, dificultades económicas, menopausia, lesiones y enfermedades, abuso de sustancias y una variedad de trastornos psiquiátricos.[10] Estas causas, así como la situación general de nuestras vidas, dan lugar a un extenso abanico de estados depresivos que van desde la melancolía hasta el trastorno depresivo mayor (TDM).

Todos los tipos de depresión afectan, en diversos grados, a la calidad del sueño, pero no necesariamente de la manera que cabría esperar. Existen tendencias aparentemente contradictorias. Con la depresión (especialmente el TDM), suele haber trastornos del sueño, y no solo cuando se está deprimido o maníaco (trastorno bipolar). Quizá sea el aislamiento inherente y la oscuridad del sueño lo que lo vuelve esquivo o fragmentado para quienes sufren de depresión. Aunque desde hace tiempo la privación aguda del sueño ha demostrado su eficacia como poderoso tratamiento antidepresivo,[11] la privación de luz, que perturba nuestro reloj circadiano, también se asocia con la depresión, incluido el trastorno afectivo estacional (incluso cuando no hay evidencia de variación estacional en las formas leves de depresión).[12]

A pesar de los hallazgos en apariencia contradictorios, generalmente encontramos que la depresión y los problemas para dormir se dan juntos (comórbidos), y cada vez hay más evidencia de que el sueño saludable contribuye a que se tenga una visión más positiva de la vida, como exploraremos en el próximo capítulo.[13]

Dolor físico y fatiga

Cualquier persona que haya tenido dolor de cabeza o lesiones físicas dolorosas puede dar fe de que el dolor es capaz de alterar el inicio y el mantenimiento del sueño, y de que un dolor intenso a veces hace que sea imposible dormir sin medicamentos. Varios estudios describen la relación entre el dolor y el insomnio, si bien ha sido al dolor crónico al que se le ha prestado la mayor atención.[14] El dolor crónico hace que sea más difícil iniciar el sueño y más difícil tener un sueño sin interrupciones, así como que haya más probabilidades de despertarse demasiado temprano y de que el sueño no sea reparador, lo que gana notoriedad al saber que aproximadamente el 40 % de las personas que sufren de insomnio padecen dolor físico crónico.[15]

Al igual que el dolor perturba el sueño, el sueño perturbado aumenta la intensidad del dolor y la persistencia de las condiciones subyacentes que lo causan. En este patrón, cuando los tratamientos se centran en el insomnio, la reducción del dolor y el insomnio son menores que cuando los tratamientos se centran más en la causa subyacente del dolor.[16] Si bien es justificable el énfasis en el estado de ánimo y otros factores de salud mental para abordar el insomnio (tratado principalmente con terapia cognitivo-conductual y medicación), el papel del dolor debe estudiarse más (sin tratarlo automáticamente con otro medicamento, como es habitual en la mayoría de las medicinas del sueño).[17]

La fatiga es a menudo un efecto secundario del dolor, así como las afecciones de salud mental mencionadas anteriormente, y también es una queja importante de pacientes con cáncer o aquejados por otras muchas enfermedades. Aunque estar agotada física o mentalmente puede causarte sueño, es posible o incluso probable que a veces te encuentres totalmente exhausto pero incapaz de quedarte dormido. Esto apunta al valor de descansar durante el día sin hacer una siesta, como exploraremos en el próximo capítulo. Cuando uno tiene fatiga crónica que suele derivarse de una afección subyacente como la fibromialgia o la enfermedad sistémica, la tendencia es a hacer más siestas, lo cual tiene beneficios restauradores pero también reduce la presión homeostática del sueño que necesitamos para iniciarlo con mayor facilidad al llegar la noche y para mantenerlo una vez dormidos.

Problemas de tiempo: edad, hormonas, cronotipos, televisión, viajes y trabajo por turnos

Aunque las fuerzas gemelas del ritmo circadiano y la presión homeostática del sueño en personas sanas suelen provocar un sueño de alrededor de siete a ocho horas entre las once de la noche y las siete de la mañana (ver el capítulo uno), las cosas no siempre funcionan así. El insomnio se da, incluso cuando no tenemos estrés, ansiedad, depresión, dolor físico ni enfermedad. Con frecuencia se trata de un problema de tiempo que puede venir provocado por el leve desfase del reloj circadiano de 24,2 horas del que se habló anteriormente, así como por la edad, las condiciones hormonales, el cronotipo (que explicamos a continuación), el desfase horario, el trabajo por turnos o algo tan simple (y complejo) como la adicción a un programa de televisión nocturno.

Nuestros patrones de sueño y vigilia cambian con la edad. Después de una buena noche de sueño, es posible que digamos que «hemos dormido como un bebé», pero la mayoría de los bebés no duermen durante toda la noche, especialmente en los primeros tres meses de vida, los cuales se caracterizan por un sueño polifásico en que se despiertan con frecuencia, ya que su reloj circadiano aún no se ha desarrollado (el núcleo supraquiasmático tarda unos meses en responder a la luz y otras fuerzas).[18] Al llegar a los cuatro años, la mayoría de los niños han desarrollado un patrón de sueño bifásico (con una «siesta» larga durante el día), y más adelante durante la infancia entran en el patrón monofásico de los adultos, aunque la proporción de NREM y REM sea menor (algo que algunos relacionan con el mayor desarrollo de los circuitos neuronales en la infancia y la niñez que determina en gran medida la capacidad de aprendizaje de por vida).[19] En la adolescencia llegamos a otro patrón de sueño-vigilia, con una mayor intensidad de sueño profundo (algo que se puede observar cuando tratamos de despertar a un adolescente), dentro del cual parece haber más refinamientos cognitivos en el cerebro que juegan un papel importante en nuestro desarrollo saludable, incluida nuestra salud mental.[20]

Tabla 2.1. Necesidades de sueño desde el nacimiento hasta la edad avanzada

EDAD	NECESIDADES DE SUEÑO
Recién nacidos: 0-3 meses	14-17 horas
Bebés: 3 meses–1 año	12-15 horas
Niños pequeños: 1-3 años	11-14 horas
Preescolares: 3-5 años	10-13 horas
Niños en edad escolar: 5-10 años	9-11 horas
Adolescentes: 11-19 años	8-10 horas
Adultos: 20-60 años	7-9 horas
Adultos de más edad: +60 años	7-8 horas

Un aspecto relacionado de los patrones de sueño y vigilia de los adolescentes que merece mención es el cambio en el ritmo circadiano que hace que sea natural que se duerman dos o tres horas más tarde que sus padres, aunque sigan necesitando de ocho a diez horas de sueño.[21] El principal problema de sueño al que se enfrentan los adolescentes es la insistencia de sus padres en que se acuesten y se despierten siguiendo el reloj circadiano de los adultos, el reloj de trabajo y el reloj escolar. Lo ideal sería que se fuesen a dormir alrededor de la una y media de la madrugada, se despertasen alrededor de las diez y media de la mañana y fuesen a la escuela desde el mediodía hasta las seis de la tarde. En cambio, se quedan dormidos sobre el libro de Álgebra o Historia a las nueve de la mañana.[22] Aunque hay otros factores que afectan al sueño de los adolescentes (comenzando por quedarse mirando las pantallas de luz azul a altas horas de la noche para conectarse con amigos en las redes sociales), este factor es común a todos los adolescentes y perturba su sueño saludable. (Los adolescentes se clasifican los primeros en eficiencia del sueño, con un 95 % y altas dosis de sueño profundo).

A medida que continuamos cumpliendo años, especialmente desde la mediana edad hasta la edad avanzada, nuestro ritmo circadiano cambia gradualmente en el sentido opuesto al de la adolescencia, lo que hace que nos quedemos dormidos antes y nos despertemos más temprano.[23] Nuestro sueño es cada vez más fragmentado, y la eficiencia del sueño se reduce a alrededor del 70-80 % a los ochenta años (tener la vejiga débil juega un papel importante).[24] Esta caída ocurre incluso si se controla la mayoría del resto de los factores del sueño, al tiempo que exacerba los problemas de salud física y mental que afectan al sueño.[25] Con un ritmo circadiano regresivo y un sueño fragmentado, hay una tendencia a adormecerse aun cuando la presión social y los intereses personales impulsen la actividad nocturna; la presión acumulada del sueño a menudo causa adormecimiento, lo que hace que sea más difícil irse a dormir más tarde. Las personas mayores que gustan de hacer ejercicio al levantarse temprano exacerban este problema porque la exposición a la luz brillante de la mañana retrasa su reloj circadiano.[26]

La perimenopausia y la menopausia pueden considerarse un rasgo natural del reloj hormonal a lo largo del ciclo de vida. La menopausia se da en las mujeres de manera natural y normalmente sobre los cincuenta años, cuando se agota la capacidad de los ovarios para generar óvulos que puedan ser fertilizados. Algunos de los síntomas que padecen las mujeres posmenopáusicas se asocian con el insomnio, incluida la ansiedad, la depresión, los sofocos y el dolor de cabeza.[27] Aunque los sofocos son uno de los factores más fuertes asociados con la falta de sueño, es importante tener en cuenta que la falta de sueño suele darse en la perimenopausia y la posmenopausia sin sofocos, generalmente en asociación con otros factores del sueño.

Otro factor de tiempo relevante es que tendemos a ser «tipos matutinos» o «tipos vespertinos». Estas tendencias reflejan diferencias individuales en el ritmo circadiano, denominadas cronotipos, que nos aportan una cierta «matutinidad» (más energía por la mañana) o «vespertinidad» (más energía por la noche).[28] También podemos referirnos a estas dos clasificaciones como tipos circadianos en los que los individuos muestran diferencias en los ritmos diurnos. Los niveles de melatonina disminuyen con mayor rapidez desde el pico de la madrugada en los tipos matutinos, mientras que la temperatura corporal toca fondo alrededor de las cuatro de la madrugada para los tipos matutinos, frente a las seis de la mañana para los tipos vespertinos, y aproximadamente media hora antes para ambos en el caso de las mujeres. (Los niveles de melatonina y la temperatura corporal central desempeñan un papel importante en el sueño).

Aunque es probable que los tipos matutinos se despierten antes que los tipos vespertinos, muchos de estos últimos se duermen tarde pero se despiertan temprano cuando suena el despertador (generalmente cansados) y luego usan cafeína para tener energía. Muchas personas matutinas se quedan despiertas hasta tarde para ver un programa de televisión o compartir tiempo de calidad con su pareja noctámbula, quizá recurriendo a la cafeína para mantenerse despiertas. Pero luego se despiertan temprano con las vibraciones de su reloj circadiano, un poco privadas de sueño y se unen a su pareja en el ritual matinal de la cafeína.

El desfase horario es un problema de tiempo con impacto importante sobre nuestro ritmo circadiano y la presión homeostática del sueño (explicada en el capítulo uno).[29] Nuestro reloj biológico no se reinicia automáticamente a medida que viajamos a través de zonas horarias, y tampoco la presión del sueño que ejerce la adenosina. En mi experiencia personal viajando repetidamente a través de ocho a diez zonas horarias en los últimos años, he descubierto que me lleva aproximadamente un día por zona horaria restablecerme y recuperarme de los efectos del sueño alterado, y un poco más de tiempo yendo de oeste a este porque me muevo en dirección contraria a la rotación de la Tierra. (Algunas ciencias del sueño sugieren que no hay forma de compensar por completo la pérdida del sueño, es decir, quedan restos persistentes de efectos acumulados por déficit).

Los problemas de tiempo debidos al trabajo por turnos quizá sean los más peligrosos. El trabajo por turnos se lleva a cabo dentro de un horario que no es la jornada laboral común de nueve a cinco, y los turnos generalmente terminan alrededor de las diez/once de la noche o siete/ocho de la mañana. Más del 15 % de los trabajadores asalariados trabajan por turnos.[30] Tienen menos exposición a la luz del día al despertar y mayor exposición a la luz artificial en las horas más cercanas al sueño, incluida la luz azul de longitud de onda que inhibe el sueño desde pantallas iluminadas y otras fuentes de LED, lo que perturba directamente sus ritmos circadianos.[31] También tienen una tasa más alta de trastornos del sueño y somnolencia excesiva cuando están despiertos, con consecuencias importantes para la atención, la concentración y las habilidades motoras, tanto en el lugar de trabajo como fuera de él.[32] Pensemos por un momento en pilotos de líneas aéreas (especialmente transcontinentales e intercontinentales), camioneros (sobre todo de larga distancia), operarios de trenes, policías y conductores de autobuses que trabajan por turnos. Más allá de lo que puedas estar pensando sobre el riesgo para otros que supone que estos trabajadores tengan problemas para dormir, has de saber que tienen también las tasas más altas de enfermedades cardiovasculares, demencia y otros problemas de salud.[33] Por desgracia, es frecuente que los trabajadores por turnos elijan la solución rápida para sus problemas de sueño y vigilia: las drogas, que a menudo empeoran sus otros problemas de salud.

Tabla 2.2. Trabajadores por turnos en Estados
Unidos por actividad y horarios

PRINCIPALES ACTIVIDADES	TRABAJADORES POR TURNOS
Producción.	2.021.000
Transporte y movimiento de materiales.	1.900.000
Preparación y servicio de alimentos.	1.568.000
Ventas y ocupaciones relacionadas.	1.464.000
Oficina y soporte administrativo.	1.458.000
Práctica y técnica de asistencia sanitaria.	1.138.000
Servicios de protección.	1.125.000
Cargos directivos.	612.000
Limpieza y mantenimiento.	609.000
Cuidado y apoyo personal.	542.000
Asistencia sanitaria.	534.000
Instalaciones, mantenimiento y reparaciones.	488.000
Construcción y extracción.	256.000
Servicios sociales y comunidad.	237.000
Arte, ocio, medios y deportes.	221.000
Total	**14.173.000**

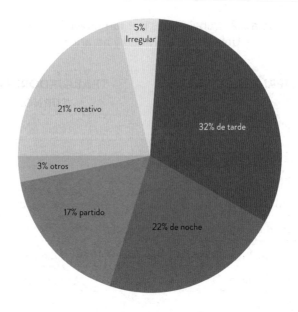

5%
Irregular

21% rotativo

32% de tarde

3% otros

17% partido

22% de noche

Fuente: Departamento de Trabajo de Estados Unidos, 2004. «Economic News Release —Shift Usually Worked: Full-Time Wage and Salary Workers by Selected Characteristics, May 2004». Washington, D. C.: U.S. Department of Labor, Bureau of Labor Statistics. www.bls.gov/news.release/flex.t04.htm.

Apnea del sueño

Cuando estamos sanos, normalmente respiramos sin pensarlo, ya que el cerebro recopila datos sobre los niveles de oxígeno y dióxido de carbono en sangre y envía señales a nuestros músculos respiratorios (diafragma, intercostales y alrededor de la laringe) que nos hacen respirar. La apnea del sueño (literalmente, 'sin aliento') viene marcada por pausas periódicas en la respiración que pueden durar de unos pocos segundos a unos pocos minutos, y que causan hipoxia (deficiencia de oxígeno) e hipercapnia (exceso de dióxido de carbono).[34] Se trata de uno de los muchos trastornos respiratorios relacionados con el sueño. Su forma más común es la apnea obstructiva del sueño (AOS), que afecta a aproximadamente un 7 % de la población general, y en la cual la vía aérea superior está parcial o completamente obstruida.[35] Por el contrario, en la apnea central del sueño (ACS), el centro de control respiratorio central del cerebro no responde a las señales de los quimiorreceptores que envían datos sobre los niveles de oxígeno y dióxido de carbono en sangre al cerebro, lo cual provoca pausas en la respiración de hasta treinta segundos. En la apnea del sueño complejo, se tiene tanto AOS como ACS. Todos los tipos de apnea del sueño alteran el mantenimiento del sueño y pueden causar diversos problemas de salud graves, o incluso ser letales.

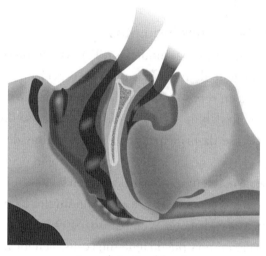

Apnea obstructiva del sueño

La AOS y la ACS son dos o tres veces más comunes en hombres que en mujeres, y mucho más comunes en ancianos que en jóvenes. Aquí la obesidad es un factor de riesgo principal debido a la falta de tono muscular y la suavidad de los tejidos de la garganta. Un hombre de edad avanzada con sobrepeso y fibrilación auricular (el tipo más común de disfunción del ritmo cardíaco) que usa diuréticos corre el mayor riesgo de sufrir AOS. La ASC también se asocia con la obesidad (circunferencia de cuello muy grande)[36] y el uso de medicamentos opioides (en 2017 se dispensaron más de ciento noventa millones de recetas de opioides en Estados Unidos).[37] (La obesidad es un factor de riesgo importante en otros trastornos del sueño, y los trastornos del sueño están claramente asociados con una mayor obesidad).[38]

La AOS no solo afecta al sueño; también conlleva un alto riesgo de embolia, enfermedad arterial, ataque cardíaco e hipertensión, mientras que la ASC puede contribuir a estos graves problemas de salud al agravar las crisis epilépticas, las arritmias y los ataques cardíacos, así como los efectos nocivos de varios medicamentos respiratorios.[39] La AOS también parece causar anormalidades en varias áreas del cerebro.[40]

Síndrome de piernas inquietas

El síndrome de piernas inquietas (SPI) es un impulso apremiante pero inconsciente de mover las piernas, especialmente de noche y cuando se está en reposo, que puede alterar el inicio y el mantenimiento del sueño debido a las sacudidas mientras se duerme.[41] En Estados Unidos se da principalmente entre adultos de cierta edad (afecta a casi el 10 % de los adultos), pero también ocurre entre los jóvenes. Ya se dé más temprano o más tarde en la vida (antes o después de los cuarenta y cinco años), se asocia con niveles bajos de hierro, artritis reumatoide, diabetes y embarazo. Si el inicio es temprano, empeora con el tiempo y puede tener una causa genética.[42] Una afección relacionada llamada trastorno periódico del movimiento de las extremidades (PLMD, por sus siglas en inglés), que implica el movimiento involuntario de las extremidades durante el sueño, exacerba los problemas de sueño derivados del SPI.

PARASOMNIAS

A primera vista, el término *parasomnia* puede evocar pensamientos sobre experiencias paranormales sobrenaturales, como la telepatía o el contacto con duendes, que ocupan un lugar destacado en muchos textos de yoga antiguos y modernos. Las parasomnias sí son anormales y pueden parecerse bastante a los sucesos paranormales. Se manifiestan de muchas formas, tienden a presentarse en estados de sueño de transición, ya sea cuando se está entrando o saliendo del sueño NREM o del sueño REM (pero no ambos), y todas están asociadas con trastornos del sueño o con miedo a dormirse.[43] Algunas pueden estar entrelazadas entre sí.[44] Curiosamente, los estados de sueño de transición en los que principalmente ocurren son los que describimos en el yoga como fases del yoga Nidra.

En el sueño NREM[45]

Sonambulismo: mucho más corriente en los niños que en los adultos, el sonambulismo se percibe desde fuera como si la persona dormida estuviera despierta mientras se incorpora en la cama y a veces camina, e incluso habla, generalmente de manera incoherente.[46] Es más común en individuos con ansiedad, fatiga o consumo excesivo de alcohol, y en aquellos que toman medicamentos con efectos secundarios psicóticos (por lo tanto, los somníferos son un principal sospechoso).

Despertar confuso: más corriente en niños que en adultos, y similar al sonambulismo, en que la persona que duerme parece estar despierta, en el despertar confuso se tiene un comportamiento sin respuesta, desorientado y confuso que puede durar unos minutos o más. Viene causado por, o se asocia con ello, enfermedades, apnea del sueño, privación del sueño, desfase horario y migrañas.

Terrores nocturnos: no deben confundirse con las pesadillas (que ocurren durante el sueño REM y generalmente se recuerdan). Los terrores nocturnos (a veces llamados terrores del sueño) son pesadillas extremas que ocurren durante el sueño NREM y solo dejan recuerdos imprecisos.[47] Aunque un porcentaje muy pequeño de adultos tiene alguna vez esta experiencia, son comunes entre las personas con TEPT.[48]

Sexsomnia: no debe confundirse con el despertar sexual por la mañana temprano tanto de hombres como de mujeres mientras aún duermen. En la sexsomnia, la persona participa plenamente en actos sexuales, que van desde las caricias hasta el coito, mientras está en mitad del sueño NREM.[49] La sexsomnia suele coexistir con el despertar confuso, se da entre hombres y mujeres con diferencias leves de comportamiento y a menudo se asocia con la apnea del sueño, la privación del sueño y el uso de alcohol antes de acostarse.

Síndrome de la cabeza explosiva: afecta a menos del 10 % de las personas y se da más en las mujeres que en los hombres. Se caracteriza por la percepción de ruidos alarmantemente fuertes durante las transiciones de sueño-vigilia o vigilia-sueño.[50] Rara vez se informa a los profesionales médicos de este síndrome de causas desconocidas, si bien diversos investigadores lo han explicado basándose en causas como el estrés, la ansiedad, los cambios de medicación, los trastornos del oído y otros. No se conocen tratamientos para esta dolencia.

En el sueño REM

Trastorno de conducta del sueño REM (TCSR): más común entre los hombres mayores de cincuenta años, en el TCSR se pierde la atonía muscular y se representan los sueños, a veces violentamente y con consecuencias trágicas.[51] Se produce principalmente como efecto secundario de la medicación antidepresiva. Cuando no se asocia con antidepresivos, se da sobre todo por razones desconocidas o por consumo de alcohol o demencia.

Parálisis del sueño aislada recurrente: se da en las transiciones de vigilia-sueño y sueño-vigilia. La parálisis del sueño es una condición relativamente común (afecta a más del 10 % de las personas) en la que somos conscientes de que estamos casi despiertos pero somos incapaces de movernos o hablar, y a veces nos da miedo pues podemos oír, sentir o ver cosas que no son reales.[52] Suele asociarse principalmente con el estrés y la privación del sueño.

Catatrenia: se parece bastante a la apnea obstructiva del sueño y casi siempre se da durante el sueño REM. En la catatrenia tendemos a retener nuestras inhalaciones hasta exhalar con un sonido de gemido profundo bien diferente de un ronquido. Parece estar asociada con el estrés, especialmente en quienes tienden a contener la respiración como reacción a sucesos estresantes. Aquí el yoga podría ser el remedio perfecto.

Narcolepsia

La narcolepsia se caracteriza por la combinación de cataplexia (en la cual una fuerte emoción o risa provoca un colapso), alucinaciones justo antes de quedarse dormido, parálisis del sueño y ataques de somnolencia diurna excesiva que pueden hacer que la persona se quede dormida repentinamente.[53] Por extraña que parezca esta combinación de síntomas, la narcolepsia afecta aproximadamente a una de cada dos mil personas. En ella, los estados de sueño y vigilia están fragmentados, con señales cerebrales REM cuando se está completamente despierto (de ahí las alucinaciones antes de quedarse dormido). Los ataques de sueño pueden ocurrir en cualquier momento, por lo que las personas con narcolepsia no regulada no deben conducir automóviles. Como esta dolencia viene causada por la pérdida de neuronas de orexina o receptores de orexina, todo lo que el yoga ofrece para la narcolepsia es la reducción de la hiperactivación que puede facilitar la siesta profiláctica (reduciendo así los ataques de sueño), aun cuando hacer yoga aporta a quienes sufren de narcolepsia los beneficios generales de esta disciplina.

Estimulantes

La cafeína, una de las principales causas de insomnio y algo problemático para quienes padecen otros trastornos del sueño, es la droga más utilizada en el mundo. Su consumo habitual y adicción comienza generalmente en la infancia, cuando se beben refrescos que contienen cafeína.[54] Más del 90 % de los adultos estadounidenses la consumen a diario. La nicotina, otro estimulante, todavía se utiliza de forma generalizada, si bien su uso va en descenso en los países ricos. El alcohol, un sedante que ayuda a iniciar el sueño pero altera su mantenimiento, también se consume de forma generalizada.[55] Numerosos medicamentos recetados causan trastornos del sueño y alteraciones psicológicas, junto con una serie de otros efectos secundarios nocivos, si bien los hay que ayudan con diversos trastornos del sueño. Del mismo modo, la marihuana, que es potente y legal cada vez en más países, puede ayudar a dormir o perturbar el sueño y tener efectos secundarios saludables o dañinos dependiendo de su cepa y de la condición de la persona que la consume. Prestemos mayor atención a los estimulantes.

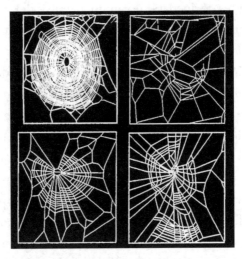

Telarañas de arañas de jardín europeas drogadas. En el sentido de las agujas del reloj, desde la parte superior izquierda: normal (sin químicos), cafeína, anfetamina (benzedrina), cannabis (THC). Fuente: Noever, R., J. Cronise, and R. A. Relwani. 1995. «Using Spider-Web Patterns to Determine Toxicity». *NASA Tech Briefs* 19 (4): 82.

La cafeína es un estimulante potente y altamente adictivo que impide que la hormona adenosina provoque la presión del sueño.[56] Esto puede salvarte la vida si necesitas estar alerta mientras tu ritmo circadiano y la presión homeostática del sueño te hacen sentir soñoliento.[57] Pero también puede perturbar tu sueño, especialmente si la consumes al final de la tarde o por la noche.[58] Además de alterar el sueño, si no se consume con moderación, puede causar o exacerbar la ansiedad, alterar el ritmo cardíaco normal y elevar la presión arterial.[59] Todas estas reacciones están moduladas por la genética y el estado general de salud de la persona. (Si bebes café pero posees una enzima hepática P450 1A2 eficiente, será menos probable que tengas problemas para dormir después de consumir cafeína, excepto que, a medida que se elimina esta sustancia, es probable que tu energía disminuya rápidamente, lo que te llevará a consumir más cafeína, cuyos efectos nocivos no son menos dañinos por haber sido procesados eficientemente en el hígado).[60]

La nicotina es un estimulante que interfiere en el sueño.[61] A pesar de que ayuda a reducir el riesgo de desarrollar la enfermedad de Parkinson, mejorando la atención y la memoria en personas con deterioro cognitivo leve y posiblemente reduciendo la rumia mental cuando se está deprimido, las consecuencias para la salud del consumo de nicotina superan con creces estos beneficios marginales (y existen alternativas saludables para obtener cada uno de ellos). Si tienes insomnio o cualquier otro trastorno del sueño, la nicotina lo empeorará.

La visión del yoga de las alteraciones del sueño

La neurociencia, la medicina del sueño y la psiquiatría dominan el debate sobre el sueño y sus problemas. Estos enfoques nos brindan información especializada sobre el sueño y la base biológica y fisiológica de sus problemas. Dicha información puede orientar hacia tratamientos más sofisticados y efectivos para el insomnio y otros trastornos del sueño, aun cuando las piedras angulares de dichos tratamientos sean medicamentos peligrosos y un enfoque conductual del sueño limitado llamado terapia cognitivo-conductual (es muy efectiva), que exploraremos en el próximo capítulo. Los tratamientos más corrientes basados en estas fuentes se concentran en reducir los síntomas, que se conceptualizan en términos de diagnóstico descriptivo estrictamente y están ejemplificados en la *ICSD* y el *DSM-V.* Estos tratamientos omiten normalmente aspectos más amplios de la vida de una persona, sus relaciones con los demás y la complejidad de sus condiciones.* Al reducirse la persona a los síntomas, solo se tratan estos, y no se presta atención a las condiciones subyacentes y las elecciones que dan forma a la vida de un individuo, incluidos sus problemas de sueño.

La naturaleza compleja de los seres humanos y la condición humana nos invitan a ampliar los parámetros que usamos para pensar y relacionarnos con el sueño, el estilo de vida y el bienestar. En yoga, tenemos en cuenta la interacción de las fuerzas mentales, emocionales y físicas que pueden causar o exacerbar —o estar asociadas con ellos— la mayoría de los trastornos del sueño, especialmente el insomnio, e incorporamos la perspectiva psicosomática de la memoria encarnada. Es algo que ofrecemos como complemento, no como sustituto, del modelo médico que tiende a reducir los problemas a la fisiología, aunque pueda obviar algunos tratamientos farmacéuticos y conductuales.

Dukkha, samskaras y kleshas

Tanto el yoga antiguo como el moderno buscan mejorar la vida, lo que a menudo se entiende como lograr la liberación (*moksha*) de

---

* Dado que más de dos tercios del grupo de trabajo del DSM-V eran psiquiatras con vínculos directos con la industria farmacéutica, vale la pena reflexionar sobre cómo estos vínculos y los antecedentes médicos especializados de los psiquiatras podrían estar relacionados con la preponderancia de los tratamientos con medicamentos recetados para abordar casi todos los trastornos del sueño, tanto en niños como en adultos (N. del A.).

las fuerzas que causan malestar espiritual y, por lo tanto, sufrimiento o *dukkha*. Se dice que *dukkha* surge de la mente confundida y perturbada, que está mediado por ella y que vivimos con los escombros acumulados o impresiones de nuestras vidas. Estas cualidades pueden ser relativamente latentes (*vasanas*) o manifiestas (*samskaras*), y generan ilusiones (*maya*) sobre la vida y la naturaleza de la realidad. Al estar atrapada en *samskaras*, la mente no se calma simplemente cuando se lo pedimos. (Como veremos en el capítulo tres, los *samskaras* también están atrapados en el cuerpo, lo cual exacerba los problemas de sueño).

Esta condición y las formas de superarla son el foco principal de los *Yoga Sutras* de Patanjali, un texto de principios del siglo IV a. C. que empieza definiendo el yoga como *chitta vrtti nirodha* ('calmar las fluctuaciones de la mente'). La idea subyacente es que al calmar la mente, llegamos a la consciencia clara, a vivir en la realidad y no en la ilusión. Las aflicciones mentales-emocionales o impulsos que nos causan sufrimiento, llamadas *kleshas*, se anticipan a muchas descripciones contemporáneas de problemas de salud emocional y mental que causan insomnio:

1. *Avidya* ('desconocimiento', 'ignorancia'). Al no comprender la naturaleza metafísica de la realidad, identificamos la verdad o la permanencia con lo mundano, quedamos atrapados en las minucias de nuestras vidas cotidianas y carecemos de discernimiento. Nuestra mente, nublada por dicha confusión, se ve alterada.

2. *Asmita* ('egocentrismo', 'egoísmo'). Aquí la idea (dualista) es que cuando estamos atrapados en lo que se percibe como las reflexiones mundanas de la mente individual, nos separamos de la consciencia superior. Llevado a un extremo, el *DSM-V* lo describiría como un trastorno narcisista de la personalidad. Sin embargo, es importante considerar cómo la falta de un autoconcepto y una autoestima sólidos y claros puede causar otras perturbaciones mentales.

3. *Raga* ('deseo', 'apego'). Ya se deseen posesiones materiales o una misión en la vida, o se esté apegado a ellas, se considera que la pasión excesiva distorsiona las funciones naturales y conduce a pensamientos y comportamientos adictivos.

4. *Dvesha* ('aversión', 'antipatía'). Las experiencias pasadas dolorosas, tristes o angustiosas, así como las huellas que estas dejan en la mente, nos llevan a apegarnos a nuevas experiencias y relaciones o a rechazarlas, incluso cuando las nuevas experiencias y relaciones podrían no estar en sí mismas vinculadas racionalmente con las pasadas. Además, la tensión del apego causa trastornos mentales adicionales.

5. *Abhinivesha* ('miedo', 'inseguridad'). El miedo es un aspecto saludable de la autoconservación ante una amenaza física, pero el miedo existencial que surge de la ignorancia es irracional y desproporcionado en relación con la amenaza percibida, lo que lleva a una rumia mental irracional.

Gunatraya

Existe otro prisma yóguico conceptual a través del cual muchos eligen abordar los trastornos del sueño: *gunatraya*, la antigua y arcaica idea (si bien potencialmente útil) de que hay tres hilos universales de la naturaleza que están presentes en todas las cosas y todos los seres del mundo (cada cualidad es una *guna* o 'hilo'). Estos tres hilos nos brindan nuestra disposición energética, que suele estar desequilibrada y, por lo tanto, ser causa de los desequilibrios energéticos en nuestras vidas, incluidos los problemas que tienen relación directa con el sueño. Mencionadas por primera vez en el *Chandogya Upanishad*, de alrededor de los siglos VIII-VI a. C. y nombradas constantemente en el *Svetāsvatara Upanishad*, de alrededor de los siglos V-IV a. C., las *gunas* se desarrollan plenamente por primera vez en el *Maitrî Upanishad,* del siglo I a. C.[62]

Tabla 2.3. *Gunas* y sus tendencias asociadas

Tamas: el hilo de la oscuridad, que incluye confusión, miedo, desesperación, somnolencia, pereza, negligencia, vejez, dolor, hambre, sed, miseria, ira, incredulidad, falta de conocimiento, avaricia, falta de compasión, engaño, desvergüenza, bajeza, arrogancia, prejuicio. *Tamas* refleja un estado mental confuso que conduce a la indecisión, el letargo y la inacción. Es la sensación de no saber lo que estamos sintiendo o lo que queremos o necesitamos. Si estamos atrapados en esta tendencia, nuestro comportamiento puede volverse autodestructivo o perjudicial para los demás. Sin embargo, *tamas* nos permite calmarnos, relajarnos o restaurar nuestra energía mediante el descanso y el sueño, aunque puede dificultar la salida del sueño y que tengamos energía cuando estamos despiertas. Con *tamas* saludables, dormimos de forma natural en la quietud de la noche.

Rajas: el hilo de la pasión, que incluye el anhelo, el afecto, la lujuria, la codicia, la violencia, el placer, el odio, el secretismo, la envidia, el deseo, la inestabilidad, la inconstancia, la distracción, la rapacidad, la búsqueda de ganancias, el favoritismo a los amigos, el aferramiento a las posesiones, el odio hacia los objetos sensoriales que disgustan y el aferrarse a los que gustan. *Rajas* conlleva una sensación de intenso dinamismo que nos estimula a actuar en el mundo con entusiasmo y pasión, con la mente siempre impregnada de ansiedad o expectativas sobre cómo podrían salir las cosas. Con el impulso del deseo, *rajas* se centra en la sensación de necesitar o de perder algo, incluso hasta el punto de obsesionarse con ello. Si no actuamos, tememos perder aquello que sentimos que necesitamos. Si se logra aquello que impulsa nuestro deseo, la mente volverá a un estado equilibrado de consciencia (o potencialmente se convertirá en miedo a la pérdida). Con *rajas* saludables, llegamos naturalmente al fuego del amanecer.

Sattva: el hilo de la bondad, la luz, el equilibrio y el ser esencial.[63] *Sattva* también describe un estado mental tranquilo y claro, una sensación de estar completo y realizado. Invadidos por esta sensación de ligereza, claridad y tranquilidad, somos más amables y atentos con los demás y con nosotros mismos. De este modo, podemos movernos en el mundo con mayor facilidad, porque nuestro equilibrio mental está en su estado de satisfacción natural, sin depender de algo externo. El dormir no conlleva esfuerzo y es sublime, los sueños son dulces y reconfortantes, y disfrutamos cuando llega la dulce luz del día.

Merece la pena plantearse cómo podrían afectar a tu sueño estas cualidades de *guna*. Puedes explorarlas utilizando el método de evaluación proporcionado en el apéndice II para reflexionar sobre estas cualidades en tu vida, una de las varias herramientas de *svadyaya* o autoestudio que se ofrecen en este libro. Puedes usarlo para crear un prisma a través del cual obtener información sobre los problemas que te hacen dar vueltas en la cama de noche o despertarte sintiéndote cansado o poco inspirado para el nuevo día, sin prestar demasiada atención a si es en la categoría de *tamas* o *rajas*.

Las consecuencias de dormir mal

Independientemente de cómo decidas enfocar la naturaleza humana y la naturaleza de algunos de nuestros trastornos, los trastornos del sueño conducen a otros problemas de diversos órdenes (problemas que a su vez causan más trastornos del sueño). Hasta el momento, hemos visto algunos de los efectos nocivos para la salud del insomnio y otros trastornos del sueño. Pero el tema va mucho más allá, ya que dormir mal afecta significativamente a todos los aspectos de nuestra salud.

Antes de entrar a considerar cómo dormir mejor, expondremos un resumen de algunas de las consecuencias más comunes de la privación o la alteración del sueño (una distinción significativa):

Mortalidad por todas las causas. Dormir menos de siete horas por noche o con sueño fragmentado aumenta la mortalidad por todas las causas; dormir más de nueve horas también aumenta los riesgos de mortalidad.[64] El incremento del riesgo de mortalidad por falta de sueño es más comórbido con hipertensión y enfermedades cardiovasculares, las cuales se ven exacerbadas por la falta de sueño.[65]

Enfermedad de Alzheimer. Hay pruebas fehacientes de que la calidad y la cantidad insuficientes de sueño están asociadas con la aparición de la enfermedad de Alzheimer. Para saber más, consulta lo expuesto sobre el tema en el capítulo uno.

Ansiedad y miedo. La falta de sueño se considera la causa y la consecuencia de varios trastornos psicológicos.[66] Lo podemos ver en una mayor reactividad a los estímulos negativos, en la dificultad para cercenar el miedo y en el trastorno de ansiedad generalizada.

Impacto cerebral y cognitivo. El cerebro privado de sueño tiene menos capacidad para recordar nueva información (principalmente debido a la disminución de la capacidad para inducir la memoria a largo plazo basada en el hipocampo), para procesar e integrar emociones y para eliminar la placa en las células gliales relacionada con la demencia.[67] Estas condiciones surgen principalmente de la alteración de la conectividad del cerebro en reposo en la que la red de modo predeterminado del cerebro, su red de atención dorsal y sus redes auditiva, motora y visual se ven disminuidas. Los efectos sobre la emoción y el pensamiento son profundos (ver más adelante).

Cáncer. Existe copiosa evidencia de que la falta de sueño aumenta el riesgo de desarrollar cáncer y perturba las funciones inmunes del cuerpo para combatir este mal. El trabajo por turnos se asocia claramente con un mayor riesgo de cáncer.[68]

Salud cardiovascular. La falta de sueño aumenta la hipertensión, causa inflamación excesiva y aterosclerosis, afecta negativamente a la variabilidad del ritmo cardíaco y conlleva un mayor riesgo de ataque cardíaco.[69] Estos efectos se extienden a todos los grupos demográficos, aunque existen ligeras diferencias por sexos.[70]

Depresión. Entre la privación del sueño y la depresión existe una relación compleja. Mientras que el insomnio y la somnolencia diurna intensifican la depresión, se ha demostrado que la privación del sueño dirigida ayuda a aliviar la depresión aguda. Como práctica general, dormir bien mejora la salud en su conjunto, incluido el estado de ánimo.[71]

Diabetes y obesidad. La relación causal entre la obesidad y la diabetes tipo 2 se ve agravada por la falta de sueño. La falta de sueño se asocia independientemente con el aumento de peso y la obesidad en niños, jóvenes y adultos.[72] Con el aumento de peso y la obesidad, existe un mayor riesgo de desarrollar prediabetes y de inicio de diabetes.[73]

Emociones y estados de ánimo. La disminución de la conectividad del cerebro en reposo mencionada anteriormente merma nuestro procesamiento de incentivos y recompensas y los mecanismos de excitación basados en la dopamina, y afecta a los comportamientos relacionados con la ingesta de alimentos (y por lo tanto, la obesidad y otros trastornos alimentarios) y el abuso de sustancias y la adicción. En consecuencia, la pérdida de sueño desencadena reacciones emocionales negativas, y nos vuelve más irritables, emocionalmente volátiles, ansiosos, agresivos y propensos a ideas suicidas e intentos de suicidio.[74]

Sistema inmunitario. La falta de sueño inhibe que el cuerpo reasigne su energía al pasar de los propósitos de vigilia a los procesos restaurativos necesarios para mantener un sistema inmunitario saludable. Aunque existen variaciones entre las diferentes poblaciones en la forma en que el sistema inmunitario adaptativo responde a la infección, el hallazgo general es que la falta de sueño socava nuestra inmunidad. Vemos evidencia de esto con el cáncer, el VIH/SIDA, el resfriado común, la gripe y la neumonía.[75]

Habilidades motoras y rendimiento. Nuestra capacidad para subir escaleras, operar un vehículo motorizado, lanzar una pelota a través de un aro o enhebrar una aguja se ve mermada por la falta de sueño y la alteración del ritmo circadiano. Se aprecia claramente en los trabajadores por turnos y los atletas de élite que acostumbran a viajar atravesando múltiples zonas horarias para competiciones. También se da en actividades diarias más mundanas entre niños, jóvenes y adultos.[76]

Comportamiento arriesgado. El trastorno de las emociones y los estados de ánimo que causa la falta de sueño se manifiesta a nivel de conducta en una mayor asunción de riesgos. Dicho de otra manera, con un sueño deficiente, tendemos a tomar malas decisiones, incluidas la ingesta de drogas y alcohol, comer, apostar (incluso tratar de cruzar la calle en mitad del tráfico) y otras áreas de la vida.[77]

3

EL ARTE Y LA CIENCIA DE DORMIR BIEN

D ormir bien es una cuestión de salud del sueño.[1] Como hemos visto, son muchos los factores que influyen en cómo dormimos, tanto en lo que nos hace dormir de forma natural como en lo que puede perturbar nuestro sueño. Por cada consecuencia que dormir mal tiene, los beneficios derivados de dormir bien son inestimables. Con nuestro cerebro bien nutrido, el corazón latiendo a buen ritmo, las emociones en sintonía, el sistema inmunitario fuerte, el metabolismo funcionando correctamente y la energía equilibrada, simplemente nos sentimos mejor y estamos mejor. Incluso al envejecer y durante otros cambios de la vida, la salud del sueño mejora nuestra salud general.

Ante las dificultades para dormir han surgido una gran variedad de soluciones, algunas de las cuales funcionan (somníferos; aunque todos tengan importantes efectos secundarios y puedan crear hábito) y otras que no son sino formas modernas de aceite de serpiente* (hay muchas, como Dream Water, cuyo principal efecto es tener menos dinero en tu cuenta bancaria). También existen varias maneras efectivas de dormir mejor usando soluciones saludables.

Antes de tomar decisiones para curar tu insomnio u otro trastorno del sueño, es importante comprender qué te está causando la dificultad para dormir. Por lo tanto, comenzaremos con la indagación y ofreciendo herramientas alternativas para obtener información sobre cuáles son tus retos concretos a la hora de dormir bien. Luego hablaremos de los principales métodos convencionales de la medicina del sueño para abordar estos problemas: los medicamentos y la terapia cognitivo-conductual. A continuación, cubriremos las prácticas de higiene del sueño, que tienen una gran afinidad con los planteamientos de yoga para dormir mejor y que, a menudo, se ofrecen junto con medicamentos y terapia cognitivo-conductual. Finalmente, observaremos cómo el yoga (junto con métodos convencionales seguros y saludables) ofrece herramientas de autoindagación más profundas, así como un conjunto de prácticas interconectadas para lograr un mayor equilibrio en nuestras vidas y mejorar directamente la calidad y cantidad de nuestro sueño.

Indagación apreciativa

El primer paso para dormir bien es comprender las posibles causas de que no estés durmiendo bien. Al reconocer que el sueño es un comportamiento, podemos entender que dormir bien es una experiencia única que viene moldeada por condiciones físicas, mentales,

---

* El aceite de serpiente es una medicina china tradicional, usada para tratar el dolor articular. Sin embargo, en Estados Unidos, se habla de «aceite de serpiente» para referirse a compuestos ofrecidos como medicinas, a modo de insinuación de que se trata de un simulacro, un fraude o pura charlatanería. La expresión también se emplea de forma metafórica para cualquier producto con un *marketing* exagerado que presente cualidades o beneficios cuestionables o inverificables (N. del A.).

emocionales y ambientales, incluidas nuestras relaciones personales y sociales, además de la forma en que nuestras vidas se organizan alrededor del reloj de veinticuatro horas. Un enfoque único para mejorar el sueño que abarque a todos no tiene sentido. Por el contrario, es importante abordar las causas de tus problemas concretos para lograr un sueño saludable.

Esto implica una *indagación apreciativa*, ya sea por parte de un profesional médico o de salud mental o bien una autoindagación y un autoestudio.* Al hablar de apreciativa deseamos resaltar la integridad y la vitalidad inherentes, incluso en el contexto de las dificultades para dormir u otros problemas de salud. La autoindagación apreciativa aborda los problemas de sueño y la salud del sueño. Al evaluar los problemas de sueño y desarrollar un plan para la salud del sueño, el objetivo es identificar los patrones y las causas inmediatas de las dificultades en la calidad y cantidad del sueño. Al evaluar la salud del sueño, el objetivo convencional es medir varias dimensiones del mismo: satisfacción, alerta, tiempo, eficiencia y duración (SATED).[2]

Estas autoindagaciones combinadas comienzan con un diario de sueño en el que se registran los tiempos de sueño y vigilia, junto con información sobre la calidad del sueño, las condiciones y actividades antes de dormir y demás información relevante. En el apéndice II se proporciona un conjunto de formularios de autoindagación y preguntas para estas evaluaciones convencionales del sueño, así como preguntas de autoindagación basadas en el yoga para ayudarte a obtener una comprensión más clara de tus condiciones y patrones más amplios relacionados con el sueño.

---

* Si padeces de insomnio crónico, un trastorno de la respiración relacionado con el sueño u otro problema de salud que pudiese ser la causa de la alteración del sueño, quizá te convenga una evaluación profesional. Los laboratorios de medicina del sueño están equipados con herramientas de polisomnografía para medir el inicio, la continuidad y la arquitectura del sueño (fases NREM y REM), mientras que las herramientas de actigrafía se utilizan para evaluar el sueño en tu entorno natural de sueño (N. del A.).

Sueño medicado

A pesar de la prioridad dada a la terapia cognitivo-conductual entre los profesionales de la medicina del sueño, la medicación para el sueño sigue siendo la respuesta predeterminada, tanto en la medicina convencional como en la alternativa, y los medicamentos y hierbas con y sin receta tienen prioridad sobre los métodos sin medicación. El sueño medicado es seguramente tan antiguo como el primer consumo de alcohol hecho a partir de plantas fermentadas y otras sustancias de origen vegetal. Hoy en día existe una gran variedad de sustancias naturales y sintetizadas que se utilizan de forma generalizada como ayuda para dormir. En Estados Unidos, casi el 25 % de los adultos toma medicamentos para dormir cada año en algún momento. La mayoría de estos medicamentos crean hábito y son dañinos para la salud, pero podrían considerarse necesarios para dormir si se padecen ciertas afecciones (especialmente trastornos respiratorios relacionados con el sueño), mientras que otros pueden ser inocuos pero poco efectivos a la hora de ayudar a dormir.

Alcohol

El efecto sedante del alcohol tiene algo de contradictorio. Una vez llega al cerebro nos sentimos más vivos y sociables. Esta reacción proviene de la sedación del córtex cerebral (donde se centran el procesamiento del pensamiento y la consciencia), que hace que nos sintamos más a gusto a medida que aumentan los niveles de dopamina. El alcohol también llega hasta la médula del cerebro y ralentiza la respiración, baja la temperatura corporal central y provoca sueño. Como dice el científico del sueño Matthew Walker, «el alcohol te seda durante la vigilia, pero no induce el sueño natural».[3] Una vez que el alcohol se metaboliza tras las primeras horas de sueño, sus efectos sedantes disminuyen y provoca una vigilia repetida y una alteración del sueño REM.[4] Los niveles más altos de consumo de alcohol están asociados con un peor sueño.[5] No recomendamos el uso de alcohol para dormir.

Cannabis

En el momento de escribir este libro, la marihuana (una droga recetada en treinta y tres estados de Estados Unidos y treinta y dos países) se encuentra fácilmente disponible en toda América del Norte (el uso recreativo de la marihuana es legal en once estados de Estados Unidos), Europa, América Latina y gran parte de Asia, aunque las leyes van cambiando con rapidez. Debido a su clasificación como narcótico de la lista I en Estados Unidos (junto con la heroína y el LSD), hay poca investigación científica sobre sus efectos directos e interactivos. Existe cierta evidencia de que reduce las náuseas durante la quimioterapia, mejora el apetito en personas con VIH/SIDA, reduce el dolor crónico, alivia la ansiedad y la depresión y promueve el inicio y el mantenimiento del sueño, a pesar de tener el efecto contrario en algunos sujetos.[6]

Hay más de cuatrocientos cincuenta compuestos conocidos en el *cannabis,* uno de los cuales, el tetrahidrocannabinol (THC), es psicoactivo. Estos compuestos, incluidos varios terpenoides de cannabis (aceites esenciales), así como los principales cannabinoides endógenos (como la anandamida y el 2-AG), tienen diversas y variadas relaciones con los receptores de cannabinoides de nuestro cerebro. Al afectar a los sistemas nerviosos central y periférico, los efectos pueden ser bastante diferentes y matizados entre individuos.[7] Si bien los efectos más comunes del THC son la euforia, el aumento de la percepción sensorial y la alteración de la consciencia (algo que se conoce popularmente como «estar colocado»), la absorción a través de los receptores CB1 y CB2 puede tener efectos bifásicos (dependiendo de la dosis) sobre la ansiedad, la depresión, la neurogénesis, la cognición y la memoria. El ácido cannabidiólico (CBDA, que se convierte en el popular CBD o cannabidiol cuando se calienta durante un tiempo) modera algunos de los efectos del THC, incluida la ansiedad, la sedación y los latidos cardíacos rápidos.[8]

Las diversas variedades de cannabis pueden tener efectos muy diferentes sobre la somnolencia, la vigilia y el estado de ánimo. Hoy en día hay numerosas cepas híbridas de cannabis basadas principalmente en los terpenos de una variedad, mientras que otras variedades combinan las subespecies *indica* y *sativa*. *Indica* contiene aproximadamente un 25 % de THC junto con una amplia gama de otros compuestos psicoactivos. *Sativa* contiene principalmente CBD y solo alrededor de un 1 % de THC. Teniendo en cuenta que el THC posee un mayor efecto sedante que el CBD, es más probable que promueva el inicio del sueño, incluso con una fuerte psicoactividad. El CBD interactúa con una gama más amplia de receptores de cannabinoides y, por lo tanto, posee efectos más amplios que son menos psicoactivos y más relajantes físicamente.[9]

Los efectos tanto del THC como de otros fitocannabinoides y terpenoides sobre el sueño y los factores relacionados con el sueño como la ansiedad, la depresión y el dolor parecen variar entre los diferentes individuos. Cada vez hay más evidencia de que el CBD, de la planta de cáñamo, reduce el dolor y la ansiedad, provoca somnolencia y puede reducir los efectos secundarios del THC (desde 2019 es legal en Estados Unidos).[10] Los efectos secundarios del cannabis varían enormemente y van desde tener la boca seca hasta mareos, náuseas y hambre (los *munchies*), o provocar un aumento del ritmo cardíaco, arritmia cardíaca y disminución de las habilidades motoras. Preocupa su efecto sobre la memoria a corto plazo y el desarrollo cognitivo en los jóvenes, y algunos usuarios frecuentes experimentan pérdida de motivación y foco en la vida, mientras que otros encuentran más creatividad y una motivación renovada.

Si decides experimentar con cannabis para ayudarte a dormir, te recomiendo hacerlo comenzando con dosis muy pequeñas para que puedas sentir sus efectos generales sobre tu sueño y tu vida de vigilia.

Medicamentos con y sin receta para facilitar el sueño

Muchos medicamentos recetados salvan vidas, si bien esos mismos medicamentos pueden tener efectos secundarios dañinos. La excitación es a menudo un efecto secundario que suele conducir a tener que tomar otro medicamento recetado para poder dormir. Algunos somníferos son altamente adictivos (con los llamados problemas de «tolerancia») y pueden acarrear serios efectos secundarios para la salud mental y la estabilidad emocional. Pero los médicos suelen prescribir rápidamente somníferos a pacientes que se quejan de insomnio, a veces junto con asesoramiento sobre higiene del sueño y derivación a una terapia cognitivo-conductual. Aproximadamente el 5 % de las mujeres y el 3,1 % de los hombres en Estados Unidos usan somníferos con receta (más de trece millones de adultos).[11] Todos vienen con nombres de marca inteligentes para que sean más atractivos.

Zaleplon (también conocido como Sonata), zolpidem (también conocido como Ambien) y eszopiclona (también conocido como Lunesta) son los «medicamentos Z» que inducen el sueño (algunos también mejoran el mantenimiento del sueño). Todos tienen importantes efectos secundarios. Zaleplon es un medicamento hipnótico que crea hábito, deprime el sistema nervioso central y puede causar pérdida de consciencia. Zolpidem es un fármaco sedante-hipnótico que crea hábito y causa mareos y dolores de cabeza seguidos de fatiga mental y falta de concentración al día siguiente. Eszopiclona es un fármaco hipnótico fuerte que no aumenta la tolerancia, pero puede provocar ansiedad, pérdida de memoria y pensamientos extraños.

También se prescriben otras ayudas para dormir según los trastornos concretos del sueño, como temazepam (Restoril) para el inicio y el mantenimiento del sueño (es altamente adictivo y puede causar somnolencia, mareos y vómitos durante el día), triazolam (Halcion) para las personas con insomnio crónico (aunque solo se toma durante tres semanas, puede causar mareos, dolor de cabeza, depresión, pérdida de memoria, nerviosismo, irritabilidad y disminución del interés en el sexo) y estazolam (ProSom) para el inicio y el mantenimiento del sueño con insomnio a corto plazo (con molestos efectos secundarios que incluyen un aumento de la ira y la agresividad).

Hay otros muchos somníferos con o sin receta para dormir, incluidas formas sintéticas de la hormona melatonina. Los suplementos de melatonina, que vienen en concentraciones muy variables, afectan al inicio del sueño pero no generan sueño. La melatonina tiene pocos efectos secundarios a corto plazo (náuseas, confusión al día siguiente, irritabilidad), pero no se recomienda su uso a largo plazo. De hecho, en varios países solo se encuentra disponible como medicamento recetado.

Remedios con plantas para facilitar el sueño

Las plantas valeriana (*Valeriana officinalis*), manzanilla (principalmente *Chamaemelum nobile* y *Matricaria chamomilla*), lavanda (*Lavandula*) y escutelaria (*Scutellaria*, de la que existen cientos de especies) se han utilizado desde tiempos antiguos para facilitar el sueño. Las encontramos por separado y en combinación con otras plantas en una amplia gama de infusiones, tinturas y otros productos. Estas hierbas se deben usar con precaución, especialmente la valeriana y la escutelaria, debido a sus efectos sobre el sistema nervioso central y las interacciones con otras sustancias, sobre todo durante el embarazo.

Si padeces insomnio crónico u otro trastorno del sueño, y muy especialmente si tienes otros problemas de salud, los medicamentos para dormir podrían ser una parte importante de tu bienestar, a pesar de sus efectos secundarios. Si tú o alguien que conozcas está tomando somníferos recetados para ayudar con el insomnio, los trastornos del sueño o cualquier otra afección, consulta a tu proveedor de atención médica antes de plantearte cualquier cambio en la medicación. Hay varias formas de mejorar el sueño con una dependencia menor, o incluso nula, de medicamentos.

Terapia cognitivo-conductual para el insomnio

Lejos de los ámbitos del yoga, la psicología moderna creó la terapia cognitivo-conductual (TCC), un método no farmacológico de tratamiento de la salud mental que ha demostrado ser eficaz para reducir la dependencia de la medicación en el tratamiento de una variedad de problemas psicológicos.[12] Sus postulados sobre la mente y el comportamiento se hacen eco de los del yoga clásico: el supuesto problema son los pensamientos distorsionados (las *kleshas* del yoga) y los comportamientos inútiles (implícitos en los *yamas* y *niyamas* del yoga). El lado cognitivo de la TCC tiene como objetivo cambiar las creencias y actitudes, mientras que el lado conductual busca cambiar los comportamientos disfuncionales; cada lado refuerza al otro.

La TCC para el insomnio (TCC-I) es el tratamiento no farmacológico líder para el insomnio. En la medicina del sueño suele ser la primera intervención que se recomienda a las personas con insomnio agudo o crónico.[13] Numerosos estudios han demostrado su eficacia para mejorar la calidad y cantidad del sueño en diversas poblaciones, incluidas aquellas con estrés, ansiedad, depresión y otras dificultades psicológicas.[14]

El énfasis del lado cognitivo está en:
1. Calmar la excitación cognitiva.
2. Reducir el esfuerzo para dormir.
3. Cambiar las creencias disfuncionales e inútiles sobre el sueño.
4. Abordar los obstáculos mentales para acogerse a las prácticas conductuales.

En énfasis del lado conductual está en:
1. Aumentar el impulso del sueño.
2. Optimizar la congruencia entre el ritmo circadiano y el tiempo que se está en la cama.

3. Aumentar la asociación entre estar en la cama y dormir.
4. Reducir el estrés y la ansiedad que pueden causar excitación fisiológica.

Cambiar la forma de pensar

Es fácil que nuestras creencias sobre el sueño, especialmente cuando se tienen en la mente al acostarse, interfieran en el sueño. En la medida en que padezcas insomnio, es probable que pienses mucho sobre él, sobre todo una vez en la cama, dándole vueltas a cómo duermes, cuánto duermes, cuánto necesitas dormir, si hacer una siesta, qué efecto tienen la comida y el ejercicio en tu sueño, cómo la falta de sueño está afectando a tu salud o a tu capacidad para funcionar al día siguiente, el entorno de tu dormitorio, la condición de tu cama y tu almohada, cómo tu insomnio podría estar relacionado con otros problemas de salud y con tus relaciones personales y sociales, si debes tomar medicamentos, qué medicamentos tomar, cuándo tomar esos medicamentos, el posible miedo a dormir o tener pesadillas... Y tu mente agitada sigue y sigue dando vueltas.

La mente agitada suele pensar en muchas otras cosas más allá de dormirse. Ya sean asuntos del trabajo, la familia, las finanzas, la salud, los amigos, el clima o de qué color pintar la cocina, la mente tiende a divagar y pensarse las cosas, mientras entre las frases y los párrafos de esa rumia mental se intercalan más pensamientos sobre el sueño. Cualesquiera que sean los pensamientos del día o del momento, a menudo hay una tendencia a agrandarlos o darles mucho más poder del que realmente tienen y trasladarlos a cada aspecto de tu vida. Esto aumenta la sensación de angustia emocional, estimula aún más la rumia negativa y hace que el sueño se aleje. La TCC-I intenta abordar esta excitación cognitiva ayudando a reconocer las creencias y patrones de pensamiento recurrentes que causan los trastornos del sueño, especialmente con el inicio del sueño. Esta reestructuración cognitiva comienza con la educación del sueño, el aprendizaje sobre el sueño normal, los efectos de las sustancias, los ritmos circadianos y cómo varias condiciones en nuestras vidas, como pueden ser el trabajo por turnos, la depresión y la ansiedad, afectan al sueño. Aquí aprendemos a identificar pensamientos y sentimientos que repercuten en nuestras vidas de manera poco saludable, y encontramos formas más flexibles y sanas de pensar y de responder a aquello que estemos pensando.

Asociar de forma positiva la cama y el sueño

La psicología conductual entiende los comportamientos como respuestas a ciertos estímulos, incluido lo que se piensa. Por lo tanto, para cambiar un comportamiento (una «respuesta»), has de controlar aquello que lo estimula. Si tienes insomnio, es probable que no asocies estar en la cama con dormir bien. Si sueles pasar tiempo en la cama rumiando mentalmente, mirando la televisión o incluso leyendo, existe una asociación natural entre estar en la cama y estas actividades de vigilia (lo cual no es un problema si no sufres de insomnio). En la terapia de control de estímulo (SCT, por sus siglas en inglés), iniciada por Richard Bootzin a principios de la década de los setenta del siglo pasado, la idea es controlar cualquier comportamiento o asociación que estimule el insomnio. En ella se ofrecen estas cuatro pautas:

- *Acuéstate únicamente cuando tengas sueño.* Así se ayuda a asociar la cama con el sueño y solo con el sueño. (Consulta el recuadro «¿Sexo en la cama?», que encontrarás más adelante en este capítulo). «Cuando tengas sueño» quiere decir cuando te resulte difícil permanecer despierto. Si esperas hasta tener sueño para acostarte, es más probable que te duermas fácilmente. Si estás fatigado pero no tienes sueño («cansado pero activo»), no te acuestes y haz la secuencia básica de yoga para dormir que hay en el capítulo cuatro.
- *Si no puedes dormir en los primeros veinte minutos tras acostarte o al despertarte durante la noche, sal de la cama hasta que te entre sueño de nuevo.* Mientras estés fuera de la cama, mantén las luces tenues

(o enciende una vela) y haz la secuencia básica de yoga para dormir del capítulo cuatro. Si en lugar de hacer yoga te pones a leer, usa una luz amarilla, preferiblemente no de una fuente LED. No hagas nada que sea estimulante. Si quieres comer, asegúrate de que es algo sencillo y nada estimulante o difícil de digerir. Si al volver a la cama no caes dormido en el plazo de veinte minutos, repite esta rutina.

- *Despiértate y levántate a la misma hora todas las mañanas, incluso los fines de semana u otros días en los que no necesitas levantarte, y trata de que te dé la luz directa de la mañana temprana en los ojos.* Intenta también acostarte a la misma hora cada noche. El objetivo es establecer un ritmo regular y fortalecer así la sincronización circadiana que te ayuda a dormir.

- *Minimiza las siestas.* Si duermes la siesta, intenta hacerlo brevemente, no más de media hora entre la mitad y el final de la tarde y, en cualquier caso, no más de nueve horas después de despertarte por la mañana. Una siesta larga durante el día interfiere en la acumulación de adenosina, lo cual disminuye directamente la presión del sueño.

Tiempo en la cama

El objetivo de la terapia de restricción del sueño (TRS) es cambiar los patrones de sueño y vigilia para aumentar la somnolencia cuando es hora de acostarse e incrementar la eficiencia general del sueño. «Tiempo en la cama» no se refiere solo a la hora en que te vas a la cama, sino al tiempo total que pasas *en* ella con el fin de eliminar los despertares prolongados por la noche. Con la TRS, en la primera semana restringirás la cantidad de tiempo que pasas en la cama a la cantidad promedio de tiempo que has dormido por noche durante la última semana (puedes usar la tabla «Registro de sueño», en el apéndice II). Si has estado en la cama desde las diez y media de la noche hasta las siete y media de la mañana (nueve horas) pero has dormido un promedio de seis horas por noche, comenzarás la TRS con solo seis horas en la cama (tal vez de once y media de la noche a cinco y media de la mañana). Si el tiempo promedio de sueño es inferior a cinco horas, asigna cinco horas.

Si después de una semana solo hay un despertar nocturno mínimo, alarga gradualmente el tiempo en la cama cada noche entre quince y treinta minutos durante una semana más, y continúa de esta manera hasta lograr un sueño saludable que dure de siete a ocho horas. Al principio, esta estrategia puede parecer brutal, pero la mayoría de las personas con insomnio tienen una calidad de sueño significativamente mejor una vez terminada esta primera semana, incluso si siguen sin dormir lo suficiente.

La SCT y la TRS contrastan con el método común de recuperar el sueño los fines de semana o con siestas (ninguno de los cuales proporciona una solución saludable a largo plazo para el insomnio). Dormir los fines de semana puede hacerte sentir bien, pero no repara el daño causado por varias noches de mal sueño, mientras que la siesta reduce la presión del sueño y puede exacerbar el insomnio. Se ha demostrado que las técnicas de la TCC-I pueden reducir eficazmente el insomnio, además de reducir o eliminar la dependencia de los somníferos (la mayoría de los cuales conllevan problemas de tolerancia e importantes efectos secundarios). Sin embargo, a pesar de su amplio beneficio potencial, hasta hace poco esta terapia se había realizado principalmente bajo la observación clínica de un profesional de la medicina del sueño, lo cual la limitaba a personas con un diagnóstico médico de insomnio. Ahora hay aplicaciones y sitios web para hacer TCC de forma independiente que convierten a estas técnicas en algo más accesible.

Reservas sobre la psicología cognitivo-conductual

La TCC se basa en la premisa de que la mente puede tratarse como una herramienta calculadora que elige y refuerza comportamientos al alinear pensamientos con resultados previstos. Esto podría suponer una fuente de optimismo para cualquiera que se sienta condicionado por su historia y cultura personal, pero el conductismo generalmente sugiere que estas cosas no son tan importantes; lo que importa es reorientar la mente en la dirección del comportamiento saludable. Los problemas psicológicos se consideran resultado de un pensamiento deficiente o un procesamiento cognitivo defectuoso, no de una historia de vida personal o un entorno sociocultural problemáticos. En lugar de recomendar autoestudio y autorreflexión en profundidad, la terapia cognitiva asume saber qué es un funcionamiento cognitivo saludable o normal e intenta cambiar el pensamiento de la persona para que coincida con dicha norma. Por lo tanto, existe algo disfuncional en la persona en sí y no tanto en su entorno, relaciones e historia de vida.

Aun cuando la TCC demuestra ser eficaz para abordar la irracionalidad, suponer que cambiar los patrones y las predilecciones del individuo (*samskaras* y *kleshas*) es tan fácil como adoptar una mente lógica no deja de ser una superficialidad.[15] Las llamadas «distorsiones cognitivas» de esta terapia podrían ser perfectamente «lógicas» en respuesta a ciertas experiencias vitales. En consecuencia, el proceso «lógico» podría tener menos que ver con una reestructuración cognitiva y más con un autoestudio y una autorreflexión más profundos que condujesen a una mayor autoestima y una mayor autocomprensión. En lugar de domesticar la mente, se podría poner más énfasis en cambiar las condiciones que dan lugar al estrés y la angustia mental o emocional.

La TCC-I es el enfoque no farmacológico líder para el insomnio y cuenta con considerable evidencia de eficacia, no es perjudicial y demuestra tener éxito en la reducción de la dependencia de los somníferos. Algunas de las prácticas de yoga que se ofrecen en este libro aprovechan los conocimientos de la TCC-I, al tiempo que intentan añadirle una perspectiva más humanista que tiene en cuenta la totalidad de la vida de la persona.

Higiene del sueño

Existen muchas opciones entre las que elegir para poder dormir mejor. Incluso pequeños cambios en el comportamiento, las condiciones ambientales y otros factores relacionados con el sueño dan lugar a una mejora considerable.[16] En el lenguaje del yoga, estas elecciones son principalmente lo que llamamos prácticas de *saucha* ('pureza') que exploraremos más adelante en este capítulo, o lo que tradicionalmente se conoce como higiene del sueño. Las decisiones relativas al horario de sueño, el entorno de sueño, el consumo de alimentos y el ejercicio son importantes, aunque quizá ninguna tanto como las decisiones relativas al consumo de alcohol, marihuana, cafeína y nicotina (consulta el capítulo dos sobre la cafeína y la nicotina y lo expuesto anteriormente en este capítulo sobre el alcohol y la marihuana).

La higiene del sueño abarca los cinco puntos básicos sobre el control de estímulos (ver detalles anteriormente):

1. Acuéstate únicamente cuando tengas sueño.
2. Si no puedes dormir en los primeros veinte minutos tras acostarte o al despertarte durante la noche, levántate hasta que te entre sueño de nuevo.
3. Despiértate y levántate a la misma hora todas las mañanas, incluso los fines de semana u otros días en los que no necesitas levantarte.
4. Trata de que te dé la luz directa de la mañana temprana en los ojos.
5. Minimiza las siestas.

Crear ritmos diarios saludables

Sean cuales sean las realidades de tu vida, es importante hacer todo lo posible para establecer y mantener un ritmo de sueño diario regular durante siete u ocho horas, preferentemente con un ritmo constante de periodos de sueño y vigilia. Este es el primer punto de la higiene del sueño saludable. Dormir menos causa —o está asociado con ellos— una amplia variedad de problemas de salud físicos, mentales y emocionales, al igual que dormir más de nueve horas (ver el capítulo dos).

Dormir lo suficiente comienza por crear la oportunidad necesaria de dormir, lo cual significa tiempo en la cama dedicado a dormir. Si tu familia, trabajo u otros compromisos te permiten estar en la cama para dormir desde las diez y media/once de la noche hasta las seis y media/siete de la mañana, trata de convertir esta rutina en un ritmo diario constante. Algunos devotos estudiantes de yoga se despiertan religiosamente a las cinco y media de la mañana para ir a una clase de yoga a las seis y media. Si es tu caso, disfrútalo e intenta acostarte antes de las nueve y media la noche anterior. (El consumo alto de cafeína es corriente entre estudiantes y profesores de yoga que, fieles a sus tendencias rajásicas y de adicción a la adrenalina, se despiertan religiosamente para esas clases tempranas a pesar de estar privados de sueño. Aquí la cafeína es tan parte de su ritual matutino como Surya Namaskara).

Este patrón de sueño monofásico parece ser producto de sociedades modernas en las que la planificación racional de negocios, escuelas y otros lugares está alineada con un reloj de veinticuatro horas, a menudo con turnos, como vemos en las fuerzas del orden público, los hospitales, los parques de bomberos, las tiendas de conveniencia, los centros telefónicos de atención al cliente y muchas otras áreas de empleo. La investigación histórica y antropológica muestra que en las sociedades preindustriales el sueño tiene una estrecha correlación con la luz natural, la defensa contra las amenazas físicas y las condiciones ambientales como el calor. La siesta o sueñecito de la tarde, una forma de sueño bifásico, es la excepción más natural a dormir por la noche durante unas siete u ocho horas y estar despierto durante todo el día de dieciséis a diecisiete horas. Existen otras variaciones en el patrón de sueño común, algunas naturales y otras artificiales. La edad, desde la infancia hasta la edad avanzada, afecta considerablemente a cuándo dormimos de forma más natural y a la duración y la eficiencia del sueño. La «matutinidad» y la «vespertinidad», los viajes a través de zonas horarias, el trabajo por turnos y una variedad de condiciones físicas, mentales y emocionales influyen en nuestros ritmos de sueño (veremos cómo abordar estas condiciones en la segunda parte).

Al tiempo que te comprometes a un horario regular en la cama, haz un repaso de tus actividades nocturnas y matutinas.

Por la noche:

- Intenta comer por última vez tres o cuatro horas antes de acostarte y trata de no picar nada a última hora.
- Abstente de exponerte a ninguna luz brillante en las últimas dos horas antes de acostarte.
- Trata de no quedarte dormido en ningún sitio que no sea la cama. Ten cuidado con los sofás cómodos cerca de la televisión.
- Apaga todas las pantallas con luz LED (televisión, monitor de ordenador, tableta, teléfono) una hora antes de irte a la cama. Plantéate leer con una luz incandescente o un LED blanco suave (espectro amarillo), no un LED blanco brillante (espectro azul que, como la luz del día, es muy estimulante).
- Abstente de consumir alcohol una hora antes de acostarte.
- Dedícate a actividades relajantes en las últimas dos horas antes de acostarte, como la práctica de la secuencia básica de yoga para dormir del capítulo cuatro. Lee a tus hijos hasta que se queden dormidos, ten una conversación tranquila, escucha música suave, escribe en tu diario, bébete una infusión relajante o medita.

Por la mañana:

- Levántate a los pocos minutos de despertarte.
- Maximiza tu exposición directa a la luz matinal.
- Haz una sesión de yoga estimulante. Consulta la segunda parte para conocer las prácticas apropiadas para tu condición.

Un dormitorio y una cama para dormir bien

Tu dormitorio es la habitación fundamental de tu hogar para la salud, porque no hay nada más importante para la salud que dormir (más importante incluso que la dieta y el ejercicio). El mantra básico de esta práctica de higiene del sueño es: lugar específico, oscuro, fresco, tranquilo y cómodo. Casi todos los libros populares y artículos académicos sobre cómo mejorar el sueño dicen que la habitación debe usarse solo para dormir; unos pocos agregan el sexo. La idea principal es la asociación mental: usar el dormitorio solo para dormir lleva a la mente al modo de sueño cuando estás en la cama. Para quienes padecen de insomnio crónico, se desaconseja incluso leer o tejer en la cama, y mucho menos mirar una pantalla iluminada para ver películas, programas de televisión o videos, ya sea en una pantalla grande o en un teléfono. Como se señaló anteriormente, si has de leer en la cama, utiliza una luz incandescente o un LED blanco suave.

¿SEXO EN LA CAMA?

Existen numerosísimas investigaciones sobre el sueño y el sexo, pero casi todas se refieren a los efectos que dormir mal tiene sobre el sexo (no es favorable para ningún grupo demográfico o estado de salud). Sin embargo, hay poca investigación sobre los efectos del sexo en la calidad y cantidad del sueño. Una investigación preliminar de una encuesta realizada a más de cuatrocientos sesenta adultos de entre dieciocho y setenta años descubrió

---

que el sexo puede ayudar a dormir mejor.[17] Mientras que alrededor del 50 % de los encuestados informó de un mejor sueño después del orgasmo con la masturbación, el 64 % informó de un mejor sueño después del orgasmo con una pareja. Se cree que el aumento de la oxitocina y la prolactina y la disminución del cortisol que se producen con el orgasmo causan relajación. No obstante, es importante tener en cuenta que los efectos de la oxitocina y la prolactina pueden variar según el contexto, el sexo y las diferencias individuales, y que el estado emocional, la condición mental y la experiencia previa contribuyen a que el sexo sea relajante o estresante.[18] En cuanto a si es adecuado o no tener relaciones sexuales en la cama, cabe imaginar que los seguidores estrictos de la CCT-I lo encontrarían inadecuado durante la noche y adecuado por la mañana, ya que puede causar una asociación estimulante y de vigilia con el hecho de estar en la cama. Sorprendentemente, no parece haber ninguna investigación publicada sobre este tema.

Crear un paraíso del sueño

Para que incite mejor al sueño, tu habitación debe estar lo más oscura posible. De este modo se restringe que llegue luz alguna a tu núcleo supraquiasmático (que es muy sensible a la luz) y perturbe el aumento natural de melatonina durante la noche.[19] Si esto te provoca miedo o inseguridad, deja encendida una luz muy tenue. De lo contrario, usa cortinas opacas o persianas, o si no puedes controlar que la luz exterior entre en tu dormitorio, usa un antifaz para dormir. (Hay un sinfín de diseños de antifaces para dormir. Escoge el que te sea más cómodo). Si te preocupa poder ver el camino para ir al baño en mitad de la noche, crea un camino despejado antes de acostarte y plantéate instalar un interruptor de luz con detección de movimiento que encienda una luz muy tenue para iluminar el suelo.

Cuanto más fría esté la habitación, más fresco estará tu cuerpo, lo cual es bueno para inducir el sueño.[20] La temperatura corporal más fría es detectada por las células sensibles a la temperatura cercanas al núcleo supraquiasmático que afectan a la señalización de la liberación de melatonina por la glándula pineal. Para ayudar a reducir la temperatura corporal central, date un baño o una ducha con agua caliente poco antes de acostarte en una habitación que no esté a más de 18 °C. Deja al descubierto la cabeza, las manos y los pies, que son las partes más efectivas del cuerpo para liberar calor. El ruido, incluso de un compañero que ronca, puede perturbar fácilmente el inicio y el mantenimiento del sueño.[21] Si tu pareja ronca y perturba tu sueño de manera rutinaria, plantéate usar tapones para los oídos o dormir en otra habitación. Experimenta con el uso de ruido blanco (como la música ambiental) para enmascarar sonidos que no puedes controlar. Por último, algo sumamente importante: crea una cama que maximice tu comodidad.

Hay algunas cosas que debes plantearte mantener fuera del dormitorio (a menos que sea médicamente necesario): todas las pantallas electrónicas (televisión, monitor de ordenador, teléfono móvil), relojes visibles o audibles, relojes de pulsera, sensores corporales electrónicos, luces LED azules/blancas brillantes y cualquier persona o animal cuyo comportamiento (voluntario o involuntario) perturbe tu sueño (incluidos tu pareja, hijos y mascotas).

Qué comer y cuándo

La comida es un componente esencial de la higiene del sueño. Al igual que el sueño afecta al metabolismo, el metabolismo afecta al sueño.[22] De hecho, la falta de sueño se asocia con el síndrome metabólico (SM), que consiste en una agrupación de al menos tres de los siguientes cinco síntomas: obesidad abdominal, niveles bajos de colesterol de lipoproteínas de alta densidad, presión arterial alta, azúcar en sangre alta y triglicéridos elevados. Parece ir en ambos sentidos: el SM se asocia con falta de sueño (especialmente cuando hay obesidad e hipertensión), con la dirección causal poco clara y probablemente mutua.[23] Una dieta alta en azúcar y otros carbohidratos complejos, especialmente si es baja en fibra, perturba el sueño.[24] Al igual que una comida copiosa y compleja. Muchas comidas, bebidas y medicaciones son estimulantes. Comienza eliminando los estimulantes obvios (cafeína, nicotina) y otros que no sean médicamente necesarios. Recuerda que el café descafeinado y el té contienen algo de cafeína. El chocolate negro también, por lo que debes evitarlo por la tarde y por la noche.

Al otro lado de la ecuación sueño/comida está el efecto del sueño sobre el apetito y la obesidad.[25] La pérdida de sueño afecta a las hormonas que regulan el apetito y aumenta la grelina, desencadenante del hambre, al tiempo que disminuye la leptina, de señalización de saciedad. También aumenta los endocannabinoides (cannabinoides producidos por el cuerpo) que, como la marihuana, estimulan el apetito.[26]

Hacer ejercicio y dormir bien

El estudio de la relación entre el ejercicio y el sueño plantea un reto: quienes duermen mejor hacen ejercicio con más frecuencia y quienes hacen ejercicio con más frecuencia duermen mejor. Añade la realidad de que quienes hacen ejercicio de forma periódica son generalmente más saludables que quienes no lo hacen, y se vuelve doblemente difícil estudiar con precisión cómo el ejercicio afecta al sueño. Aun así, hay muchos estudios que arrojan hallazgos interesantes.

Varias encuestas muestran asociaciones claras entre el ejercicio y un mejor sueño, especialmente el sueño NREM profundo. Cuando se controlan otras variables como el estrés y la ansiedad, hay poca relación entre el ejercicio y el inicio del sueño.[27] Es importante tener en cuenta algunos matices adicionales. El tiempo, la intensidad, la duración y la frecuencia del ejercicio son importantes. El ejercicio diario y regular con intensidad moderada suele ser el mejor para dormir. El ejercicio mínimo durante la semana combinado con ejercicio intenso durante el fin de semana se asocia con una mayor alteración del sueño.[28] El ejercicio intenso nocturno (después de las ocho de la noche) es potencialmente perjudicial para el sueño, pues puede elevar la temperatura corporal central durante el siguiente par de horas.[29] El ejercicio moderado o vigoroso entre las cuatro de la tarde y las ocho de la noche suele ser beneficioso para dormir. El ejercicio por la mañana, incluido el vigoroso, tiene los mejores beneficios para la salud del sueño, aunque el practicado por los adolescentes sanos a altas horas de la noche también mejora su sueño.[30] El ejercicio más vigoroso se asocia con un mejor mantenimiento del sueño más que con un mejor inicio del sueño, especialmente entre los adolescentes.

Sin embargo, hacer ejercicio hasta llegar a la fatiga física puede causar insomnio, sobre todo cuando esa fatiga te obliga a echarte una siesta. Si durante el ejercicio se crea tensión en el cuerpo que no se reduce con otro tipo de ejercicio, también se puede perturbar el inicio del sueño y su mantenimiento. Para completar este ciclo, ten en cuenta que dormir mejor se asocia con tener más energía para hacer ejercicio al día siguiente; es el catalizador esencial para un ciclo saludable de ejercicio y salud del sueño.

Los principales «ejercicios» de este libro son prácticas posturales de yoga (secuencias de asanas), técnicas de respiración (*pranayama*) y meditación. Hay prácticas concretas que se adaptan a diferentes problemas de sueño (por hiperexcitabilidad, depresión, edad, tiempo), así como al estado general de la persona (físico, mental, emocional, social, ambiental), lo que determina su tiempo, ritmo y formas.

Dormir mejor con yoga

En la perspectiva yóguica, la clave para la salud y el bienestar es el equilibrio homeostático y la ecuanimidad (*samatvam*). Aunque nuestras vidas están condicionadas por nuestra genética y experiencia de vida acumulada (*samskaras*), podemos cultivar el equilibrio mediante nuestras acciones (*kriyas*) en la vida cotidiana, comenzando por las prácticas de higiene del sueño descritas anteriormente. Podemos desarrollar y reforzar los beneficios de la higiene del sueño y los elementos de la TCC-I con técnicas sencillas de yoga, las cuales pueden adaptarse para que tengan un efecto directo y beneficioso sobre nuestro sueño.

Cada vez hay mayor evidencia (gran parte expuesta en textos exhaustivos sobre terapia de yoga) que muestra el beneficio de ciertos tipos de yoga para ayudar a sanar una amplia gama de afecciones de salud, muchas de las cuales pertenecen al sueño.[31] En la segunda parte de este libro hay tres tipos principales de prácticas de yoga para fomentar un mejor sueño:

1. *Postural:* las prácticas posturales implican llevar el cuerpo a varias posiciones que liberan tensión y le permiten funcionar de manera óptima. Las posturas se pueden seleccionar para incidir sobre áreas concretas de tensión, lo cual reduce el estrés en el cuerpo y se traduce en un mayor equilibrio emocional y paz mental.

2. *Respiración:* la respiración consciente es parte integral de la práctica postural. También forma el núcleo del *pranayama*, que consiste en diversas técnicas concretas de respiración relativamente relajantes o estimulantes.

3. *Meditación:* las prácticas posturales y de respiración invitan a estar mentalmente presente (consciente) de maneras que ayudan a tranquilizarse y despejar la mente.[32] Diversas técnicas de meditación —centradas en la respiración, el yoga Nidra (la forma de relajación progresiva del yoga), el contar y los chakras— expanden la atención plena, eliminan la tensión profunda y nos capacitan para incorporar patrones mentales y de comportamiento más saludables.

El camino de los *Yoga Sutra* de Patañjali

La autoindagación y una comprensión clara de nuestros estados es indispensable para saber qué acciones y prácticas son las más beneficiosas. Debemos empezar obteniendo una autoconsciencia más clara y mucho más profunda que la que podemos derivar de las indagaciones convencionales expuestas anteriormente.

Pero como señalan los *Yoga Sutra*, con frecuencia carecemos de una autocomprensión precisa (*pramānāmi*), la cual está mediada por nuestra percepción sensorial (*pratyaksa*), nuestra capacidad para pensar (*anumāna*) y los conocimientos de quienes tienen influencia sobre nosotros (*āgamāh*), factores todos que pueden ser precisos o estar distorsionados.[33] Un aspecto de esto es cómo la enfermedad, el letargo mental, la duda, la prisa, la apatía y la falta de perseverancia nos perturban a nivel de respiración, mente y cuerpo.[34] Con una percepción sensorial refinada, un pensamiento claro y una orientación fundamentada, llegamos a un equilibrio más natural.

Podemos cultivar la autocomprensión mediante la autoobservación constante, intensa y valiente de los pensamientos y las tendencias conductuales. Este es el enfoque yóguico de la autoterapia cognitivo-conductual.[35] Se trata de un método que implica *abhyasa*, o práctica perseverante, durante un periodo largo e ininterrumpido, sin que estemos apegados a los frutos de este esfuerzo (*vairagya*, o 'desapego'). La forma en que las personas se desenvuelven aquí tiende a variar según el temperamento, ya sea suave, tierno y lento (*mrdu*), moderado (*madhya*), o vivaz, fuerte y rápido (*adhimātratvāt*).[36] También depende de nuestras *kleshas*, esas aflicciones persistentes que perturban nuestro cuerpo, mente y espíritu y nublan nuestra autoconsciencia.

Los *Yoga Sutra* presentan una práctica de ocho pasos, *ashtanga* ('ocho ramas'), para reducir nuestras *kleshas* y encontrar mayor equilibrio y ecuanimidad. Es un conjunto de prácticas de autotransformación que le dan al yoga gran parte de su eficacia y su creciente atractivo, y que comienza con un grupo de prácticas llamadas *yama* y *niyama* que están directamente dirigidas a las *kleshas*. Aquí describimos cada una de las ocho ramas y ofrecemos traducción literal, interpretación liberal y generosos embellecimientos para integrar *ashtanga* con cualidades holísticas (en lugar de dualistas) que pueden hacer que este camino sea más efectivo para dormir bien en el mundo moderno.

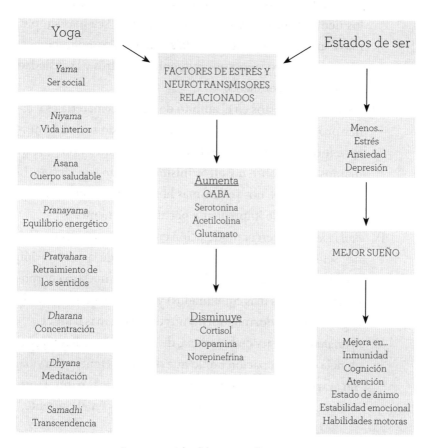

Rutas potenciales del yoga para dormir mejor

1. Yama: cultivar una vida ética

En la primera rama, *yama* ('contener'), se trata de crear un contenedor moral para que nuestras elecciones y acciones sean honorables. Consiste en cinco principios relativos a cómo interactuamos con los demás, y todos ellos pueden reflejar y reforzar las causas de nuestros problemas de sueño:

I. *Ahimsa,* verse libre de hostilidad y violencia. Los pensamientos hostiles y la percepción de hostilidad cerca de nosotros o a nuestro alrededor interfieren en las cualidades tranquilas y ligeras del ser que nos permiten dormir bien.

II. *Satya,* ser sinceros. Ser honestos con nosotros mismos y con los demás hace que todo en nuestras vidas sea más simple, más claro y más auténtico. La falsedad crea complicaciones, confusión y arrogancia que aumentan el estrés y la ansiedad que perturban el sueño.

III. *Asteya,* ser honestos en el ámbito de las cosas materiales y tener probidad en nuestras relaciones. Cuando somos honestos e íntegros, no tomamos lo que no es nuestro y no proclamamos cosas sobre nosotros mismos que no son ciertas. El resultado es que nos vemos más libres de la disonancia cognitiva que puede impregnar y perturbar la mente.

IV. *Brahmacharya,* ejercer moderación en nuestra energía emocional, sensual, sexual, física y mental. A través de la moderación establecemos relaciones más armoniosas en nuestro cuerpomente (estamos más equilibrados) y con los demás. Y cuando llega la hora de dormir, dormimos de forma más natural.

V. *Aparigraha,* no caer en la codicia, de modo que no haya impaciencia o preocupación por lo que deseamos tener en la vida. Sin avaricia, somos más pacientes de forma más natural y estamos en paz con nuestra vida tal y como es en el presente.

2. Niyama: cuidar de uno mismo

Arraigados en esta base de acción moral, llegamos a la segunda rama, *niyama* (junto a *yama*), que consta de cinco cualidades que puedes aplicar directamente en la higiene del sueño y la TCC-I autoguiada:

I. *Saucha,* cultivar la pureza en el cuerpo y el pensamiento. Al cuidarnos, en parte al ingerir solo lo que es saludable (ya sea comida, medicamentos, conversación u otras cosas), desarrollamos y mantenemos una mejor salud; y la pureza del cuerpo-mente que cultivamos con *saucha* permite que nuestro espíritu florezca y que lleguemos a dormir mejor.

II. *Samtosa* (el aforismo completo es *samtosādanuttamah sukhalābhah*) transmite la idea de conseguir la felicidad a través de la satisfacción, una cualidad de bienestar psicológico que surge de *saucha* y nos libera de las *kleshas*.

III. *Tapas*, la autodisciplina y la austeridad que nos permiten mantener una acción intensa y concentrada dirigida hacia este camino de autoconsciencia y vida saludable. Hacer cambios en nuestra vida (en relación con la comida, el ejercicio, el trabajo y todo lo demás que afecta a nuestro sueño) implica confrontar hábitos que pueden parecer perfectamente naturales. Dejar ir lo que no necesitamos mientras nos enfocamos en lo que es realmente importante nos abre a la creación y el mantenimiento de rutinas diarias nuevas y más saludables.

IV. *Svadyaya*, autoestudio, ya sea a través de la autorreflexión o el estudio de escritos esclarecedores que arrojen luz sobre la condición personal. Todos somos seres únicos, con diferentes ideas, sentimientos e incluso genética. Llegar a conocernos de todas y cada una de las maneras en que podamos hacerlo genera el autoconocimiento que nos empodera para actuar sensatamente en nuestras vidas. Esto es aplicable en múltiples niveles a las cuestiones de sueño, comenzando con las indagaciones relacionadas con el sueño expuestas al comienzo de este capítulo.

V. *Ishvara-pranidhana* (el aforismo completo es *samādhi-siddhih-îs ´vara-pranidhānāt*) y nos dice que el estado de consciencia clara y los poderes que surgen de él provienen de la devoción por algo más grande que uno mismo, una postura de suprema humildad. Al apelar a una fuente o principio superior a nosotros mismos, obtenemos el poder de abandonar el ego con mayor facilidad, de concentrarnos mejor y completamente en aquello que es más importante y, por lo tanto, de actuar con mayor devoción hacia lo que nos guía o inspira en la vida.

3. Asana: desarrollar la estabilidad y la facilidad

Son las posturas físicas que tienden a definir el yoga en la actualidad. Existen cada vez más pruebas de que la práctica de asanas (especialmente en conjunción con las prácticas de respiración y meditación) puede reducir la ansiedad, la depresión, el dolor y otras afecciones que interfieren en el sueño. Los textos antiguos de yoga dicen poco sobre asana, un término que se suele traducir como 'postura'. Todo lo que nos dicen los *Yoga Sutra* es *sthira*, que significa 'estabilidad'; *sukham*, que significa 'facilidad', y *asanam*, de la palabra raíz *as*, 'sentarse', lo cual, en el contexto del énfasis de este libro en la mente y la meditación, sugiere estar presente. Sin embargo, en este concepto de asana reside una profunda sabiduría, sobre todo cuando viene fundamentada no solo en la sabiduría antigua, sino en todo lo que hemos aprendido desde entonces.[37]

De acuerdo con el tema principal de la meditación en los *Yoga Sutra*, asana nunca quiso significar otra cosa que sentarse de manera estable y cómoda.[38] Si es así, ¿por qué ir más allá de una simple postura sentada al hacer asana?

Parte de la belleza y el beneficio de una práctica muy variada de asanas de yoga reside en que cada postura es como una ventana diferente que se abre hacia nosotros mismos.[39] Cada postura, con sus requisitos únicos de *sthira sukham*, resalta la tensión y otras sensaciones en el cuerpo y revela nuestras fortalezas, nuestras debilidades y nuestros desequilibrios relativos. Con experiencia y práctica consciente, aprendemos a sentir la forma en que diferentes posturas generan diferentes reacciones emocionales y mentales. Cierta postura realizada de una manera, en un momento determinado, o en una determinada circunstancia, tiende a generar efectos que difieren de hacerla de manera diferente o en otra situación. Las asanas sacan a la luz aquello hacia lo que gravitamos o a lo que nos resistimos, lo que encontramos frustrante o alegre y dónde estamos tensos o en equilibrio. Son herramientas que nos revelan a nosotros mismos ante nosotros mismos; y como tales también son, potencialmente, mucho más.

Las experiencias y percepciones de la práctica de asanas pueden ayudarnos a comprender mejor y a transformar muchas de las condiciones que dan lugar a la falta de sueño. Ya estemos estresados, ansiosos, deprimidos, fatigados, con dolor o desincronizados, las secuencias posturales apropiadas en prácticas de asanas bien diseñadas no solo pueden abordar estos síntomas, sino también ofrecernos una idea de lo que los origina y ayudarnos a resolverlos.[40] Además, inciden directamente en que podamos dormir mejor, pues pueden estimularnos o calmarnos, ayudarnos a relajarnos, equilibrar nuestras emociones y llevarnos más a un estado de ecuanimidad en el que la somnolencia y el despertar sobrevengan saludablemente.

4. Pranayama: despertar y equilibrar energía

La respiración es el elixir transformador que reside en el corazón del yoga. Mientras que prana ('fuerza vital') se menciona en los antiguos textos de yoga, la técnica básica de respiración yóguica de *ujjayi pranayama* se describe por primera vez en el siglo xv en el *Hatha Yoga Pradipika*. *Ujjayi* significa 'edificante'; *pranayama* viene de las palabras raíz *prana*, *yama* ('contener') y *-ayama* ('expandir'). El *ujjayi pranayama* nos permite cultivar energía de manera que no solo se contenga o regule, sino que también se expanda o libere. Nos permite tener una sensibilidad matizada al movimiento de la respiración dentro y fuera de nuestro cuerpo, al tiempo que mejora nuestra interocepción (la autopercepción interna), que es quizá el aspecto más esencial de la práctica de asana en yoga.

La respiración ocurre de forma natural, involuntaria e inconsciente y nos nutre y nos guía potencialmente en la práctica de asana y en la vida. Junto con la comida y el sueño, es la fuente del despertar energético. A través de la respiración consciente (usando el *ujjayi pranayama*), nos abrimos y percibimos las cosas de manera más natural y fácil, física y emocionalmente, aprendiendo más sobre nosotros mismos, sobre nuestras tendencias, hábitos y autolimitaciones. Pero antes que nada, respiramos de forma natural o respiramos con inhibición.

La respiración natural varía considerablemente dependiendo de nuestro estado emocional, mental y físico. Aunque la capacidad respiratoria humana promedio es de alrededor de cinco litros, la inhalación real promedio es, habitual o sintomáticamente, de alrededor de un litro. Nuestra respiración se ve afectada por muchos problemas de salud. El estrés, la depresión, la ansiedad, los músculos respiratorios tensos o débiles, la distracción, el letargo, la energía volátil y el tabaquismo empeoran las cosas. En estas condiciones, la respiración suele ser superficial e ineficiente, y depender excesivamente de los músculos respiratorios secundarios en lugar del diafragma, que es el músculo respiratorio primario.

Incluso si se está saludable, la respiración tiende a desvanecerse cuando no nos damos cuenta, algo que ocurre con frecuencia en mitad de todo lo que acontece en nuestra vida. Cuando esto ocurre en medio de la práctica de asana de yoga, tendemos a desconcentrarnos, nuestra atención se desvía o se aleja del aquí y ahora. Entonces se vuelve más difícil sentir lo que está sucediendo en nuestro cuerpomente y modificar sabiamente nuestro comportamiento, lo cual limita o perturba nuestra capacidad de cultivar y equilibrar la estabilidad y la facilidad.

Las prácticas de *pranayama* nos brindan un conjunto de herramientas para desarrollar y refinar nuestra capacidad respiratoria, tanto cuantitativa como cualitativamente.

El *ujjayi pranayama* es esencial en la práctica de asana y, al mismo tiempo, la práctica de asana se presta a una respiración más profunda y refinada y a *sthira sukham*. Pero también se pueden realizar varias otras prácticas de *pranayama* independientemente de las asanas (o en conjunción con ellas) que tienen efectos significativos sobre la energía, el estado de ánimo y la consciencia. Estas prácticas de *pranayama* también nos preparan mejor para las prácticas de concentración y contemplación.

TRANSFORMAR LA TENSIÓN CON SOMÁTICA

Las prácticas posturales pueden ser relativamente intensas. Parte de lo que sentimos es la tensión única de una postura concreta, ya lo experimentemos principalmente como tensión física, emoción o maquinación mental. Por lo general, sentimos la tensión como una de estas tres cosas, como si estuvieran separadas de alguna forma. (La palabra *tensión* viene de la raíz latina *ten-*, 'estirar'). Pero en lugar de residir solo en la materia gris-blanca del cerebro y de alguna manera separada del resto del cuerpo, nuestra experiencia emocional y mental está incorporada; la única separación está en cómo pensamos, hablamos o escribimos al respecto. Dicho de otra manera: somos seres somáticos, con inteligencia que forma parte de todo nuestro ser.[41] (Esto apunta al valor del neologismo «cuerpo-mente»: todo es uno. Deberíamos dejar de usar «cuerpo y mente» y «cuerpo-mente» como si de alguna manera estuvieran separados). A veces es obvio: el dolor de estómago que surge en medio de una ansiedad aguda, una postura caída cuando se está deprimido, ajustes musculares repentinos en la espalda cuando se está desincronizado, fatiga física cuando hay agotamiento emocional... Bien podríamos describir estas tensiones como *samskaras*, adherencias psíquicas que se encuentran en nuestra carne y huesos. Con el yoga, tenemos una forma de reconocerlo claramente, sentirlo y soltarlo. Al introducir la ciencia cognitiva, la somática y el yoga en la conversación, estamos desarrollando gradualmente mapas más precisos y refinados de la experiencia incorporada y, con ellos, prácticas de yoga mejor fundamentadas y diseñadas para aliviar o exorcizar fuentes de tensión persistentes y profundamente arraigadas.[42] A medida que experimentamos la tensión resaltada por las acciones de estiramiento y estabilización en cualquier postura, se nos invita a una atención más refinada (o disociación, especialmente si la adormecemos con sustancias). Al llevar nuestra atención a donde sentimos tensión, podemos respirar como si estuviéramos dentro de la tensión. Esto implica el uso de la visualización y la sensación general para dirigir la sensación o la energía de la respiración a los lugares del cuerpo donde más sentimos la tensión creada por la postura. Al hacerlo, descubrimos que podemos respirar en el cuerpo de manera consciente, percibiendo claramente la tensión y relajándonos y soltándola con mayor facilidad.[43]

Al hacer una serie de posturas de manera consciente, acompañadas siempre de *ujjayi pranayama* consciente, el estiramiento, el trabajo y la relajación de nuestros cuerpos se convierten en un medio para eliminar la tensión del cuerpo y del cuerpo-mente. Lo ideal sería que las posturas que hacemos, así como cómo y cuándo las hacemos, sean individualizadas, aunque las clases grupales de yoga puedan elevar nuestra concentración y motivación. Dependiendo de ti, de cómo te sientes, de tu estado general, edad y problemas específicos de sueño, algunas asanas de yoga están indicadas y otras contraindicadas. Algunas prácticas son muy estimulantes, otras profundamente relajantes y las hay que tienen otros efectos. Esto nos proporciona las diferentes prácticas para diferentes problemas de sueño que se presentan en la segunda parte de esta obra.

5. *Pratyahara: abandonar las distracciones*

La distracción y la rumia mental pueden fácilmente impedir que durmamos bien. Incluso después de hacer nuestras prácticas de higiene del sueño y crear un espacio para dormir que sea tranquilo, fresco y oscuro, todavía puede que lo que llega a nuestros sentidos nos supere. Es aquí donde la práctica de yoga de *pratyahara*, que significa liberarse de los estímulos externos, puede ser útil.

El yoga, cuyo propósito es liberarse de la mente inestable, ofrece prácticas para llevar *sthira sukham* a la mente. Esto gira en torno a *chitta vrtti nirodha* ('calmar las fluctuaciones de la mente'). Pero las fluctuaciones mentales, arraigadas en *samskaras*, evidentes en las *kleshas* y estimuladas por todo lo que nos rodea, se ven exacerbadas por el bombardeo de todo lo que nos llega a la mente a través de los sentidos. *Pratyahara* nos permite vivir con más facilidad en una mente libre de distracciones externas y sin las perturbaciones de la sobrecarga sensorial. Cuando la mente está hiperreactiva (incluso en respuesta a los estímulos más pequeños) e impide la concentración, *pratyahara* podría ser útil.

Pratyahara puede desempeñar un papel central a la hora de dormir bien, ya que es una de las claves para la relajación profunda. Como exploraremos en el capítulo cuatro con asana, *pranayama* y meditación, los ejercicios de *pratyahara* nos ayudan a entrenar nuestros sentidos para estar más en sintonía con las sensaciones internas y que podamos llegar a un estado de profunda tranquilidad.[44]

6. Dharana: enfocar la mente

Al llegar a un mayor dominio de nuestros sentidos a través de *pratyahara*, estamos en mejores condiciones para concentrar la mente. Como preludio de un estado puramente contemplativo, *dharana*, que significa 'con concentración', nos invita a centrar activamente nuestra atención en una sola cosa, incluso en las actividades más mundanas, desde hacer la cama hasta cortar verduras. La práctica de *dharana* comienza lógicamente con sentarse y enfocarse en una cosa, como observar la respiración, repetir una palabra (mantra) una y otra vez o mirar una vela. Al hacer la cama con *dharana*, prestamos atención plena a cada tarea, desde extender y remeter las sábanas hasta colocar las almohadas, y estamos presentes en la experiencia de hacer la cama. A medida que practicamos esta calidad de concentración en las actividades más simples, comenzamos a establecer el hábito de estar presentes. Nuestra mente va estando cada vez más implicada en nuestras acciones y situaciones, incluidas las acciones de relajarnos y soltar a última hora de la noche, lo cual nos permite llegar al sueño. También es un paso hacia una meditación más profunda.

7. Dhyana: abrirse a la mente clara

Con una sensación de paz en nuestras vidas, viviendo con honestidad, menos apegados a las cosas, más puros en el cuerpo-mente, más disciplinados en nuestra vida cotidiana, con una autocomprensión más profunda y la capacidad de disociarse del mundo sensorial, la práctica de consciencia concentrada de *dharana* puede llevarnos naturalmente a *dhyana*, un estado más puramente meditativo en el cual el esfuerzo por concentrarse en una cosa da paso a la presencia contemplativa. En este estado mental cultivado, más allá de la memoria y la reflexión, pero plenamente conscientes, estamos simplemente en él, con una atención ininterrumpida de lo que todavía está en nuestra consciencia.[45]

8. Samadhi: los frutos del yoga

En medio de la experiencia fluida de la consciencia que va de *pratyahara* a *dharana* a *dhyana*, podemos vislumbrar algo que parece nada. Sin esfuerzo, incluso el objeto de nuestra concentración desaparece. Esto es *samadhi*, un estado contemplativo sin interrupciones. En paz dentro del universo y con él, compenetrados con el momento, pero aún en la experiencia fluida de la consciencia, podemos vislumbrar algo que parece nada o que parece el todo. Tal vez sea solo por un milisegundo, ya que la fluidez de la consciencia y el juego de los sentidos y los *samskaras* están cercanos, por lo que seguimos regresando a la triada de *samyama* (*dharana*, *dhyana*, *samadhi*) en una danza exquisita de absorción cada vez más pura en el ser. Nos estamos cultivando para llegar a la mayor claridad y relajación posibles. Un mejor sueño va a darse.

Koshas: trazar el mapa del yoga para dormir mejor

La medicina occidental generalmente conceptualiza al ser humano en términos biológicos que nos reducen a nuestros tejidos, mientras que gran parte de la psicología occidental (a menudo asociada con la medicina) trata los asuntos de la mente y la consciencia utilizando los conceptos freudianos, hoy tan extendidos, del consciente, el subconsciente y el inconsciente. La idea de que nuestros tejidos son importantes y de que existen diferentes cualidades o niveles de consciencia también se encuentra en el yoga antiguo, aunque con una perspectiva bien diferente. En yoga, el ser humano tiene dimensiones burdas, sutiles y causales interrelacionadas, las cuales pueden estar en cierto modo correlacionadas con el consciente, el subconsciente y el inconsciente respectivamente. Estas dimensiones adquieren un significado más sutil en el concepto de *koshas* ('envolturas'), mencionadas por primera vez en el *Taittiriya Upanishad*, y que nos pueden ayudar a mapear el viaje interior del yoga plasmado en el camino del *ashtanga* de los *Yoga Sutra*.

Comenzando en la periferia del cuerpo físico y avanzando hacia el núcleo de nuestro ser, se nos dan cinco *koshas*:

1. *Annamaya*, la envoltura física del cuerpo burdo (*annamaya* se traduce literalmente como 'envoltura de alimentos' y describe aquello que es alimentado). Es aquí donde comenzamos nuestra práctica de yoga, explorando el cuerpo físico con asana. Pero esto es solo la superficie. Se trata de una dimensión de la existencia en la que experimentamos materia que es una combinación de energía y consciencia, incluso si aún no somos plenamente conscientes de dicha interconexión. El yoga comienza a suceder a medida que empezamos a explorar y experimentar el cuerpo físico en sus múltiples

conexiones con los cuerpos energético, intelectual, de sabiduría y de dicha.

2. *Pranamaya*, la envoltura de la energía, de la dimensión sutil. El *pranamaya kosha* conecta el cuerpo físico con los otros *koshas*, revitalizando y revelando así la unidad del cuerpo-mente. Compuesto de prana, la fuerza vital de la vida, impregna todo nuestro ser, y se manifiesta físicamente en el flujo constante y el movimiento de la respiración. Como parte del cuerpo sutil, el prana no se puede ver ni tocar físicamente mientras se mueve a través de nosotros y nos sostiene.

3. *Manomaya*, la envoltura «pensante» de la dimensión sutil. El *manomaya kosha* está compuesto de *manos* ('mente') y nuestras cinco facultades sensoriales, que transmiten los poderes del pensamiento y el juicio. Asociado con el cerebro y el sistema nervioso y dotado de la capacidad de diferenciar, el *manomaya kosha* es la causa de distinciones tales como «yo» y «mío», a partir de las cuales crea libertad (o esclavitud). La respiración media la interacción entre esta envoltura y el cuerpo físico, algo que sentimos cuando la tensión mental afecta a la respiración y el bienestar, o cuando la respiración conduce a una sensación de unidad en el cuerpo-mente y a una sensación de paz interior.

4. *Vijnanamaya*, la envoltura de sabiduría intuitiva de la dimensión sutil. *Vijnanamaya* significa 'compuesto de *vijnana*' o 'sabiduría', en referencia al aspecto reflexivo e intencional de la consciencia. Asociada con los órganos de percepción, esta envoltura nos proporciona nuestro sentido de individualidad. El aspecto reflexivo de la consciencia, *vijnanamaya*, está presente cuando comenzamos a experimentar una visión más profunda de nosotros mismos y del mundo. *Vijnanamaya* todavía se identifica con el cuerpo, está sujeto a cambios y piensa. A medida que los cuerpos físicos y sutiles se experimentan cada vez más como uno, hay una comprensión más

profunda de la unidad del yo y la naturaleza, el ego y la totalidad del universo. Cuando esta experiencia está envuelta en recuerdos (*manos*), la identidad sigue estando en el ego, pero cuando está completamente presente en el momento, nos deslizamos hacia la dicha.

5. *Anandamaya*, la envoltura de la dicha o del amor, un estado trascendente (una cualidad de *samadhi*), de la dimensión causal. Proveniente de *ananda*, que significa 'dicha', en los Upanishads el *anandamaya kosha* se conoce como *karana sharira*, o el 'cuerpo causal'. Es la consciencia que siempre está ahí, que siempre ha estado y siempre estará, incluso cuando la mente, los sentidos y el cuerpo estén durmiendo. Se manifiesta al captar un reflejo del todo, que es una felicidad absoluta, sentida en momentos de calma, paz interior y tranquilidad.

Tabla 3.1. El modelo de *koshas* y las cualidades de la consciencia

KOSHA	NIVEL DE SER	CONSCIENCIA	ATENCIÓN
Annamaya	Físico.	Consciente.	Cuerpo.
Pranamaya	Sutil.	Subconsciente.	Respiración, energía.
Manomaya	Sutil.	Subconsciente.	Pensamiento, emoción.
Vijnanamaya	Sutil.	Subconsciente.	Intuitivo, sabiduría.
Anandamaya	Causal.	Inconsciente.	Indiferenciado/dichoso.

Usando esta tipología para conceptualizar la naturaleza del ser, el yoga ayuda a armonizar el cuerpo, la respiración, la mente, la sabiduría y el espíritu (dicha, amor). La totalidad de los aspectos de las cinco envolturas existe como un todo energético, y están simultáneamente presentes, entrelazados como en un tapiz. Mediante el uso de recursos como asana, *pranayama* y meditación, el yoga es un medio para tomar consciencia de este tapiz entretejido de la existencia, conectar los cuerpos físico y sutil y llevar la atención cada vez más a un lugar de felicidad. En el camino, nos volvemos más estables, cómodos y totalmente presentes ante toda la vida, lo que nos permite dormir más tranquilos y despertarnos más dulcemente.

El modelo de *koshas* ofrece un útil dispositivo heurístico para mapear el viaje yóguico o describir de la manera más general la vivencia de pasar de la experiencia material burda a una sensación de trascendencia o dicha. Seamos claros: lo «físico» nunca es solo físico, a menos que no tenga vida. Los seres humanos vivos son siempre, y al mismo tiempo, cuerpo-mente íntegros. El pensamiento dualista crea separaciones, empezando con la separación del cuerpo y la mente. La existencia del cuerpo-mente presupone la vida, que en los seres humanos implica la «energía» de la respiración. Como se establece en el *Chandogya Upanishad*, «sin respiración, no hay vida». En nuestra consciencia como seres vivos, también tenemos muchas cualidades de consciencia, incluidas las que surgen de la memoria, la reflexión y la sensación integrada para darnos sentimientos y pensamientos intuitivos. El sentido del espíritu, el amor o un poder superior a uno mismo también surgen en nuestra consciencia orgánica como seres humanos, y no como si se tratara de algo separado de la totalidad de nuestros tejidos, respiración y cognición. Es muy fácil perder nuestro sentido de esta integridad, especialmente cuando lo pensamos (o no lo pensamos pero seguimos el pensamiento de otra persona).

Al relacionar este modelo con la postura, la respiración y la meditación para dormir mejor, el objetivo es reconocer dónde estamos en nuestra consciencia y experiencia, practicando de forma que mejoren nuestra estabilidad, facilidad y sueño. Como hemos visto, nuestra condición física, cómo respiramos y la condición de nuestra mente influyen enormemente en la forma en que dormimos. Dichas condiciones se analizan y explican detalladamente en la medicina científica y la psicología. El enfoque holístico del yoga va más allá y nos facilita explorar conscientemente dichas condiciones y navegar por ellas, no con un análisis detallado, sino con herramientas prácticas que permiten una experiencia sutil en la que nos volvemos más completos, saludables y equilibrados.

De la teoría a la práctica

Con una mejor comprensión de nuestros patrones y retos al sueño, trabajando con las herramientas de higiene del sueño y dependiendo menos de medicamentos nocivos, las antiguas prácticas del yoga pueden jugar un papel más predominante. Asana, *pranayama* y meditación nos ayudan a conciliar el sueño, dormir bien y despertar aún mejor.

Segunda parte

PRÁCTICAS

Al ser diversos los factores de edad, salud y estilo de vida que afectan a cómo dormimos, necesitamos diferentes enfoques para dormir bien. Un ave nocturna y una alondra matutina, alguien con hiperexcitabilidad y alguien con depresión emocional, un adolescente y una persona mayor... Cada uno necesita diferentes estrategias para mejorar su sueño. Al aplicar las prácticas de yoga a problemas específicos de sueño, es importante alinear los efectos de las prácticas con las causas de dichos problemas. Si sufres de hiperexcitabilidad y tu mente tiende a saltar como el conejito rosa de Energizer atiborrado de café, necesitarás un conjunto muy diferente de secuencias de yoga que las que necesitarías si estuvieses emocionalmente agotado o deprimido, tuvieses problemas de tiempo, padecieses un trastorno respiratorio o te sintieses frágil.

El diario de sueño y demás autoindagaciones enumeradas en el apéndice II pueden ayudarte a identificar tus estados, patrones de sueño y qué prácticas te vendrían mejor. Cada una de las secuencias de yoga que aparecen en los siguientes capítulos está diseñada para estados concretos:

- El capítulo cuatro es para quienes sufren de insomnio general.
- El capítulo cinco es para quienes padecen de estrés, ansiedad e hiperexcitabilidad.
- El capítulo seis es para quienes tienen depresión y letargo.
- El capítulo siete es para niños y adultos mayores con problemas de sueño.
- El capítulo ocho es para aquellos con trastornos del sueño relacionados con la respiración.
- El capítulo nueve es para personas con fragilidad y movilidad limitada.

Además de las aquí descritas, hay sesenta y siete secuencias de yoga en mi libro de 2012 *Secuencias de yoga: cómo crear magníficas clases de yoga*.* Son secuencias para diferentes edades (de niños a adultos mayores), niveles (de totalmente principiantes a muy avanzados), intereses (en diferentes partes del cuerpo y energéticas), afecciones (como etapas de TDAH, depresión, trastornos menstruales, embarazo, menopausia), así como *doshas* y chakras.

Elementos esenciales de la práctica de yoga

Las siguientes seis cualidades son esenciales para que cualquier secuencia de yoga sea más accesible, sostenible y efectiva a la hora de promover un mejor sueño:

I. *Sthira sukham asanam*: estabilidad, facilidad y presencia de mente.

El yoga es una práctica personal, no una práctica comparativa o competitiva. Al entrar en una postura, explorarla y salir de ella, haz

---

* Editorial Sirio, 2014.

que la estabilidad y la facilidad sean más interesantes que la intensidad y el logro. De igual modo, explora todos los ejercicios de respiración y meditación comprometiéndote con la estabilidad y la facilidad en emociones, mente y sensaciones físicas.

II. *Tapas, abhyasa y vairagya*: disciplina, perseverancia y desapego.

Hacer yoga es transformador cuando lo abordamos con la autodisciplina (*tapas*) que se necesita para practicar lo mejor que podamos. Con práctica perseverante (*abhyasa*), nos comprometemos a permanecer plenamente con ella. Estamos totalmente comprometidos con la práctica y, no obstante, desapegados (*vairagya*) de sus frutos.

III. Explorar los límites.[1]

Al llevar el cuerpo a una postura, llegamos a sentir que algo se está estirando o trabajando: es el «ajá». Al avanzar, llegamos a un lugar donde no podemos ir más lejos o duele: es el «ay-ay». Exploramos los límites al permanecer más allá del «ajá» pero adecuadamente dentro del «ay-ay», respirando profundamente para sentir con mayor sensibilidad lo que está sucediendo y buscando gradualmente una liberación más profunda. Con cada inhalación, nos alejamos del «ay-ay» y con cada exhalación exploramos acercarnos a él; continuamos de esta forma, con movimientos más pequeños y sutiles y con una sensación de irse moviendo hacia la quietud de forma cada vez más profunda.

IV. *Ujjayi pranayama*: respiración edificante.

Ujjayi pranayama es la técnica de respiración yóguica básica. Esta técnica facilita una sensibilidad altamente sutil hacia la respiración, que a su vez permite que nuestras acciones al hacer yoga sean más sutiles. Respirando solo por la nariz, con la sensación del aliento en la garganta y un sonido de ligero susurro, podemos regular mejor el flujo de la respiración. Esta respiración se convierte en un barómetro perfecto para hacer prácticas posturales. Una respiración forzada es una señal segura de que nos hemos alejado de la estabilidad y la facilidad. En lugar de tratar de encajar la respiración en las posturas, lo ideal es que nuestra práctica encuentre expresión en la respiración y a través de la integridad de la respiración.

V. Principios de alineación.

La anatomía funcional de cada postura nos proporciona sus principios de alineación, que nos dicen cuál es la mejor manera de colocar el cuerpo en esa postura. Cuando los principios de alineación se incorporan en la práctica, accedemos mejor a la estabilidad y la facilidad, al tiempo que garantizamos que obtenemos los máximos beneficios de la práctica.

VI. Acciones energéticas.

Las acciones energéticas nos dicen qué *hacer* activamente dentro de la forma alineada de una postura. Si estamos de pie con los brazos elevados por encima de la cabeza en la postura de brazos elevados (Urdhva Hastasana), nos enraizamos activamente a través de las piernas y los pies mientras estiramos los brazos y las yemas de los dedos hacia el cielo (esta postura también tiene otras acciones energéticas matizadas). Todas las posturas implican acciones energéticas que les dan vida, refuerzan la estabilidad y la facilidad y les proporcionan un mayor efecto.

Capítulo

4

SECUENCIA BÁSICA DE YOGA PARA DORMIR

Introducción

Incluso cuando existen problemas específicos que la agraven, la falta de sueño suele tener factores disruptivos comunes entre los que se incluyen la tensión general, la excitación y la rumia mental.[1] La secuencia básica de yoga para dormir que se ofrece en este capítulo está diseñada para reducir dichos factores. En ella se aplican los conocimientos de la ciencia del sueño y la ciencia del yoga.[2] Al igual que con las prácticas especializadas de capítulos posteriores, la secuencia básica de yoga para dormir incluye posturas, respiración y meditación.

Realiza esta secuencia (y las prácticas de higiene del sueño) aunque estés haciendo una de las prácticas especializadas.

Las posturas, los ejercicios de respiración y las prácticas de meditación de la secuencia básica de yoga para dormir son para cualquier persona con insomnio agudo, insomnio crónico o trastornos respiratorios relacionados con el sueño. Estas prácticas estimularán tu sistema nervioso parasimpático, te calmarán, te darán sueño y te ayudarán a dormir bien. Puedes hacer las posturas, la respiración y la meditación por separado o como una práctica completa. La práctica completa se puede realizar en tan solo treinta minutos, o puedes alargarla a una hora o más para obtener un efecto más profundo. Las posturas, los ejercicios de respiración y las meditaciones seleccionados para esta práctica se realizan mientras estamos sentados o acostados en el suelo.

EL SISTEMA NERVIOSO PARASIMPÁTICO

Cuando pensamos en el sistema nervioso, tiene sentido suponer que es esa parte de nosotros que nos hace sentir nerviosos. Y lo hace. Pero hay una parte del sistema nervioso que nos hace sentir calmados, relajados y somnolientos. Se llama sistema nervioso parasimpático (SNP) y su apodo es «descanso y digestión».

El SNP forma parte del sistema nervioso autónomo (SNA), el cual funciona a través de una red de neuronas sensoriales y motoras que están conectadas a los órganos internos y regula automáticamente la mayoría de nuestros procesos fisiológicos sin nuestra consciencia. Es posible que estés más familiarizado con el otro lado del SNA, el sistema nervioso simpático (SNS), que genera nuestras respuestas de «lucha o huida» y, a menudo, parece permanecer en la posición de «encendido» como reacción al estrés. El SNS suele tener mala reputación, pero es de vital importancia para nuestra supervivencia y tiene algunos efectos más dulces, como favorecer la liberación de la hormona de «cuidar y hacer amistades», la oxitocina, y permitir que nos sintamos cercanos, juguetones y alegres con otras personas.

Mientras que el SNS nos ayuda a lidiar de manera segura y efectiva con el entorno externo (utilizando datos sensoriales exteroceptivos), el SNP utiliza la interocepción (sensaciones internas) para ayudarnos a dejar de lado el estímulo ambiental y llegar a la *samtosa* total o satisfacción interna. Nos lleva al estado de reposo, nos devuelve a la homeostasis y permite que nos sintamos bien sin más. En lugar de dejar que el SNP se active solo automáticamente, podemos estimularlo de forma intencional, algo importante para tener un mejor sueño (especialmente el inicio del sueño). Las técnicas de respiración calmantes, las asanas relajantes y las prácticas de meditación de atención plena que se ofrecen en la segunda parte de este libro nos alejan de la activación estresante del SNS y nos transportan a la activación del SNP, que potencia el sueño.

Cuándo hacer la secuencia básica de yoga para dormir

- En las dos horas anteriores a irse a la cama. Cuanto más cerca de la hora de acostarse, mejor, pues hacer esta práctica mucho antes de irse a dormir puede provocar que te duermas demasiado temprano.
- Si no puedes dormir tras veinte minutos de estar acostado (haz los tiempos más cortos recomendados para cada postura, el ejercicio de respiración y la práctica de atención plena).
- Si te despiertas en mitad de la noche y no te vuelves a dormir en los siguientes veinte minutos.

Lo que vas a necesitar

- Dos o tres mantas dobladas formando un rectángulo de aproximadamente noventa centímetros de ancho por sesenta centímetros de largo.
- Un *bolster* grande, cojines o almohadas.
- Uno o dos bloques de yoga (o libros muy gruesos).
- Una esterilla de yoga o una alfombra grande.

Hacer la secuencia

PASO 1: SENTARSE Y RESPIRAR

Situarse: comienza sentándote en una postura cómoda con las piernas cruzadas. Si no estás cómoda en esta posición, si no puedes sentarte erguido o si las rodillas quedan más altas que las caderas, siéntate en un *bolster*, un bloque de yoga o una pila de mantas bien dobladas con los tobillos y los pies en el suelo (es importante tener una base firme). Si sigues sin poder sentarte cómodamente erguido, consulta las secuencias de yoga con silla del capítulo nueve.

Sintonizarse: deja descansar los ojos ligeramente cerrados o bien enfoca suavemente la mirada en un punto cercano. Mientras estás sentado cómodamente erguido, lleva la atención a la respiración. Al principio, limítate a observarla, sentirla, acompañarla. Siente la inhalación y la exhalación fluir, y siente cómo se mueve tu cuerpo con este ir y venir. Observa si estás haciendo algo que afecte a cómo fluye la respiración. Al finalizar cada inhalación y cada exhalación, observa esa ligera pausa, esa suspensión momentánea del movimiento de la respiración (con los pulmones llenos, la pausa se llama *antara kumbhaka*; con los pulmones vacíos se llama *bahya kumbhaka*). Permite siempre que se den esas pausas naturales, pues son señales y fuentes de mayor presencia y tranquilidad. Deja que la respiración fluya tan libre y cómoda como puedas durante aproximadamente uno o dos minutos.

Ujjayi pranayama: modificando lo menos posible tu comodidad y el flujo de la respiración, abre la boca y exhala como si estuvieras tratando de respirar vaho en un vidrio o espejo. Al hacerlo, siente la respiración en la garganta y cómo, al pasar sobre las cuerdas vocales, hace un leve sonido de susurro. Mantén este sonido y la sensación de la respiración en la garganta mientras inhalas. Continúa haciéndolo durante tres ciclos de respiración. Sigue respirando con este sonido y mantén la sensación pero con la boca cerrada, usando las sensaciones de la respiración para hacerla más suave y más simple. Respira con esta técnica de *ujjayi* (edificante) al hacer cualquier postura de yoga, incluso al hacer la transición de entrada a las posturas y al salir de ellas.

Sama y visama vrtti pranayama: en las respiraciones *sama* y *visama vrtti*, haz que el ritmo y la duración de la respiración sean iguales (*sama*) o desiguales (*visama*) a medida que fluye (*vrtti*). Comienza con *sama vrtti* y con una cualidad de *ujjayi*. Cultiva la respiración haciendo que sea constante y tranquila, pero tan espaciosa como puedas sostenerla cómodamente (*sthira sukham pranayama*). Siempre que hagas posturas de yoga, intenta establecer *sama vrtti* con *ujjayi* como respiración predeterminada. Luego, para relajarte más profundamente y liberar tensiones, prueba a alargar cada exhalación contando uno o dos, y respirando así con una fluctuación desigual (*visama vrtti*). Al alargar la duración de la exhalación, hazlo solo de forma que la siguiente inhalación no tenga que apresurarse y que no haya ninguna otra perturbación para *sthira sukham pranayama*.

Respira de esta forma de tres a cinco minutos. Con cada inhalación, disfruta de cómo se expande naturalmente tu cuerpo de forma simple y ligera. Permite que se dé la pausa natural cuando te llenas de aire. Cuando exhales, siente cómo se calma tu cuerpo de forma natural, especialmente a medida que alargas un poco más la duración de las exhalaciones. Según se va dando este calmarse, permite que tu cuerpo se relaje un poco más profundamente. Con cada inhalación, siente dónde hay tensiones en tu cuerpo o en tus pensamientos. Con cada exhalación, suéltalas.

En preparación para el paso 2, sacude las piernas y apunta y flexiona los pies para soltar cualquier tensión que se haya podido acumular en las rodillas y las caderas al estar sentado durante varios minutos. Sigue haciendo *ujjayi pranayama* con *visama vrtti pranayama* durante el siguiente paso de esta secuencia.

PASO 2: SECUENCIA POSTURAL BÁSICA PARA DORMIR

Postura sentada simple de piernas cruzadas

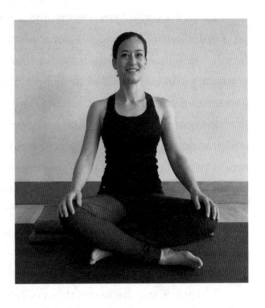

Sensibilidad especial: rodillas, parte baja de la espalda, cuello.

Accesorios: *bolster* pequeño (o un bloque de yoga o mantas dobladas), uno o más *bolsters* grandes.

Cómo hacer la postura: vuelve a sentarte cómodamente erguido. Al hacerlo, intenta llevar el peso del cuerpo más hacia la parte delantera de los isquiones (los huesos en los que sientes que estás sentado), luego presiona activamente hacia abajo a través de ellos. Si es necesario, siéntate en un accesorio para entrar en esta postura y mantenerla. Si sientes presión en la parte interna de las rodillas, pon mantas dobladas o bloques debajo de ellas. Siéntate erguido, levanta ligeramente los hombros, llévalos un poco hacia atrás y luego deja que los omóplatos caigan hacia abajo por la espalda. Coloca la cabeza de forma que la sientas flotar sin esfuerzo encima de la columna.

Flexión simple con piernas cruzadas

Sensibilidad especial: rodillas, parte baja de la espalda, cuello.

Accesorios: *bolster* pequeño (o un bloque de yoga o mantas dobladas), uno o más *bolsters* grandes.

Cómo hacer la postura: comienza sentándote cómodamente erguido. Al hacerlo, intenta presionar activamente hacia abajo a través de los isquiones y rotar la pel-

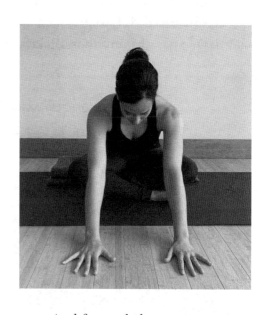

vis hacia donde sientas tu peso más al frente de los isquiones. Si es necesario, siéntate en un accesorio al igual que hiciste en el paso 1 para entrar en esta postura y mantenerla. Coloca un *bolster* grande frente a ti. Regresa a *ujjayi pranayama* con *visama vrtti pranayama*. Con cada inhalación, crece conscientemente hacia arriba a lo largo de la columna. Mantén esa extensión mientras exhalas, libera lentamente la respiración y otorga más peso a los isquiones hacia el final de cada exhalación. Mientras permaneces con la conexión de respiración a extensión y respiración a enraizamiento, intenta rotar la pelvis hacia delante sin redondear la parte baja de la espalda, llevando los brazos y el torso hacia delante sobre el *bolster* grande. Coloca el torso lo más adelante que puedas mientras estás cómodo y mantienes los isquiones enraizados. Sé cuidadoso con las rodillas, la parte baja de la espalda y el cuello. Con el pecho descansando sobre el *bolster*, suelta los brazos en el suelo y permite que el cuerpo se relaje sin más. Explora el uso de la respiración para lograr una relajación profunda y permanece en *ujjayi pranayama* con *visama vrtti pranayama*. Deja que el sonido de *ujjayi* calme tus nervios y que las exhalaciones largas te liberen de la tensión. Permanece en esta postura de tres a cinco minutos. Teniendo cuidado con la parte baja de la espalda, levántate muy lentamente, estira y sacude las piernas y haz una transición tranquila a la siguiente postura.

Postura tranquila de descanso

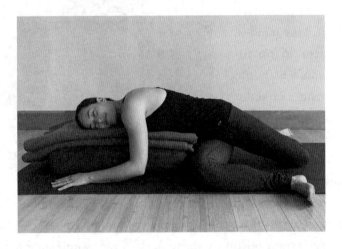

Sensibilidad especial: rodillas, parte baja de la espalda, cuello.

Accesorios: uno o dos *bolsters* (o una pila de mantas dobladas).

Cómo hacer la postura: coloca el o los *bolsters* en el suelo al lado derecho de la esterilla de yoga. Siéntate erguido con ambas piernas estiradas frente a ti, luego dobla las rodillas para deslizar los pies aproximadamente a mitad de camino antes de llegar a las caderas, con los pies y las rodillas separados más o menos al ancho de la esterilla. Manteniéndolas dobladas a unos noventa grados, deja caer ambas rodillas hacia la derecha mientras giras el torso hacia la derecha y colocas el torso y la cabeza sobre el o los *bolsters*. Si sientes presión en la parte baja de la espalda, descansa sobre *bolsters* más altos. Si sientes molestias en el cuello, apoya el pecho sobre algo un poco más alto y luego juega con la posición de la cabeza. (Para disminuir la tensión en el cuello, mira en la misma dirección que apuntan las rodillas). Deja reposar los brazos en el suelo. Permanece con *ujjayi pranayama* con *visama vrtti pranayama* y permite que tu cuerpo se relaje. Deja que el sonido de *ujjayi* calme tus nervios y que las exhalaciones largas te liberen de la tensión. Teniendo cuidado con el cuello, la parte baja de la espalda y las rodillas, levántate muy lentamente, estira y sacude las piernas y haz una transición tranquila para hacer la postura con el otro lado. Permanece de tres a cinco minutos en cada lado.

Postura del niño

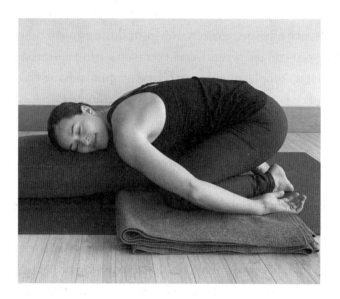

Sensibilidad especial: rodillas, parte baja de la espalda, cuello, espinillas, tobillos, pies.

Accesorios: mantas o *bolsters*, bloque.

Cómo hacer la postura: ponte a gatas sobre las manos y las rodillas, con un *bolster* grande entre las rodillas. Libera lentamente las caderas hacia atrás, en dirección a los talones o sobre ellos. Si esto te causa tensión en las espinillas, los tobillos o los pies, coloca una manta doblada (o varias) debajo de las espinillas, con los pies colgando por fuera del borde. Si sientes tensión en las rodillas o la parte baja de la espalda, prueba a separar más las rodillas; esto permite que se liberen las caderas y alivia la presión en la parte baja de la espalda y las rodillas. Prueba también a elevar las caderas sobre un bloque o un *bolster* para reducir la presión en las rodillas. Teniendo cuidado con la parte baja de la espalda, lleva el torso hacia delante para relajar el abdomen, el pecho y la cabeza sobre el *bolster*. El *bolster* debe ser lo suficientemente alto como para que no haya presión adicional en la parte baja de la espalda. Coloca los brazos en el suelo a lo largo de las piernas, o bien llévalos al suelo por encima de la cabeza. Si sientes molestias en el cuello, apoya el pecho sobre algo un poco más alto y luego juega con la posición de la cabeza. La postura del niño es una de las posturas más relajantes que existen y un lugar de descanso y calma interior. Permanece con *ujjayi pranayama* con *visama vrtti pranayama* al tiempo que sueltas completamente y te relajas profundamente en tu interior. Permanece en esta postura de tres a cinco minutos.

Postura de la puesta de sol*

Sensibilidad especial: parte baja de la espalda, isquiotibiales, cuello.
Accesorios: mantas o *bolsters*, bloque.
Cómo hacer la postura: siéntate erguido con ambas piernas estiradas frente a ti. Al hacerlo, intenta presionar activamente hacia abajo a través de los isquiones y rotar la pelvis hacia donde sientas más tu peso al frente de los isquiones. Si es necesario, siéntate en un accesorio al igual que hiciste en el paso 1 para entrar en esta postura y mantenerla. Coloca un *bolster* grande frente a ti entre las piernas (o sobre ellas). Intenta rotar la pelvis hacia delante (como si llevaras el abdomen hacia arriba y hacia delante en dirección a las rodillas) para adelantar el toso

---

* En sánscrito, esta postura se llama Paschimottanasana, lo cual se traduce como 'postura del estiramiento del oeste'. El nombre deriva de las prácticas que comenzaban de forma ritual con una reverencia hacia el este para saludar al sol cuando amanecía. Por lo tanto, esta postura simboliza la puesta de sol de la práctica, cuando nos recogemos en un espacio más tranquilo y reflexivo (N. del A.).

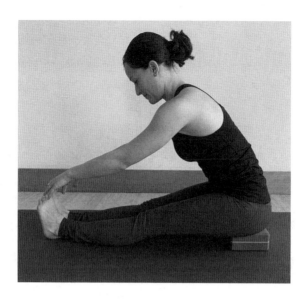

y que descanse sobre el *bolster*. Ten el *bolster* lo suficientemente alto como para que no haya presión en la parte baja de la espalda y para que el pecho y la frente reciban un apoyo total (prueba a añadir un cojín delgado o una almohadilla para apoyar la cabeza). Permanece en esta postura de tres a cinco minutos. Levántate con mucha lentitud y teniendo cuidado con la parte baja de la espalda. Gira suavemente la columna hacia la derecha durante aproximadamente cinco respiraciones y luego hacia la izquierda durante aproximadamente otras cinco.

Postura de las piernas elevadas contra la pared*

Sensibilidad especial: isquiotibiales, parte baja de la espalda.
Accesorios: *bolster* o mantas, cinturón, bolsa de arena.

---

* El nombre sánscrito de esta postura es Viparita Karani (inversión con acción) (N. del A.).

143

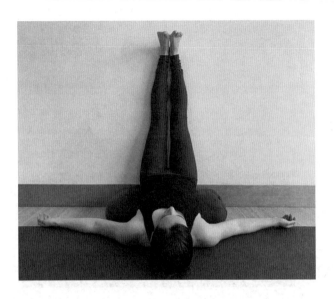

Cómo hacer la postura: coloca un *bolster* o una manta doblada junto a una pared. Siéntate de lado frente a la pared, sube las caderas al *bolster*, luego reclínate lentamente sobre la espalda al tiempo que giras las caderas hacia la pared y extiendes las piernas hacia arriba en la pared. Si los isquiotibiales tensos no permiten que las piernas se extiendan hacia arriba con los glúteos pegados a la pared, eleva el accesorio o desliza las caderas separándolas de la pared. Descansa las palmas sobre el abdomen y el corazón, o suelta los brazos en el suelo con las palmas hacia arriba. Las piernas se pueden sostener juntas con un cinturón, y también se puede colocar un saco de arena en los pies para lograr mayor estabilidad y para reducir la tensión en la parte baja de la espalda. Descansa aquí de cinco a diez minutos, soltando la tensión respiración a respiración. Permanece en *ujjayi pranayama* con *visama vrtti pranayama*. Para salir, quita primero la bolsa de arena y el cinturón. Desliza los pies hacia abajo por la pared y rueda suavemente hacia un lado, acurrucándote y mimándote un momento. Cambiando lo menos posible, ve al paso 3, adopta una actividad tranquila (como leer) o métete en la cama y quédate dormido.

ACERCA DE LA MEDITACIÓN

Muchas personas dicen que no pueden meditar porque sus mentes no dejan de parlotear, se frustran y a menudo abandonan su exploración de la meditación. Esta forma de pensar refleja el malentendido común de que meditar significa no tener pensamientos. Aunque entrar en quietud interna es uno de los muchos frutos de la práctica de meditación, no es su objetivo. De hecho, no tiene que haber un objetivo. Al igual que en la práctica postural, cuando entramos en meditación con un objetivo específico en mente, como lograr una mente perfectamente tranquila, es frustrante, porque incluso los meditadores con más experiencia tienen solo momentos excepcionales de completa quietud y tranquilidad interior. Reconoce que la mente piensa, porque eso es lo que hace. ¡Disfrútalo! Si al igual que con la práctica postural, practicamos meditación como un proceso de autoexploración, autodescubrimiento y autotransformación (para ir conociendo nuestra mente), podemos experimentar la alegría desde el primer momento que lo intentemos.

Al meditar, abrimos las ventanas de la mente a una consciencia más clara. En la medida en que refinamos el templo del cuerpo físico a través de prácticas posturales consistentes, este nos brinda un apoyo inquebrantable para permitir que las ventanas se abran de forma natural. Del mismo modo, las prácticas consistentes de *pranayama* nos despiertan de forma que se crea una invitación interior más fuerte a las corrientes de consciencia clara, lo cual lleva a una sensación de ser con más ligereza y equilibrio. Sin embargo, para meditar no hay que esperar a tener un nivel requerido de práctica de asana o *pranayama*; podemos meditar sin haber hecho una sola postura.

Cuando te prepares para la meditación sentada, elije una posición cómoda para sentarte. La cualidad más importante al sentarse es la comodidad; con el tiempo, la alineación de la columna y la liberación general de tensiones en el cuerpo conducirán a una mayor comodidad al estar sentado durante periodos más largos. Llegará el día en que podrás sentarte encima de los isquiones con la pelvis neutra, lo que permite que la columna se sostenga erguida con mayor facilidad de forma natural. Para algunos, esto requiere sentarse en una silla, en un cojín alto o contra una pared para apoyar la espalda. Con el tiempo y con la práctica (junto con un estilo de vida propicio y una genética favorable), es posible que puedas sentarte cómodamente en la postura del loto (Padmasana), que es la mejor postura para sentarse (aunque pocos occidentales, incluidos quienes tienen una práctica de meditación de toda la vida, pueden sentarse en esta postura durante periodos prolongados, tal vez por haber crecido sentados en sillas).

Sentándote con los accesorios necesarios para establecer y mantener una pelvis neutra, enraízate conscientemente a través de los isquiones, siente cómo esa acción de conexión con la tierra permite que la columna crezca más alta, que el centro del corazón esté más abierto, que la respiración fluya de forma más natural y que la cabeza parezca flotar encima de la columna vertebral. Al explorar esta postura estable y que llegará a ser más sostenible, siente que la columna y la coronilla crecen hacia el cielo al tiempo que te sientes más conectado a la tierra a través de los isquiones. Desde ahí, deja que los omóplatos caigan hacia abajo por la espalda y que la barbilla se incline levemente. Las palmas pueden descansar juntas en el regazo o sobre las rodillas. Se darán instrucciones adicionales para cada práctica de meditación.[3]

PASO 3: MEDITACIÓN CON RESPIRACIÓN CONSCIENTE PARA ACALLAR LA MENTE

Antes de empezar este paso, lee el recuadro «Acerca de la meditación». Luego, para comenzar, siéntate lo más cómodamente que puedas y utiliza los accesorios que creas oportunos (si es necesario, siéntate en una silla o contra la pared). Deja descansar los ojos

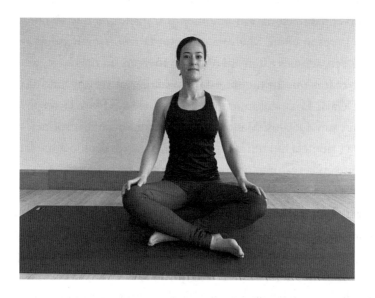

ligeramente cerrados. Siente el contacto con el suelo o con aquello sobre lo que estás sentado. Establece una mayor sensación de enraizar los isquiones y siéntate lo más cómodamente erguido posible. Coloca la cabeza de forma que la sientas flotar sin esfuerzo encima de la columna. Permite que los hombros se relajen hacia atrás y hacia abajo y se alejen del cuello. Relaja las manos en el regazo o sobre las rodillas.

Trae la atención al presente, para poder observar cómo te sientes. Nota cualquier tensión que haya en tu cuerpo y en tus pensamientos, y sencillamente reconócelo. Sin juzgar, simplemente observa.

Ahora lleva la consciencia hacia la respiración. Al principio, limítate a observarla, a sentirla. Siente cómo tu cuerpo se mueve de forma natural con el flujo de la respiración. Puede que la sientas principalmente en el abdomen, en el centro del pecho o en la punta de la nariz. Dejando que la respiración fluya hacia dentro y hacia fuera con la mayor comodidad posible, comienza a sentirla entrar y salir por las fosas nasales. Siéntela ahí y quédate con ella, presente solo en esa sensación.

Puede que notes diversos sonidos y otras sensaciones. Quizá oigas un sonido proveniente de fuera de la habitación, o la sensación del aire en la habitación. Son fenómenos transitorios que vienen y van, como la respiración. Vuelve a observar la respiración y deja que las demás sensaciones estén ahí o se desvanezcan sin más.

Notarás que tu mente está pensando, tal vez vagando de acá a allá. Déjala. Los pensamientos, como los sonidos y la respiración, vienen y van. Déjalos. Manteniendo la atención en la respiración, obsérvala y siéntela fluir en la inhalación y en la exhalación. Quédate ahí, presente en la respiración, presente en este momento.

Permanece ahí y comienza a hacer las exhalaciones un poco más largas (*visama pranayama*). Deja que la inhalación se dé sin esfuerzo, con la mayor ligereza y naturalidad que puedas. Con cada exhalación, siente que la tensión se drena de tus ojos, siente como si el espacio entre las sienes se ablandara y tu boca se relajara. Con cada exhalación, deja que se drene más tensión y se vaya suavizando tu garganta; ve sintiendo comodidad en todo el cuello y permite que tus hombros estén lo más relajados posible. Respiración a respiración, observándola, siente cómo tu cuerpo se suelta. Permítete estar más conectado con la tierra y tener la sensación de estar siendo invitado a un sueño tranquilo, profundo y con la mente en quietud.

Capítulo

5

SECUENCIA DE YOGA PARA DORMIR EN CASO DE HIPEREXCITABILIDAD

Introducción para calmarse

V ivimos en un mundo en el que el estrés y la ansiedad son cada vez más comunes. Según la encuesta de 2017 sobre estrés en Estados Unidos de la Asociación Estadounidense de Psicología, los niveles de estrés en cada generación de adultos encuestados van en aumento (*millennials* [18-38 años], generación X [39-52 años], *baby boomers* [53-71 años] y mayores [72 años y más]).[1] Aunque las causas aparentes no sorprenden (dinero, trabajo, responsabilidades familiares, problemas en las relaciones y preocupaciones de salud personal), los medios para controlar el estrés son, en sí mismos, alarmantemente estresantes, si bien no del todo sorprendentes. A menudo, estos comportamientos tienen lugar cercanos a la hora de acostarse, como son navegar por Internet, comer y fumar. Muchas de estas y otras soluciones a corto plazo son, en última instancia, fuentes de más estrés, ansiedad e insomnio.

Muchas personas recurren a medicamentos en busca de ayuda para estos problemas. Con ello, se arriesgan a sufrir los graves efectos secundarios expuestos en los capítulos dos y tres. No es de extrañar que cada vez sean más quienes busquen soluciones más saludables y sostenibles para sus problemas de estrés, ansiedad e insomnio en las prácticas de consciencia de cuerpo-mente que ofrece el yoga. De hecho, el estudio de la Asociación Estadounidense de Psicología muestra que un 7 % de los estadounidenses recurren al yoga para reducir el estrés. La pregunta es: ¿están practicando un yoga que realmente reduzca el estrés?

En la perspectiva yóguica tradicional, la tendencia hacia la ansiedad y la hiperexcitabilidad es sintomática de un desequilibrio energético subyacente que refleja un estado rajásico. Una visión más matizada reconoce que este estado varía considerablemente dentro y entre individuos, en parte debido a la combinación de factores de «estado» y «rasgo».[2] Mientras que la ansiedad estado refleja reacciones momentáneas a situaciones adversas, la ansiedad rasgo refleja rasgos de personalidad individual relativamente estables que nos hacen más o menos propensos a reaccionar con ansiedad ante esas situaciones. En cuestión de rasgos, algunos de nosotros somos conejitos rosas de Energizer y otros, típicamente, no lo somos. Hay quien solo tiene una reacción leve ante el sonido como de disparo proveniente del tubo de escape de un coche; para otros, este sonido provoca hiperexcitabilidad y estimula la respuesta de lucha o huida. Por otro lado, vemos que algunas personas se hiperexcitan por elección (al ver una película de acción antes de irse a la cama), mientras que otras se hiperexcitan debido al estrés de sus vidas, incluido el trastorno de estrés postraumático (TEPT). El nivel de hiperexcitación provoca varios niveles de respuesta del sistema nervioso simpático (lucha o huida), incluida la liberación de hormonas y neurotransmisores que perturban el sueño. (Consulta el recuadro «El sistema nervioso parasimpático», en el capítulo cuatro, para mayor información). La hiperexcitabilidad extrema, que a menudo acompaña al TEPT, se suele tratar con una combinación de medicamentos y asesoramiento psicológico (y si hay insomnio, se suele recomendar TCC-I). Cuando se sufre de hiperexcitabilidad y TEPT, una de las consideraciones más importantes para dormir bien es que la persona se sienta física y emocionalmente segura, algo que se puede entender como un útil componente de la higiene del sueño.[3]

Aunque hacer las posturas sumamente calmantes que se dan en la secuencia básica de yoga para dormir del capítulo cuatro ayudará a reducir la hiperexcitabilidad, es importante ir más allá para erradicar la tensión profunda sostenida en la totalidad del cuerpo-mente. El ejercicio es una parte importante de la higiene del sueño y una excelente manera de reducir el estrés, la ansiedad y la hiperexcitabilidad, pero hacer ejercicio vigoroso al final de la noche puede dificultar la calma antes de acostarse. Aunque el mejor momento para hacer ejercicio (en relación con los problemas de sueño) es por la mañana o por la tarde, practicarlo no muy tarde por la noche puede ayudar a algunas personas a liberar energía acumulada que de otro modo les causaría excitabilidad cuando se van a la cama a dormir. Con respecto al yoga como ejercicio, existen diferentes tipos de prácticas de yoga cuyos efectos energéticos pueden ser relativamente relajantes o estimulantes. Ya se haga ejercicio con yoga o de otra manera, estos efectos varían según el individuo y de formas impredecibles que no siempre se explican muy bien, ni con la teoría del yoga (desequilibrio de *guna* o desequilibrio de *dosha* ayurvédico) ni con la ciencia moderna.

Como se expuso en el recuadro «Transformar la tensión con somática» del capítulo tres, cada postura resalta de manera única la tensión en el cuerpo-mente. La tensión tiende a afianzarse en algunas partes del cuerpo más que en otras. Si bien existen algunos patrones comunes en todas las culturas (el cuello, los hombros, la parte alta de la espalda y la parte baja de la espalda son los principales lugares donde se acumula la tensión), siempre hay diferencias individuales.[4] Al sentir la tensión en un lugar concreto en una postura dada, tenemos una mejor idea de dónde enfocarnos para trabajar internamente y liberarla. El trabajo básico consiste en (1) explorar los límites, (2) respirar hacia la tensión para sentirla mejor y (3) dejar que se libere a medida que soltamos la respiración.

La secuencia de yoga para dormir en caso de hiperexcitabilidad comienza con posturas que liberan la tensión en áreas concretas del cuerpo, desde los dedos de los pies hasta el tope de la cabeza y las puntas de los dedos de las manos. Para cada área, se dan posturas alternativas. Al empezar, elige aquellas que puedas hacer con relativa facilidad y estabilidad, y con el tiempo explora hacer las que te suponen un mayor reto. Hacer las posturas del paso 1 hará que la práctica del paso 2 sea mucho más relajante.

La postura final de la secuencia de yoga para dormir en caso de hiperexcitabilidad, la postura del cadáver (Savasana), inicia el paso 3 de esta secuencia: el yoga Nidra (literalmente, 'yoga del sueño', y ya presentado en el capítulo uno). Se trata de una práctica de relajación progresiva y consciente que libera la tensión más profunda de los tejidos, relaja los músculos, calma los nervios y te lleva a un estado que es, en esencia, la fase N1 del sueño NREM. Plantéate hacer la práctica de yoga Nidra cuando estés próximo a acostarte.

Lo que vas a necesitar

- Dos o tres mantas dobladas en una forma rectangular de aproximadamente noventa centímetros de ancho por sesenta centímetros de largo.
- Un *bolster* grande, cojines o almohadas.
- Uno o dos bloques de yoga (o libros muy gruesos).
- Una esterilla de yoga o una alfombra grande.

Hacer la secuencia

PASO 1: RESPIRAR PARA RELAJARSE

Nadi shodhana pranayama: respiración por fosas nasales alternas

Se dice que esta práctica armoniza los dos hemisferios del cerebro.

1. Siéntate cómodamente y practica *ujjayi pranayama* durante unos minutos.

2. Coloca las yemas de los dedos en un lado de la nariz y el pulgar en el otro lado, justo debajo de la leve hendidura que hay en medio del lateral de la nariz. Intenta colocar los dedos haciendo una presión uniforme en los lados izquierdo y derecho de la nariz y mantener el contacto constante mientras las fosas nasales permanecen completamente abiertas.

3. Mientras sigues con *ujjayi pranayama*, experimenta variando ligeramente la presión de los dedos y volviéndote más sensible a los efectos de estos sutiles ajustes en la presión.

4. Tras una exhalación completa, cierra la fosa nasal derecha e inhala lentamente por la izquierda.

5. En la cresta de la inhalación, cierra la fosa nasal izquierda y exhala lentamente por la derecha.

6. Una vez vacíes el aire, inhala completamente por la derecha, cierra la derecha y exhala por la izquierda.

7. Continúa con esta forma inicial de respiración por fosas nasales alternas hasta un máximo de cinco minutos, mientras cultivas el flujo suave y constante de la respiración y permaneces relajado y tranquilo.

Visama vrtti pranayama: respiración calmante

1. Sentado con comodidad, comienza a respirar con calidad de *ujjayi* (descrito en el capítulo cuatro).
2. Cultiva la respiración haciendo que sea constante y tranquila, pero tan espaciosa como cómodamente puedas sostenerla (*sthira sukham pranayama*).
3. Tras finalizar cada inhalación y cada exhalación, permite esa pausa natural momentánea que se da en el movimiento de la respiración. Ese momento de quietud es una señal y una fuente de relajación y presencia en lo que estás haciendo.
4. Prueba a alargar la exhalación contando uno o dos más que en la inhalación y creando *visama vrtti* (fluctuación desigual). Al alargar la duración de la exhalación, hazlo solo de forma que la siguiente inhalación no tenga que apresurarse y que no haya ninguna otra perturbación para la estabilidad y la facilidad. Respira de esta forma de tres a cinco minutos.
5. Vuelve a la respiración natural y relájate.

PASO 2: PRÁCTICA POSTURAL PARA LA HIPEREXCITABILIDAD

Antes de comenzar, repasa las seis cualidades esenciales de la práctica de yoga que se dan en la introducción a la segunda parte de este libro. A lo largo de esta secuencia, intenta quedarte haciendo *ujjayi pranayama* y *visama vrtti pranayama*. Esto te ayudará a traer una consciencia más refinada a tu cuerpo-mente, a soltar más y a relajarte más profundamente.

De los pies a las piernas

Con sus veintiséis huesos que forman veinticinco articulaciones, más veinte músculos y una variedad de tendones y ligamentos, el pie es complejo. Esta complejidad está relacionada con el papel que tiene: dar apoyo a todo el cuerpo como una base dinámica que nos permite estar de pie, caminar, correr y tener estabilidad y movilidad en la vida. Dichas actividades someten a nuestros pies a un estrés casi constante. Una excelente manera de eliminar el estrés de los pies es frotarlos y estirarlos; mejor aún es dejar que alguien te los frote. Aquí nos enfocamos principalmente en estirar los pies de diversas maneras para liberarlos de estrés.

Como las piernas transfieren el peso hacia los pies, también pueden desarrollar tensión, especialmente en las pantorrillas, las rodillas y los muslos. Los caminantes activos, corredores y atletas (así como los adictos al sofá) tienden a tener más tensión en las piernas, sobre todo en los isquiotibiales y las rodillas. Estas posturas ayudarán a liberar dicha tensión.

Postura del niño

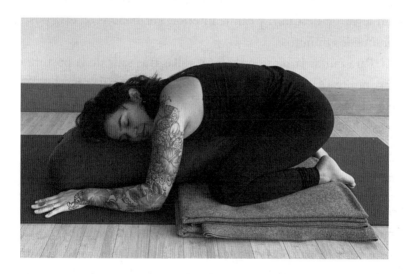

Sensibilidad especial: rodillas, parte baja de la espalda, cuello, espinillas, tobillos, pies.
Accesorios: mantas o *bolsters*, bloque.

155

Cómo hacer la postura: ponte a gatas sobre las manos y las rodillas, con un *bolster* grande entre las rodillas. Libera lentamente las caderas hacia atrás, en dirección a los talones o sobre ellos. Si esto te causa tensión en las espinillas, los tobillos o los pies, coloca una manta doblada (o varias) debajo de las espinillas, con los pies colgando por fuera del borde. Si sientes tensión en las rodillas o la parte baja de la espalda, prueba a separar más las rodillas; esto permite que se liberen las caderas y alivia la presión en la zona lumbar y las rodillas. Prueba también a elevar las caderas sobre un bloque o un *bolster* para reducir la presión en las rodillas. Teniendo cuidado con la parte baja de la espalda, lleva el torso hacia delante para relajar el abdomen, el pecho y la cabeza sobre el *bolster*. El *bolster* debe ser lo suficientemente alto como para que no haya presión adicional en las lumbares. Coloca los brazos en el suelo a lo largo de las piernas, o bien llévalos al suelo por encima de la cabeza. Si sientes molestias en el cuello, apoya el pecho sobre algo un poco más alto y luego juega con la posición de la cabeza. La postura del niño es una de las posturas más relajantes que existen y un lugar de descanso y calma interior. Permanece en esta postura durante dos minutos.

Para quitar la tensión de las rodillas tras salir de la postura del niño, ponte a gatas, extiende una pierna hacia atrás, flexiona los dedos de los pies apoyándolos en el suelo, empuja el talón hacia atrás varias veces y luego pasa a la otra pierna.

Estiramiento de dedos y planta del pie

Sensibilidad especial: dedos del pie, tendones de Aquiles, rodillas.
Accesorios: si esta postura te causa dolor en los pies, repite el estiramiento descrito a continuación con los dedos flexionados y apoyados sobre el suelo.
Cómo hacer la postura: comienza a gatas y flexiona los dedos sobre el suelo. Permanece haciendo *ujjayi pranayama* y *visama vrtti pranayama*

mientras te vas hacia atrás para sentarte sobre los talones con el torso erguido. Intenta permanecer en esta postura de uno a dos minutos. Si sientes este estiramiento demasiado intenso, sal de él durante unas respiraciones y vuelve a intentarlo.

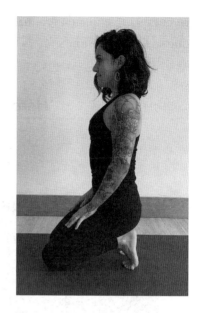

Postura del héroe

Sensibilidad especial: rodillas, espinillas, tobillos, pies.

Accesorios: uno o más bloques o *bolster*, mantas dobladas.

Cómo hacer la postura: de rodillas con los empeines apoyados en el suelo y los dedos de los pies mirando hacia atrás, presiona los pulgares de las manos en el centro de los gemelos, por detrás de las rodillas. Desliza los pulgares hacia abajo por el centro de los músculos, extendiéndolos hacia fuera mientras llevas los isquiones al suelo entre los talones (o sobre un bloque o *bolster*). Utiliza tantos bloques debajo de los isquiones como sea necesario para poder enraizarlos firmemente y que

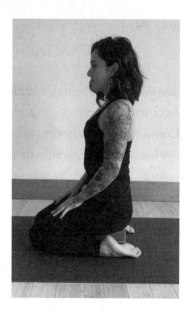

no haya dolor en las rodillas. Si la presión en los pies, los tobillos o las espinillas es excesiva, ponte una pila de mantas dobladas debajo de las espinillas con los tobillos y los pies sobresaliendo por el borde. Mantén los isquiones enraizados y, con cada inhalación, permite que tu cuerpo se expanda gradualmente. Con cada exhalación, permite que se libere tensión.

Héroe reclinado

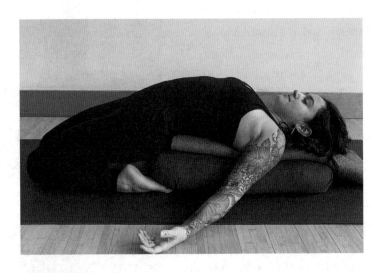

Sensibilidad especial: rodillas, parte baja de la espalda, cuello.

Accesorios: bloques, *bolsters*, mantas, bolsas de arena.

Cómo hacer la postura: el héroe reclinado se inicia desde la postura del héroe. Dependiendo de tu flexibilidad, es posible que tengas que colocar una pila de mantas dobladas o *bolsters* debajo de la espalda y la cabeza, para que no haya una presión indebida en la parte baja de la espalda o el cuello. También puedes colocar sacos de arena sobre las rodillas para ayudar a que se mantengan cerca del suelo y aumentar el estiramiento de los músculos de los muslos y la ingle. Desde la postura del héroe, (1) coloca las manos unos centímetros detrás de las caderas, elévalas ligeramente para llevar el coxis hacia abajo, luego siéntate mientras te elevas y expandes desde el pecho; (2) reclínate sobre los codos y repite las acciones del paso 1, (3) reclínate sobre la espalda y repite las acciones del paso 1. Permanece en esta postura de dos a tres minutos.

Perro bocabajo

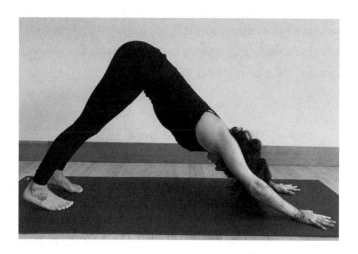

Sensibilidad especial: muñecas, hombros, cuello, tendones de Aquiles, isquiotibiales.

Accesorios: uno o más bloques.

Cómo hacer la postura: esta postura estira y fortalece diversas partes del cuerpo, principalmente los brazos, los hombros, las piernas y las caderas. En última instancia, también ayuda a alargar la columna. Colócate a gatas, flexiona los dedos de los pies sobre el suelo e intenta rotar la pelvis hacia delante (elevando los isquiones). Presionando firmemente con las manos (intenta presionar los nudillos de los dedos índices), levanta lentamente las caderas mientras estiras las piernas poco a poco. Si tienes dificultades para estirar las piernas, prueba a separar más los pies; también está bien mantener las rodillas dobladas. Cuando entres por primera vez en la postura, experimenta pedaleando con las piernas y girando desde el torso. Esto te permitirá sentir más fácilmente la postura al ir liberando la tensión inicial. Presionando a través de las manos, intenta separar los omóplatos hacia fuera alejándolos de la columna vertebral. Si el cuello te lo permite, alinea las orejas con los brazos para que el cuello esté en su posición natural; de lo contrario, apoya la frente sobre un bloque. Activa los muslos y presiona la parte superior de estos hacia atrás para alargar la columna. Empieza manteniendo esta postura unas pocas respiraciones, descansa a gatas otras pocas respiraciones y luego vuelve a hacerla hasta que, gradualmente, llegues a sostenerla hasta dos minutos. Descansa a gatas o en la postura del niño.

Estocada baja

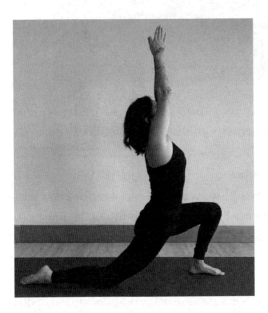

Sensibilidad especial: rodillas, ingles, parte baja de la espalda.

Accesorios: apoyo adicional debajo de la rodilla que está en el suelo.

Cómo hacer la postura: colócate a gatas y da un paso con el pie derecho hacia atrás dejando caer esa rodilla al suelo. Luego eleva la parte superior del cuerpo hasta que esté vertical. Si sientes demasiada presión en la rodilla que está en el suelo, proporciónale apoyo. Con las manos en las caderas, estira parcialmente la pierna delantera y deja las manos en las caderas para nivelarlas mientras alargas el coxis hacia el suelo. Dobla la rodilla delantera lentamente para profundizar en la estocada y utiliza las manos en las caderas para mantener la pelvis y el torso erguidos. Experimenta entrando y saliendo lentamente de la profundidad total de la estocada hasta lograr progresivamente un estiramiento más profundo en las caderas y la ingle. Para ir más allá, experimenta abriendo los brazos hacia fuera y estirándolos por encima de la cabeza. Los brazos pueden estar separados a la distancia de los hombros o, si puedes mantener los codos rectos, trata de presionar las palmas de las manos juntas sobre la cabeza mientras te elevas a través de los costados, el pecho, la espalda, los brazos y las yemas de los dedos. Intenta mantener la postura de uno a dos minutos y luego pasa al otro lado.

Flexión con ángulo abierto

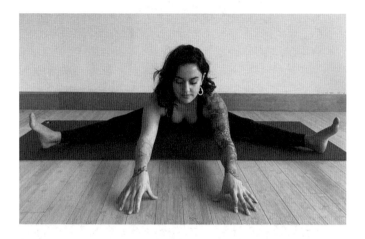

Sensibilidad especial: isquiotibiales, interior de los muslos, parte baja de la espalda.

Accesorios: bloques, *bolster*, manta doblada.

Cómo hacer la postura: desde una posición sentada sencilla, separa las piernas en forma de «V» tanto como te sea cómodo. Si tiendes a hundir la parte baja de la espalda (aunque solo sea un poco), siéntate sobre un accesorio. Apunta los dedos de los pies y las rótulas hacia arriba mientras enraízas los muslos, alargas la columna y te expandes a través del pecho. Presiona las manos contra el suelo detrás de las caderas para ayudar a rotar la pelvis hacia delante. Si puedes sentarte erguido sobre los isquiones sin apoyar las manos en el suelo, extiende los brazos hacia delante y camina con las manos sobre el suelo para ayudarte a adelantar el torso. Mientras mantienes los isquiones enraizados, las piernas activas y las rótulas apuntando hacia arriba, muévete con la respiración para flexionarte hacia adelante mediante la rotación de la pelvis, para finalmente llevar el pecho al suelo y agarrar los pies o descansar el pecho y la frente sobre los accesorios. Pon más énfasis en mantener la columna vertebral larga y el corazón abierto que en flexionarte. Mantén de dos a tres minutos.

Rodillas al pecho

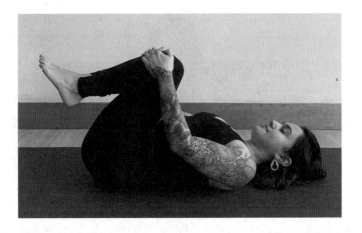

Sensibilidad especial: rodillas y parte baja de la espalda.

Accesorios: ninguno.

Cómo hacer la postura: tumbado sobre la espalda, desliza los pies hacia las caderas y luego agarra las rodillas para acercarlas al pecho. Con cada inhalación, aleja las rodillas del pecho. Con cada exhalación, acércalas un poquito más. Si sientes presión en las rodillas, agárralas desde atrás para que no se doblen del todo. Juega con este movimiento de uno a dos minutos mientras vas soltando la tensión en la zona superior de las piernas, las caderas y la espada baja.

Estiramiento reclinado de isquiotibiales

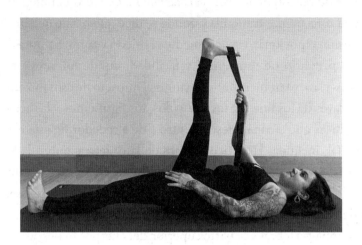

Sensibilidad especial: isquiotibiales.

Accesorios: cinturón.

Cómo hacer la postura: acostado sobre la espalda con los pies en el suelo cerca de las caderas, agarra el pie derecho y estira la pierna derecha hacia el techo mientras mantienes el hombro derecho en el suelo (si es necesario, usa un cinturón alrededor del pie). Prueba a ir estirando gradualmente la pierna izquierda hacia el suelo, presionando a través del talón mientras mantienes la rodilla y los dedos del pie apuntando hacia arriba. Con cada inhalación, dobla la rodilla derecha justo lo suficiente como para eliminar cualquier sensación fuerte de estiramiento en la parte posterior de la pierna y alrededor de la rodilla. Con cada exhalación, ve estirando lentamente la pierna derecha. Mientras mantienes la tensión dinámica con el cinturón, continúa este movimiento durante un minuto, luego mantenlo en el punto de máximo estiramiento cómodo durante un minuto más. Cambia de lado.

Las caderas y la pelvis

La pelvis media entre la parte superior del cuerpo y las piernas. Es el centro del cuerpo. Acunados en su interior encontramos los órganos abdominales inferiores y, según la visión del yoga tántrico, el lugar de reposo de la energía *kundalini shakti*. Pero también puede ser una zona menos tranquila y donde se dice que reside una profunda tensión emocional, especialmente el miedo y la ira. Se trata de un centro primario de estabilidad y facilidad, donde iniciamos movimientos clave y también amortiguamos el impacto de esos movimientos a través de los huesos, los músculos, los ligamentos y las acciones energéticas que emanan desde dentro y de alrededor de esta estructura vital, incluidas las articulaciones de la cadera a ambos lados de la pelvis. Debido a que la pelvis es una estructura fuerte y estabilizadora, los desequilibrios posturales pélvicos, los traumas y las lesiones tienden a manifestarse o bien abajo en las rodillas o bien arriba en la columna vertebral y la parte superior del cuerpo. El desgaste en la cadera puede causar un dolor debilitante que en algunos casos solo encuentra alivio cuando se reemplaza la articulación. En esta zona hay una treintena de músculos que apoyan el movimiento y la estabilidad de la cadera, y tiene mucho con lo que podemos trabajar para liberar la tensión.

Mariposa

Sensibilidad especial: rodillas, parte baja de la espalda, interior de los muslos.

Accesorios: bloques, *bolsters*, mantas.

Cómo hacer la postura: desde la posición preparatoria para la flexión con ángulo abierto descrita anteriormente, dobla las rodillas para juntar los pies mientras separas y sueltas las rodillas hacia el suelo. Si tiendes a curvar la parte baja de la espalda (aunque solo sea un poco), siéntate sobre un accesorio. Reduce la tensión en las rodillas colocándoles un bloque debajo. Presiona las manos contra el suelo detrás de las caderas para ayudar a rotar la pelvis hacia delante. Si puedes sentarte erguido sobre los isquiones sin apoyar las manos en el suelo,

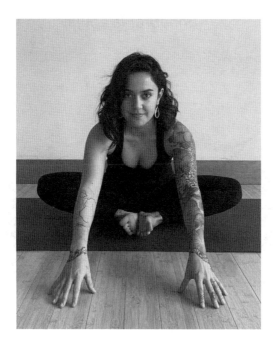

agarra y abre las plantas de los pies como si fuesen un libro, presionando los talones entre sí al tiempo que sueltas las rodillas hacia el suelo. Intenta rotar la pelvis hacia delante para alargar el pecho hacia el horizonte. A continuación, extiende las manos hacia delante y hacia el suelo para ayudarte a elevar y alargar la columna y estirar más profundamente las caderas. Manteniendo los isquiones enraizados, los talones presionando entre sí, los omóplatos hacia abajo en la espalda y las clavículas separadas, descansa el pecho y la frente sobre una pila de *bolsters*. Mantén de dos a tres minutos.

Enhebrar la aguja

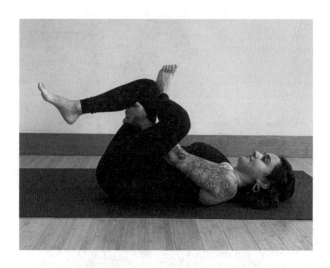

Sensibilidad especial: rodillas, parte baja de la espalda, cuello.
Accesorios: bloque, pared.
Cómo hacer la postura: acostado sobre la espalda con los pies en el suelo cerca de las caderas, cruza el tobillo izquierdo sobre la rodilla derecha, flexionando el tobillo para proteger la rodilla izquierda. Junta las manos detrás de la rodilla derecha y tira suavemente de ella hacia el hombro derecho. Si no puedes llevar el tobillo hacia la rodilla o agarrarte fácilmente detrás de la rodilla, eleva el pie derecho en un bloque situado a unos treinta centímetros delante de la cadera derecha, o bien apoya el pie derecho contra una pared y luego cruza el tobillo izquierdo sobre la rodilla derecha. Si al agarrar la rodilla, los hombros se levantan del suelo y se te arquea el cuello, haz la variante del pie sobre el bloque. De lo contrario, mantén el coxis en el suelo y, con cada inhalación, ve separando la rodilla derecha del hombro derecho y, con cada exhalación, tira de ella hacia ese hombro (sin dejar que se levante el coxis). Continúa con este movimiento durante un minuto y luego mantén la postura un minuto. Cambia de lado.

Estiramiento reclinado de cadera interna

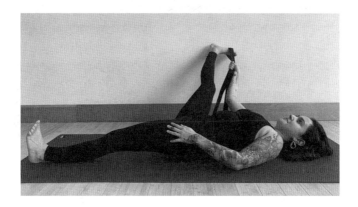

Sensibilidad especial: interior del muslo, parte baja de la espalda.

Accesorios: cinturón, *bolster* o bloque.

Cómo hacer la postura: comienza como en el estiramiento reclinado de isquiotibiales descrito anteriormente, con un cinturón alrededor del pie derecho y la pierna izquierda estirada hacia delante en el suelo. Presiona la mano izquierda firmemente sobre la parte superior del muslo izquierdo para ayudar a enraizar la cadera izquierda en el suelo. Estira lentamente la pierna derecha hacia la derecha, yendo tan lejos como puedas sin dejar que la cadera izquierda se levante. Si el estiramiento en la pierna izquierda es demasiado intenso, coloca un bloque o *bolster* debajo de ella. Mantén de dos a tres minutos. Después de cambiar de lado, coloca ambos pies en el suelo cerca de las caderas y permite que las rodillas descansen juntas durante varias respiraciones relajantes.

Estiramiento reclinado de muslo externo

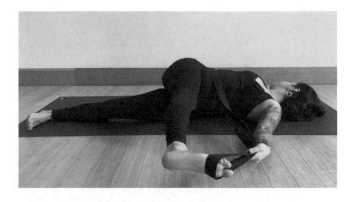

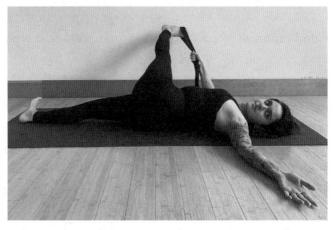

Sensibilidad especial: parte baja de la espalda, rodillas (sobre todo al estirar la cintilla iliotibial).

Accesorios: bloques, cinturón.

Cómo hacer la postura: acostado sobre la espalda con las rodillas cerca del pecho, estira la pierna izquierda en el suelo. Lleva la rodilla derecha por encima del cuerpo hacia el lado izquierdo para entrar en una torsión del torso. Si tienes problemas de parte baja de la espalda o sientes tensión en esta zona, colócate un bloque entre las rodillas o debajo de la rodilla inferior antes de entrar en la torsión. Pon más énfasis en mantener los hombros en el suelo que en llevar la rodilla al suelo. Con la parte superior de la pierna extendida, coloca un cinturón alrededor del pie para ayudar a llevar la pierna más hacia el lado, estirando profundamente la parte externa de la cadera y la cintilla iliotibial. Mantén de dos a tres minutos. Cambia de lado.

Estocada baja

Sensibilidad especial: rodillas, ingles, parte baja de la espalda.
Accesorios: apoyo adicional debajo de la rodilla que está en el suelo.
Cómo hacer la postura: colócate a gatas y da un paso con el pie derecho hacia atrás dejando caer esa rodilla al suelo. Luego eleva la parte superior del cuerpo hasta que esté vertical. Si sien-

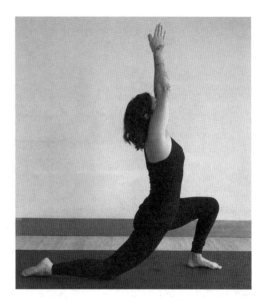

tes demasiada presión en la rodilla que está en el suelo, proporciónale apoyo. Con las manos en las caderas, estira parcialmente la pierna delantera y coloca las manos en las caderas para nivelarlas mientras alargas el coxis hacia el suelo. Dobla la rodilla delantera lentamente para profundizar en la estocada y utiliza las manos en las caderas para mantener la pelvis y el torso erguidos. Experimenta entrando y saliendo lentamente de la profundidad total de la estocada hasta lograr progresivamente un estiramiento más profundo en las caderas y la ingle. Para ir más allá, experimenta abriendo los brazos hacia fuera y estirándolos por encima de la cabeza. Los brazos pueden estar separados a la distancia de los hombros o, si puedes mantener los codos rectos, trata de presionar las palmas de las manos juntas sobre la cabeza mientras te elevas a través de los costados, el pecho, la espalda, los brazos y las puntas de los dedos. Intenta mantener la postura de uno a dos minutos y luego pasa al otro lado.

Postura de la cara de vaca

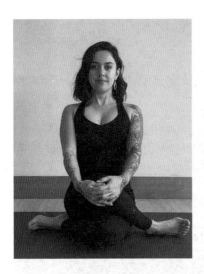 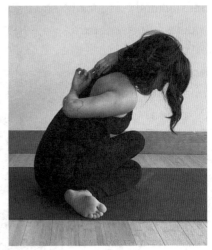

Sensibilidad especial: rodillas, parte baja de la espalda, hombros.
Accesorios: bloque o *bolster*, cinturón.
Cómo hacer la postura: comienza a gatas y cruza la rodilla izquierda por detrás de la rodilla derecha y hacia el suelo; ten un bloque preparado para poner debajo de los isquiones antes de sentarte. Con la rodilla derecha encima, estira el brazo izquierdo por encima de la cabeza y dobla el codo para llevar la mano hacia la espalda, al tiempo que llevas el brazo derecho hacia fuera, por detrás de la espalda y hacia arriba para agarrar los dedos de la mano izquierda (usa un cinturón si fuese necesario). Una alternativa a esta posición del brazo es sujetar la parte superior de la rodilla con las manos para ayudar a alargar la columna o, si te flexionas, colocar las manos en el suelo. Mientras

enraízas los isquiones, inhala y eleva la columna y el pecho; exhala y flexiónate. Al igual que con todas las flexiones sentadas, mantén los isquiones enraizados mientras alargas la columna y te flexionas hacia delante. Una alternativa sería permanecer en la postura de enhebrar la aguja (descrita anteriormente). Mantén durante dos minutos y luego estira las piernas antes de pasar al otro lado.

Mariposa sobre la espalda

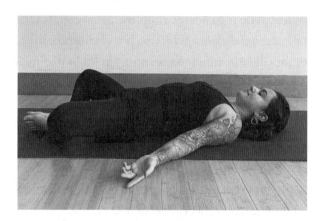

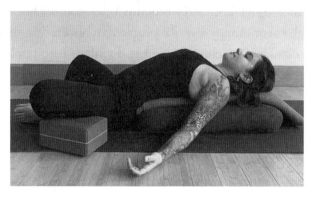

Sensibilidad especial: rodillas, interior de los mulos, parte baja de la espalda.

Accesorios: bloque, *bolsters*, mantas dobladas, bolsas de arena.

Cómo hacer la postura: prepárate para hacer la mariposa como se describe anteriormente, con mantas dobladas o *bolsters* apilados detrás de ti. Reclínate hacia atrás lentamente con las manos en el suelo, relajando la espalda y la cabeza sobre las mantas o los *bolsters*. Coloca bloques debajo de las rodillas si sientes una presión intensa en ellas o el interior de los muslos. Si deseas un estiramiento más profundo, colócate bolsas de arena sobre las rodillas.

La columna y el torso

La columna, centrada en el torso, está en el centro de la vida. En los antiguos textos de yoga aparece como el canal *sushumna* que lleva la energía vital *kundalini shakti* hacia arriba por el cuerpo sutil. Su relativa estabilidad, movilidad y funcionamiento general (o disfunción, junto con el dolor asociado) son algunas de las principales motivaciones que llevan a las personas a hacer yoga. La columna está implicada directamente en casi todo lo que hacemos más que cualquier otra parte del esqueleto. Con un rango de movimiento mayor y más estable en la columna y en todo el torso, nos sentimos más cómodos y despertamos sensorialmente en la totalidad del cuerpo-mente. Cuando la columna está desequilibrada como consecuencia de músculos demasiado desarrollados o débiles, estrés repetitivo, tensión orgánica o apego emocional, encontramos diversos problemas: respiración superficial, dolor de espalda y muchos problemas de salud. Esto también hace que sentarse en postura de meditación sea innecesariamente difícil.

Rodillas al pecho

Sensibilidad especial: rodillas y parte baja de la espalda.
Accesorios: ninguno.
Cómo hacer la postura: tumbado sobre la espalda, desliza los pies hacia las caderas y luego agarra las rodillas para acercarlas al pecho. Con cada inhalación, aleja las rodillas del pecho. Con cada exhalación,

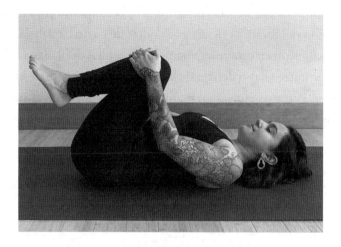

acércalas un poquito más. Si sientes presión en las rodillas, agárralas desde atrás para que no se doblen del todo. Juega con este movimiento de uno a dos minutos mientras vas soltando la tensión en la zona superior de las piernas, las caderas y la parte baja de la espalda.

Torsión supina

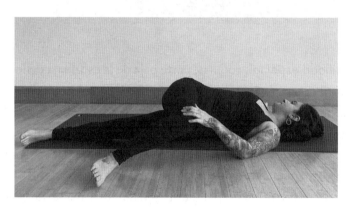

Sensibilidad especial: parte baja de la espalda, rodillas.
Accesorios: bloques.
Cómo hacer la postura: acostado sobre la espalda con las rodillas cerca del pecho, estira la pierna izquierda en el suelo. Lleva la rodilla

derecha por encima del cuerpo hacia el lado izquierdo para entrar en una torsión del torso. Si tienes problemas de parte baja de la espalda o sientes tensión en esta zona, mantén las rodillas dobladas y colócate un bloque entre ellas o debajo de la rodilla inferior antes de entrar en la torsión. Pon más énfasis en mantener los hombros en el suelo que en llevar la rodilla al suelo. Cambia de lado.

Postura tranquila de descanso

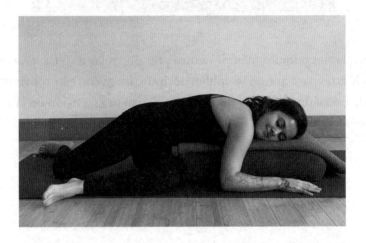

Sensibilidad especial: rodillas, parte baja de la espalda, cuello.
Accesorios: uno o dos *bolsters* (o una pila de mantas dobladas).
Cómo hacer la postura: coloca los *bolsters* o las mantas en el suelo al lado izquierdo de la esterilla de yoga. Siéntate erguido con ambas piernas estiradas frente a ti, luego dobla las rodillas para deslizar los pies aproximadamente a mitad de camino antes de llegar a las caderas, con los pies y las rodillas separados más o menos al ancho de la esterilla. Manteniéndolas dobladas a unos noventa grados, deja caer ambas rodillas hacia la izquierda mientras giras el torso hacia la izquierda y colocas el torso y la cabeza sobre los *bolsters*. Si sientes presión en la parte baja de la espalda, descansa sobre *bolsters* más altos. Si sientes

molestias en el cuello, apoya el pecho sobre algo un poco más alto y luego juega con la posición de la cabeza. (Para disminuir la tensión en el cuello, mira en la misma dirección que apuntan las rodillas). Suelta los brazos al suelo. Permanece con *ujjayi pranayama* con *visama vrtti pranayama* y permite que tu cuerpo se relaje. Deja que el sonido de *ujjayi* calme tus nervios y que las exhalaciones largas te liberen de la tensión. Teniendo cuidado con el cuello, la parte baja de la espalda y las rodillas, levántate muy lentamente, estira y sacude las piernas y haz una transición tranquila para hacer la postura con el otro lado. Permanece de tres a cinco minutos en cada lado.

Puente

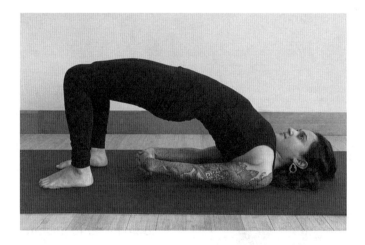

Sensibilidad especial: cuello, rodillas, parte baja de la espalda.
Accesorios: mantas, bloque.
Cómo hacer la postura: acostado sobre la espalda, desliza los pies cerca de los glúteos, separados al ancho de las caderas y paralelos. Si tienes problemas de cuello, túmbate con la espalda y los hombros elevados sobre mantas dobladas y la cabeza en el suelo. Plantéate colocarte un bloque entre los muslos para ayudarte a alinear las piernas. Al

final de la exhalación, siente la parte baja de la espalda presionar hacia el suelo y el coxis enroscarse hacia arriba. Con la inhalación, presiona a través de los pies (*pada bandha* fuerte) para elevar las caderas y tener la sensación de que el interior de los muslos se mueve en espiral hacia abajo, que se el coxis el que guíe el movimiento para mantener espacio en la zona lumbar. Entrelaza los dedos debajo de la espalda y lleva los hombros ligeramente hacia atrás, lo suficiente como para quitarle presión al cuello. Manteniendo *pada bandha* y la rotación interna de los fémures, presiona los pies hacia abajo con más firmeza para elevar las caderas. Presionando hacia abajo con los hombros, los codos y las muñecas, empuja las puntas de los omóplatos hacia el corazón al tiempo que elevas el esternón hacia la barbilla y amplías la parte alta de la espalda y las clavículas a lo ancho. Para soltar, eleva los talones, extiende los brazos por encima de la cabeza y baja lentamente vértebra por vértebra.

Sabio

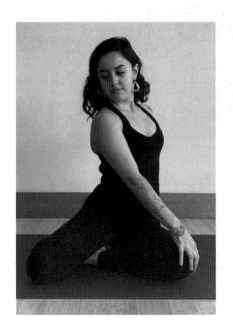

Sensibilidad especial: rodillas, parte baja de la espalda, cuello.

Accesorios: bloques, *bolster* o mantas dobladas.

Cómo hacer la postura: siéntate sobre los talones como si te preparases para la postura del niño, desliza los talones hacia la izquierda y separa las rodillas todo lo que puedas. Si hay tensión en las rodillas o no puedes sentarte sin encorvar la parte baja de la espalda, siéntate en un bloque o un *bolster* firme. Coloca la mano izquierda en el suelo junto a la cadera izquierda (o en un bloque si no puedes apoyar fácilmente la mano en el suelo mientras mantienes la columna erguida). Gira el torso hacia la izquierda mientras mantienes la mano izquierda sobre el bloque o la llevas por detrás de la espalda para asir una prenda de vestir cerca de la cadera derecha o la parte interna del muslo derecho. Agarra la rodilla izquierda con la mano derecha. Enraíza los isquiones y alarga la columna con cada inhalación, luego usa los cierres de las manos para profundizar el giro con cada exhalación. Crea la sensación de llevar la parte superior de la columna hacia el pecho mientras bajas los omóplatos por la espalda y amplías las clavículas. Mientras giras el torso hacia la izquierda, gira la cabeza hacia la derecha y baja la barbilla ligeramente hacia el hombro derecho (teniendo cuidado con el cuello). Cambia de lado.

Puesta de sol

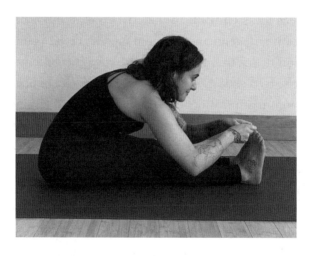

Sensibilidad especial: parte baja de la espalda, isquiotibiales, cuello.
Accesorios: mantas o *bolsters*, bloque.
Cómo hacer la postura: siéntate erguido con ambas piernas estiradas frente a ti. Al hacerlo, intenta presionar activamente hacia abajo a

través de los isquiones y rotar la pelvis hacia donde sientas más tu peso al frente de los isquiones. Si es necesario, siéntate en un accesorio al igual que hiciste en el paso 1 para entrar en esta postura y mantenerla. Coloca un *bolster* grande frente a ti entre las piernas (o sobre ellas). Intenta rotar la pelvis hacia delante (como si llevaras el abdomen hacia arriba y hacia delante en dirección a las rodillas) para adelantar el torso y que descanse sobre el *bolster*. Ten el *bolster* lo suficientemente alto como para que no haya presión en la parte baja de la espalda y para que el pecho y la frente reciban un apoyo total (prueba a añadir un cojín delgado o una almohadilla para apoyar la cabeza). Permanece en esta postura de dos a tres minutos. Levántate con mucha lentitud y teniendo cuidado con la parte baja de la espalda.

Los brazos y los hombros

Gran parte de la vida y la consciencia humana se basa no solo en nuestra capacidad para erigir estructuras o acciones elaboradas en nuestras mentes complejas, sino también en nuestra capacidad para convertir esas ideas en realidad material en el mundo. En esta expresión creativa, dependemos en gran medida de las habilidades de manipulación de los brazos y las manos, cuyo movimiento relativamente libre se basa en la movilidad de los hombros. Los hombros son la articulación más móvil del cuerpo humano, pero también deben ser lo suficientemente fuertes como para permitir que levantemos, empujemos, tiremos, giremos y nos movamos con la fuerza o contra ella en múltiples direcciones. De hecho, la consciencia humana en sí misma y la estructura esencial del pensamiento humano están inextricablemente vinculadas a esta capacidad nuestra única de interactuar creativamente con el mundo físico, y de hacerlo de las formas a menudo sutiles y elaboradas que permiten los hombros, los brazos y las manos. Los humildes hombros, donde cargamos gran parte de nuestra responsabilidad, o a veces un resentimiento (y donde el dios hindú Shiva lleva una cobra en reposo), determinan en gran medida nuestra postura y movimiento en el mundo. Dada la gran movilidad que tienen los hombros, estas maravillosas herramientas se cuentan entre las partes más vulnerables del cuerpo humano. Tómate con calma estas posturas.

El águila
(solo brazos)

Sensibilidad especial: brazos, muñecas, hombros, cuello.
Accesorios: ninguno.
Cómo hacer la postura: sentado o de pie, estira los brazos a la altura de los hombros, luego llévalos hacia delante y cruza el brazo izquierdo por encima del derecho. Si puedes, gira los antebrazos para que apunten hacia arriba e intenta juntar las palmas de las manos o presiona las yemas de los dedos derechos sobre la base del pulgar izquierdo. Si no puedes cruzar completamente los codos o girar los antebrazos para que apunten hacia arriba, usa el brazo derecho para tirar del brazo izquierdo hacia la derecha por encima del pecho.

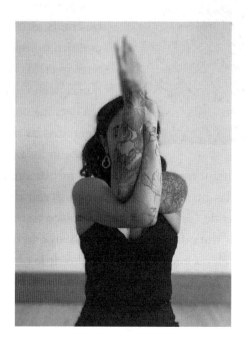

Baja los omóplatos separándolos del cuello y llevándolos hacia las costillas traseras. Intenta mantener los codos a la altura de los hombros, aprieta los codos entre sí (si están juntos), aleja las manos de la cara, mantén la columna erguida y respira profundamente. Mantén esta postura mientras respiras profundamente y explora movimientos muy leves de la cabeza en todas las direcciones, excepto hacia atrás. No hiperextiendas el cuello. Explora aquí dos minutos y luego cambia de lado.

Estiramiento frontal del hombro

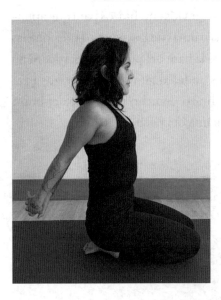

Sensibilidad especial: parte frontal de los hombros.

Accesorios: cinturón.

Cómo hacer la postura: de pie o sentado cómodamente erguido, entrelaza los dedos detrás de la espalda. Si te resulta difícil o imposible, te causa tensión en los hombros o hace que el pecho se hunda aunque sea ligeramente, usa un cinturón entre las manos, agarrándolo con los brazos separados al ancho de los hombros o más. Con cada inhalación, eleva el pecho mientras llevas las manos hacia la parte posterior de las caderas al tiempo que tiras de los omóplatos hacia abajo por la espalda. Con cada exhalación, trata de mantener el espacio que has creado en el pecho mientras elevas los brazos alejándolos de la espalda. Repite de diez a quince veces antes de mantener los brazos hacia arriba y hacia atrás durante un minuto.

Postura del corazón derretido

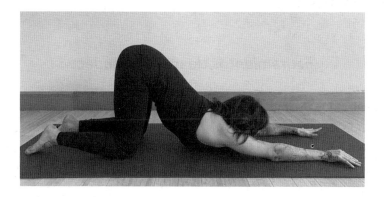

Sensibilidad especial: cuello, hombros.

Accesorios: bloque o manta.

Cómo hacer la postura: comienza a gatas. Lleva los brazos hacia delante en el suelo y presiona las manos y los dedos con firmeza y de manera uniforme hacia abajo. Intenta rotar los omóplatos hacia fuera separándolos de la columna vertebral. Con cada inhalación, eleva el pecho alejándolo del suelo. Con cada exhalación, estira el pecho hacia el suelo. Repite de diez a quince veces antes de llevar el pecho hacia el suelo hasta un máximo de dos minutos.

Las manos y las muñecas

La evolución humana se debe en gran medida a nuestra capacidad de sostener y manipular objetos, una capacidad proporcionada fundamentalmente por nuestro pulgar oponible. En yoga, la mano ofrece uno de los anclajes más importantes y se incluye en todos los equilibrios de brazos, muchas extensiones de la columna e incluso aperturas de caderas con palanca, giros y flexiones. Dotada de movilidad considerable por la articulación de la muñeca, esta maravillosa herramienta es también una de las partes más vulnerables del cuerpo humano. La lesión en la articulación de la muñeca es una de las más comunes en yoga.

Estiramientos de mano y muñeca

Movilización de muñeca simple: gira suavemente las muñecas usando todo su rango de movimiento circular, cambiando de dirección repetidamente. Luego sacúdelas suavemente durante unos treinta segundos. Esto se puede incorporar en formato breve en cada saludo al sol.

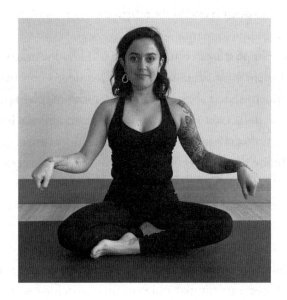

Bombeos de muñeca: agarrando los dedos de una mano con los dedos de la otra, mueve la muñeca hacia delante y hacia atrás mientras resistes el movimiento con la mano opuesta. Repite de uno a dos minutos si no sientes dolor.

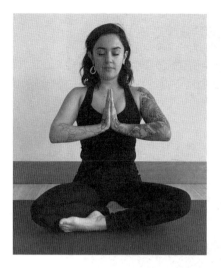 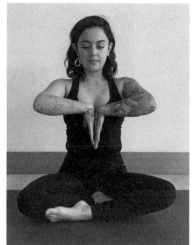

Anjali mudra: presiona las palmas y los dedos (desde los nudillos hasta las puntas) firmemente entre sí en posición de oración durante uno o dos minutos. Esto también se conoce como la prueba de Phalen inversa; una sensación de ardor en la articulación de la muñeca en los treinta segundos iniciales podría considerarse una indicación de síndrome del túnel carpiano. Invierte la posición de las manos, coloca el reverso de las muñecas y las manos juntos y presiona firmemente durante un máximo de un minuto (prueba de Phalen).

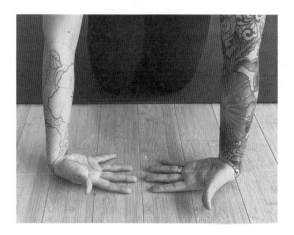

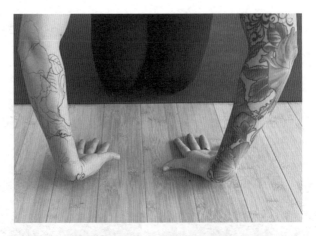

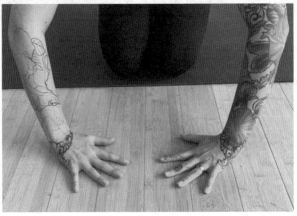

Danza de la mano: arrodíllate de forma cómoda y coloca las manos hacia abajo en el suelo con los dedos apuntando hacia delante, luego gira las palmas hacia arriba, hacia abajo con los dedos hacia fuera, hacia arriba con los dedos hacia dentro, hacia abajo con los dedos hacia atrás y hacia arriba con los dedos hacia atrás. Continúa así con cada cambio de palmas, hacia arriba y hacia abajo, con los dedos hacia delante, atrás, dentro y fuera.

Uttanasana con pratikriyasana de muñeca: siempre que te flexiones en Uttanasana durante el saludo al sol, coloca el reverso de las muñecas hacia el suelo o sobre él y cierra el puño con suavidad. Esto resulta menos intenso para las muñecas que Pada Hastasana (también, se puede hacer fácilmente con la exhalación en Uttanasana).

El cuello

En inglés, el coloquial eufemismo *pain in the neck* se refiere a una fuente persistente de molestia interpersonal.* Una mirada más profunda a la asociación de estos dos términos revela una curiosa ironía. *Pain* ('dolor'), que proviene de la raíz griega *poine* ('retribución', 'sanción'), y del francés antiguo *peine* ('dolor', 'sufrimiento', 'castigo') es algo generalmente indeseable y que puede doler. *Neck* ('cuello'), de la raíz germánica antigua *hals* ('columna'), dio lugar a la palabra del inglés medio *halsen*, ('abrazar' o 'acariciar cariñosamente'), que a principios del siglo XIX en el dialecto del norte de Inglaterra significaba «besar, abrazar», una experiencia generalmente deseable que puede hacer que te sientas bien. Por lo tanto, el dolor y el deseo se unen, aunque de una manera diferente a la que encontramos en las antiguas filosofías del yoga, donde el dolor y el sufrimiento se postulan como la inspiración para el yoga, siendo el yoga el camino hacia la libertad.

El cuello es, por lo tanto, un lugar donde se puede experimentar mucho placer pero quizá también un lugar muy vulnerable a un trauma repentino. En la práctica de asana, al igual que en la vida, cuando se persigue ardientemente intensificar el placer o la alegría, se puede mover el cuello demasiado rápido, o llevarlo mucho más allá de la seguridad en sus rangos de movimiento o presión intrínseca (por la postura en que se duerme, una posición mantenida durante mucho tiempo, acciones repetitivas, patologías de la columna vertebral, estrés emocional, artritis, disección de la arteria carótida, cáncer de tiroides, trauma esofágico y latigazo cervical).

El enfoque principal de las asanas para resolver el dolor muscular del cuello es reducir la tensión muscular mediante la alineación

---

* La traducción literal es 'dolor de cuello'. Decir en inglés que alguien es un dolor de cuello vendría a ser como decir en castellano que alguien es un dolor de muelas (N. de la T.).

esquelética adecuada y el estiramiento y fortalecimiento de los músculos que lo sostienen. Una práctica regular de asana, *pranayama* y meditación bien equilibrada ayudará a reducir el estrés emocional que suele ser el motivo de la tensión muscular del cuello. La mayoría de las asanas implican sentarse erguido en la postura sentada simple o en cualquier postura sentada cómoda, incluso en una silla, de pie en la postura de la montaña o acostados sobre la espalda. Las posturas que se dan aquí se describen en posición sentada. Para ayudarte a estar sentado cómodamente erguido, quizá quieras colocar un bloque o un *bolster* debajo de los isquiones.

Giros de hombros

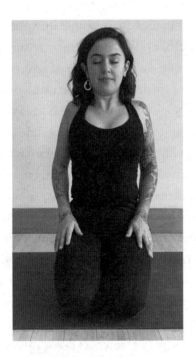 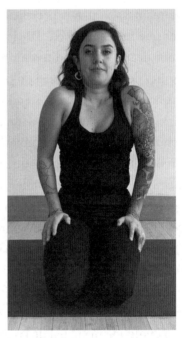

Sensibilidad especial: cuello.

Accesorios: bloque o *bolster*.

Cómo hacer la postura: mueve los hombros hacia arriba, hacia atrás, hacia abajo, hacia delante y en círculos varias veces; luego hazlo en la dirección opuesta. Presta atención a cualquier molestia y deja de hacer el movimiento si se vuelve doloroso. Hazlo de uno a dos minutos.

Estiramiento de cuello

Sensibilidad especial: cuello, hombros.
Accesorios: ninguno.
Cómo hacer la postura: lleva la mano izquierda por detrás de la espalda para agarrarte el brazo derecho por encima del codo. Usa el agarre para tirar del hombro derecho suavemente hacia atrás y hacia abajo. Gira la cabeza hacia el hombro izquierdo. En las inhalaciones, eleva ligeramente la barbilla; en las exhalaciones acerca la barbilla hacia el hombro izquierdo. Mantén varias respiraciones la barbilla hacia el hombro y explora con cautela girando la cabeza hacia delante y acercando la oreja hacia el hombro. Repite varias veces antes de cambiar de lado.

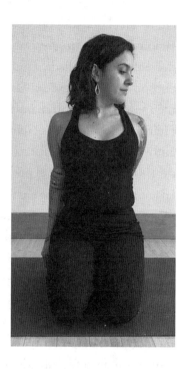

PASO 3: RELAJACIÓN PROGRESIVA MEDIANTE YOGA NIDRA

Descripción

Aunque yoga Nidra se traduce como 'yoga del sueño', el estado de consciencia es similar a la fase N1 de NREM, en la que todavía se tiene consciencia del entorno y las sensaciones. A diferencia de simplemente (¡o no tan simplemente!) caer en el sueño inconsciente, en yoga Nidra la mente pensante y reactiva se desvanece mientras la consciencia se expande. Es, en esencia, una práctica de meditación y una práctica de consciencia encarnada. También es, por naturaleza, una práctica muy simple en la que escaneas todo tu cuerpo-mente y liberas la tensión de forma progresiva.

El concepto de yoga Nidra como estado de consciencia se encuentra en textos antiguos (y se expone en la primera parte de este libro). Sin embargo, las prácticas de yoga Nidra son un desarrollo reciente en el que los conceptos y técnicas de yoga se aplican a la relajación muscular progresiva. Se trata de una modalidad de reducción del estrés desarrollada y publicada por primera vez por Edmund Jacobson en 1929 desde la Universidad de Harvard.[5] Yoga Nidra también se basa en el entrenamiento autógeno desarrollado por Johannes Heinrich Schultz a principios de la década de 1930 y las técnicas de autosugestión desarrolladas por Émile Coué a principios de la década de 1900.[6] La belleza y el poder de lo que el yoga Nidra aporta a la relajación progresiva y las técnicas de autosugestión residen en que está más centrado en la consciencia sutil y accede a dimensiones más profundas de la consciencia de lo que la relajación y la visualización optimista logran solas, incluso cuando se experimentan y exploran juntas (especialmente cuando se mira a través del prisma de los *koshas*).

Al igual que con la relajación progresiva, cada profesor puede guiar de forma diferente un yoga Nidra. Algunos insisten en que su método es el único verdadero porque, de alguna manera, da sentido a su visión de la filosofía del yoga y el universo espiritual (¡por eso es verdadero para ellos!). También encontramos instrucciones que indican que al escanear el cuerpo-mente, se debe hacer siguiendo las rutas precisas trazadas por los yoguis hace miles de años, a pesar de que tales rutas nunca fueron trazadas por los yoguis antiguos. El enfoque que aquí ofrecemos es más relajado. Se trata de cultivar la relajación más profunda posible y una consciencia clara, y por lo tanto de abrirse a ellas. La secuencia comienza en la cara, luego va a la punta de los dedos de los pies y sube por todo el cuerpo.

La idea básica de la relajación progresiva mediante yoga Nidra es estar completamente despiertos en nuestra consciencia al tiempo que estamos totalmente relajados. La relajación progresiva podría muy bien resultar en un *pratyahara* espontáneo completo (es decir, te has quedado dormido), pero la intención es mantenerte despierto y sintonizado solo con lo que escuchas (principalmente solo la voz de tu guía de relajación progresiva mediante yoga Nidra). La práctica dura entre veinte y treinta minutos, o más si lo deseas. Lo ideal es hacer esta práctica de forma guiada. Si puedes, asiste a clases de yoga Nidra o utiliza el audio gratis que encontrarás en línea en www.markstephensyoga.com/resources/yoganidrameditation (en inglés). Con la práctica, podrás hacerlo por tu cuenta. Lo siguiente es una vista previa y las instrucciones detalladas se dan inmediatamente después.

Comenzarás tumbado como si estuvieras en la postura del cadáver (Savasana) y te relajarás con tanta facilidad como te sea posible, con la sensación de estar acallando tus sentidos excepto para escuchar. Se te invitará a tener una intención clara para la práctica. Durante los próximos diez minutos más o menos, escucharás indicaciones para sentir y relajar partes concretas de tu cuerpo-mente. Las indicaciones vendrán en sucesión rápida para que no haya tiempo de desarrollar pensamientos al respecto. El objetivo es estar conscientes, sentir y soltar. Este escaneo pasará de las sensaciones físicas (*annamaya kosha*) a la consciencia de la respiración (*pranamaya kosha*) a pensamientos y sentimientos (*manomaya kosha*) a sensaciones más sutiles de consciencia intuitiva (*vijnanamaya kosha*) a sentimientos de total comodidad y felicidad (*anandamaya kosha*).

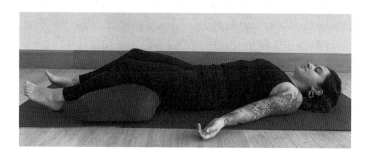

Sensibilidad especial: la tendencia a quedarse dormido.

Accesorios: mantas, *bolsters*, almohadilla para los ojos. Viste ropa cómoda. Escoge una habitación que esté tranquila. Establece la temperatura ambiente para que sea agradable.

Hacer la secuencia de yoga Nidra

Preparación: acuéstate bocarriba y colócate como lo harías para la postura del cadáver (Savasana). Ponte una manta enrollada o un *bolster* debajo de las rodillas para una mayor comodidad en general, y en la parte baja de la espalda en particular. Relaja las piernas y permite que los pies caigan cómodos hacia fuera. Con los brazos apoyados en el suelo a los lados del cuerpo, descansa el dorso de las manos en el suelo y deja que los hombros se relajen. Cúbrete los ojos con una almohadilla para los ojos (mejor sin aroma). Una vez que te sientas totalmente cómodo, toma varias inhalaciones profundas y permite que el aire salga libremente mientras vas sintiendo el cuerpo relajarse sobre el suelo.

Establecer la intención: tu intención es importante. Tómate un momento para reflexionar sobre tu día, lo que está sucediendo en tu vida y lo que en este momento más deseas como fruto de la práctica. Establece una intención clara, un propósito interno, y dedica un momento a llevar el aliento de esa intención hacia tu corazón, para conocerla desde lo más profundo de ti.

Consciencia corporal (*annamaya kosha*): permite que los ojos descansen ligeramente cerrados, con una sensación de suavidad en su contorno y su interior. Siente las sienes y deja que el espacio entre ellas se aligere. Deja que la lengua descanse sin esfuerzo en la boca, relaja los labios y la mandíbula y suaviza la garganta. Lleva la atención a las puntas de los dedos del pie derecho. Relaja los dedos del pie derecho, empezando por el pequeño y luego los demás, de uno en uno, soltando cada dedo. Siente que se relaja la planta del pie, luego el lateral, el empeine y el talón; deja que se suavicen. Siente la totalidad del pie derecho relajarse. Ahora lleva la atención a las puntas de los dedos del pie izquierdo. Relaja los dedos del pie izquierdo, empezando por el pequeño y luego los demás, de uno en uno, soltando cada dedo. Siente que se relaja la planta del pie, luego el lateral, el empeine y el talón; deja que se suavicen. Siente la totalidad del pie izquierdo relajarse.

Siente el tobillo derecho interno y relájalo, ahora el tobillo derecho externo y relájalo. Siente el tobillo izquierdo interno y relájalo, ahora el tobillo izquierdo externo y relájalo. Suelta las pantorrillas en el suelo. Siente que la pantorrilla derecha se suaviza más y más sobre el suelo y deja que los huesos y músculos de la parte inferior de la pierna derecha se *derritan* en la pantorrilla derecha. Siente que la pantorrilla izquierda se suaviza más y más sobre el suelo y deja que los huesos y músculos de toda la parte inferior de la pierna izquierda se derritan en la pantorrilla izquierda. Siente la totalidad de la parte inferior de las piernas como si fueran más pesadas sobre el suelo pero ligeras en el interior, tan relajadas como puedan estar en este momento.

Siente la parte posterior de la rodilla derecha y permite que se relaje. Siente la parte interna de la rodilla derecha y deja que se suavice, siente también como se suviza la parte delantera de la rodilla derecha. Siente la parte posterior de la rodilla izquierda y deja que se relaje. Siente la parte interna de la rodilla izquierda y deja que se suavice, siente también como se suavizan la parte externa de la rodilla izquierda y la parte delantera.

Con los muslos descansando en el suelo, siente la parte posterior del muslo derecho y deja que se relaje. Siente cómo se suelta el lado interno del muslo derecho, la parte superior del muslo derecho que se suelta, el lado externo del muslo derecho que se relaja por completo. Siente la parte posterior del muslo izquierdo y deja que se relaje. Siente cómo se suelta el lado interno del muslo izquierdo, la parte superior del muslo izquierdo que se suelta, el muslo izquierdo externo que se relaja por completo. Siente ambos muslos y cómo se liberan sobre el suelo lo más relajados que pueden estar en este momento.

Siente los glúteos sobre el suelo, el peso de las caderas y la pelvis se va liberando. Lleva la atención hacia la cadera derecha y deja que se suavice. Relaja el glúteo derecho, el lado derecho de la pelvis. Lleva la atención hacia la cadera izquierda y deja que se suavice. Relaja el glúteo izquierdo, el lado izquierdo de la pelvis. Siente el sacro y la parte posterior de la pelvis descansando sin esfuerzo sobre el suelo. Suelta completamente la pelvis desde dentro y desde sus contornos.

Siente el abdomen subiendo y bajando sin esfuerzo con el flujo fácil de la respiración. Siente el lado derecho del abdomen y deja que se suavice. Siente el lado izquierdo del abdomen y deja que se suavice. Ve hacia el centro del abdomen y deja que se relaje completamente. Siente el pecho subiendo y bajando sin esfuerzo con el flujo fácil de la respiración. Siente que el lado derecho del pecho se libera, ahora el lado izquierdo del pecho se libera y ambos se suavizan a lo largo del esternón permitiendo que las clavículas se separen. Permite que toda la parte frontal del torso se relaje y se hunda como si fuese hacia la parte posterior de tu cuerpo.

Siente la parte baja de la espalda y relájate para percibirla más pesada sobre el suelo. Siente el centro de la columna vertebral, las costillas posteriores como si se extendieran y se rindieran hacia la tierra. Siente que el omóplato derecho se suelta, el omóplato izquierdo se suelta, el espacio entre los omóplatos se suaviza y se relaja. Siente el pecho, el centro del corazón, abierto hacia el cielo, suéltalo y deja que todo el torso se derrita hacia la tierra desde delante hasta atrás.

Lleva la atención a las puntas de los dedos de la mano derecha. Enfócate en el dedo meñique derecho y permite que se relaje. Siente cómo se relaja el dedo anular, el corazón, el índice y finalmente el pulgar, todos relajados. Relaja toda la palma de la mano derecha y suelta entre el pulgar derecho y el dedo índice. Lleva la atención a las puntas de los dedos de la mano izquierda. Enfócate en el dedo meñique izquierdo y permite que se relaje. Siente cómo se relaja el dedo anular, el corazón, el índice y finalmente el pulgar, todos relajados. Relaja toda la palma de la mano izquierda y suelta entre el pulgar izquierdo y el dedo índice. Deja que las dos manos y todos los dedos descansen ligeramente abiertos hacia el cielo.

Siente la muñeca derecha; lleva la atención al lateral de la palma de la muñeca derecha y deja que se suavice. Siente la parte posterior de la muñeca derecha soltarse hacia el suelo; déjala. Siente la parte interna del antebrazo derecho y relájala. Siente la parte externa del antebrazo derecho sobre el suelo, soltándose. Relaja el codo derecho para que se sienta más pesado sobre el suelo. Siente la muñeca izquierda; lleva la atención al lateral de la palma de la muñeca izquierda y deja que se suavice. Siente la parte posterior de la muñeca izquierda soltarse hacia el suelo; déjala. Siente la parte interna del antebrazo izquierdo y relájala. Siente la parte externa del antebrazo izquierdo sobre el suelo, soltándose. Relaja el codo izquierdo para que se sienta más pesado sobre el suelo. Siente la parte superior del brazo derecho y la parte delantera, el bíceps, y suelta. Siente la parte trasera del brazo derecho y permite que descanse con mayor comodidad sobre el suelo. Siente la parte superior del brazo izquierdo y la parte delantera, el bíceps, y suelta. Siente la parte trasera del brazo izquierdo y permite que descanse con mayor comodidad sobre el suelo. Ahora deja que la parte superior de los brazos, los antebrazos, las muñecas, las manos y los dedos se rindan en el suelo.

Llevando la atención al cuello, siente y relaja la parte delantera del cuello. Siente cómo se relaja el lado derecho del cuello, cómo se relaja el lado izquierdo del cuello, cómo se relaja la parte posterior del cuello. Lleva la atención de vuelta a la cara. Permite que se libere la mandíbula, que se suavicen la boca y las mejillas. Sintiendo los ojos descansar ligeramente cerrados, permítete sentir cómo se hunden en la cabeza y el espacio entre las sienes se vuelve más ligero y más claro. Siente la oreja derecha y deja que se suavice. Deja que la oreja izquierda se suavice. Siente la parte posterior de la cabeza sobre el suelo, y deja que se sienta pesada. Siente el tope de la cabeza tan suave como pueda estar.

Siente la totalidad del cuerpo completamente sostenida sobre el suelo. Permite la sensación de que tu cuerpo se hunde, que la tensión se drena como si fuera bienvenida hacia el interior de la tierra. Llevando la atención a la respiración, siente con cada exhalación sin esfuerzo la profundización de tu sensación de calma y relajación, una sensación de la respiración como si impregnara todo tu cuerpo, desde el corazón hasta las puntas de los dedos de los pies y las manos y hasta el tope de la cabeza. Déjate empapar en esa energía un rato más.

Consciencia de la respiración (*pranamaya kosha*): manteniendo la atención en la respiración, limítate a permanecer con ella y deja que entre y salga por las fosas nasales libremente. Siente la respiración al entrar en contacto con las fosas nasales. Permanece ahí con tu consciencia por un momento. Siente el abdomen y el pecho subiendo y bajando con el flujo de la respiración. Simplemente, siente el movimiento con el flujo de la respiración. Permite que la respiración continúe fluyendo sin esfuerzo y comienza a contar las respiraciones hacia abajo, desde cincuenta hasta uno. Cuando la respiración fluya hacia dentro, di: «Abdomen sube cincuenta», y cuando salga, di: «Abdomen baja cincuenta». Repítelo con cuarenta y nueve, cuarenta y ocho, etc., hasta llegar a tres, dos, uno.

Si pierdes la cuenta, continúa desde donde estés. Olvídate de que puedes cometer un error haciéndolo; eso no existe. El objetivo aquí es ser consciente de la respiración, manteniendo la mente enfocada en ella al tiempo que alineas tus palabras con el movimiento que se da en el cuerpo con el flujo de la respiración. Continúa regresando a observar, sentir y contar las respiraciones. Cuando estés en ello, notarás que la mente se va a otros pensamientos. Tan pronto como lo notes, vuelve inmediatamente a la respiración y a las palabras que te estás diciendo. Continúa con el ejercicio.

Regresa con tu atención a los bordes de las fosas nasales y simplemente vuelve a sentir la respiración fluir hacia dentro y hacia fuera. Sin que haya esfuerzo alguno en el movimiento de la respiración, observa y permanece ahí cuando la sensación esté en las aberturas de las fosas nasales. Vuelve a contar las respiraciones hacia abajo desde cincuenta hasta uno. Cuando la respiración fluya hacia dentro, di: «Narinas se abren cincuenta», y cuando salga, di: «Narinas se cierran cincuenta». Repítelo con cuarenta y nueve, cuarenta y ocho, etc., hasta llegar a tres, dos, uno.

Para llevar esta práctica de respiración más allá, comienza en cien o ciento ocho. También puedes comenzar con un número más bajo y poco a poco ir subiendo hasta llegar a números más altos. Al practicar con la sensación de la respiración en las fosas nasales, prueba a enfocarte en una ronda que fluye hacia dentro y hacia fuera de la narina derecha, y luego haz otra ronda enfocándote en la sensación en la narina izquierda. Utiliza las mismas palabras que antes: «Inhalando narina derecha veinticinco, exhalando narina derecha veinticuatro...».

Consciencia de los pensamientos y los sentimientos (*manomaya kosha*): no somos nuestros pensamientos, aunque a veces parezca que son ellos los que nos guían. Imagina tu consciencia antes de que surja un pensamiento, en medio de cualquier pensamiento que se esté dando y después de que se haya desvanecido: ahí estás, aún consciente, aún tú, independientemente de los pensamientos o los no pensamientos. Sin embargo, nuestros pensamientos pueden ser poderosos cuando nos aferramos a ellos y les permitimos magnificarse y complicarse. Imagina dar la bienvenida a cualquier pensamiento tal cual esté ahí, sin apego ni interpretación, sintiendo que surge, notando las emociones que lo acompañan, reconociendo cualquier creencia que venga con él. Aquí, la práctica consistirá en dejar que un pensamiento simplemente vaya y venga junto con la palabra que lo estimula, luego otro y luego otro, con tus emociones y tu mente presentes, incluso si las palabras evocan algo en tu interior. Por ejemplo, la primera palabra es *reconfortante*. Al escucharla, dítela a ti mismo y mantente con cualquier sentimiento que surja. Luego viene otra palabra, y sigues ahí, totalmente presente. Es una práctica para entrenar la mente de forma que pueda estar con lo que existe en el momento, no con lo que vino antes, lo que podría ser o lo que existe solo en tu imaginación.

Mientras respiras, deja que el pensamiento surja y se expanda en tu consciencia, y mientras exhalas, déjalo ir. Visualiza como esto sucede mientras escuchas las palabras que vienen con los ciclos de la respiración, con una pequeña pausa entre cada palabra. Escúchala, dítela a ti mismo y siente lo que quiera que estés sintiendo; luego vendrá otra palabra.

Reconfortante, vergonzoso, genio, desafío, fácil, apasionante, caro, ridículo, culpa, perezoso, ligero, inspirador, serio, ansioso, delirante, mendicidad, deslumbrante, indoloro, doloroso, audaz, odio, lunático, práctico, devastador, maestro, implacable, tentador, emocionante, frenesí, lucha, crear, amor, salvaje, débil, mejor, nuevo, comida, loco, soñador, asustado, tonto, verdad, intenso, vivo, hilarante, fantasía, piratear, cautivar, hermoso, básico, raro, nuevo, extraño, sufrir, encender, bochornoso, alegre, voraz, risas, enorme, tranquilo, relajado.

Visualización (*vijnanamaya kosha*): vuelve a sentir la respiración y permite que fluya libre y con naturalidad. Las palabras que escucharás a continuación estimularán tu imaginación. Déjalas. Observa a dónde te llevan, a dónde te llevas. Si no estás familiarizado con lo que denotan las palabras, deja volar tu imaginación libremente. Permanece presente solo con las palabras y las impresiones que causan en tu consciencia.

Imagina 1: el desierto del Sahara, la Torre Eiffel, la luna, un cielo nublado, un bebé recién nacido, un automóvil azul, el puente Golden Gate, un río, una imponente secuoya, el océano, el cielo, un amanecer, un rascacielos, una jungla exuberante, un arcoíris, tu corazón.

Imagina 2: mantén la consciencia en el corazón por un momento. Imagina la respiración entrando y saliendo a través del centro del pecho, el centro espiritual del corazón. Mientras la respiración fluye hacia dentro sin esfuerzo, imagínala como una luz cálida que va hacia el amor innato y espacioso que hay en tu corazón. A medida que la respiración fluye hacia fuera, imagínala desvaneciéndose detrás de ti como si fuese la estela de un barco. Inhalando a través del corazón, imagina que respiras dolor hacia el corazón y lo sientes allí. A medida que exhalas, siente que el dolor se desvanece como si fuera la estela de la respiración que dejas atrás. Permanece presente con la respiración e imagina o siente el dolor que tienes. Inhalando a través del corazón, imagina que respiras ese dolor aún más profundamente en tu corazón. A medida que exhalas, siente que el dolor se desvanece como si fuera la estela de la respiración que dejas atrás. Hazlo de nuevo, inhalando hacia una capa más profunda de ese dolor hasta el amor infinitamente espacioso que hay en tu corazón, y déjalo ir con la misma facilidad. Inhalando a través del corazón, imagina que respiras aquello que más temes hasta el amor infinitamente espacioso que hay en tu corazón, y déjalo ir con la misma facilidad. Hazlo de nuevo, presente ante la sensación de miedo que llega al corazón, presente ante esa sensación de que se desvanece. Respirando a través del corazón, imagina respirar hacia aquello que te hace sentir más alegre, y déjalo ir con la misma facilidad. Hazlo de nuevo. Permanece con la alegría y déjala ir, y solo vuelve a la respiración descansando en la libertad de tu imaginación.

Imagina 3: imagina el espacio en la base de la columna, tu chakra raíz o *muladhara*, e imagina la base de tu ser lo más equilibrada posible. Imagina tener lo que necesitas, sin preocuparte por tus necesidades, en paz con tu lugar en el mundo. Imagina que la luz se eleva lentamente desde ese espacio hacia la parte inferior del ombligo, el *svadisthana* chakra, el lugar de origen de tu creatividad. Centrándote en ese lugar, imagina sentirte seguro y libre en todas las formas en que te expresas creativamente en la vida, desde cómo preparas la comida hasta cómo te amas y te cuidas a ti mismo y a los demás. Imagina tus energías creativas en equilibrio de forma que puedan ser más libres, más abiertas, más alineadas con todo aquello que valoras. Imagina que la luz de ese lugar se eleva hacia el abdomen y tu consciencia llega al *manipura* chakra, la ciudad de las gemas, el espacio donde se origina y se manifiesta la fuerza de voluntad. Imagina que tu fuego interno está perfectamente cuidado y no es ni tan caliente que te quema o causa agresión ni tan tenue que te vuelve tímido. Imagínate que fluyes desde el equilibrio de energía en tus chakras *muladhara*, *svadisthana* y *manipura* hacia el corazón, hacia tu *anahata* chakra. Sintiendo la respiración fluir a través del corazón, imagina el amor, imagina amar y ser amado de la manera más asombrosa, y ese amor, este amor irradiándose a cada aspecto de tu vida. Imagina la luz, el calor y el amor en tu corazón que fluye hacia la garganta, tu *vishudda* chakra, tu voz dulce y amable, tus palabras que se expresan con facilidad y que son escuchadas por los demás fácilmente. Imagina que la luz fluye hacia la cabeza, el *ajna* chakra, e imagina como si mirases a través del centro de tu frente, viendo y sintiendo todo con la mayor claridad posible. Imagina que te llenas con esta luz cálida y clara, desde la punta de los dedos de los pies hasta la coronilla, el *sahasrara* chakra. Imagina que la coronilla se abre al universo y la luz que hay en tu interior se conecta con la luz del universo. Estás aquí, presente, completo, en paz.

Afirmación (*anandamaya kosha*): siente tu cuerpo y el contacto con el suelo. Siente la respiración, y el cuerpo como si la respiración lo respirara. Permite que todo tu cuerpo sea respirado y se relaje. Imagina estar completamente en paz y tener una sensación de ecuanimidad profunda y permanente en todo tu ser. Imagina alegría, quédate en esa alegría, alégrate. Empápate de esta sensación durante varios ciclos de respiración.

Cambiando lo menos posible, vuelve a la intención que te planteaste al comienzo de esta práctica. Revísala, quizá renuévala y comienza a respirar un poco más profundo y consciente. Vuelve a sentir la sensación en todo el cuerpo, respira como desde los dedos de los pies, para despertarte en todas partes, en todo. Tómate un momento para establecer una clara intención para lo que viene a continuación, levántate del suelo, siéntate y haz lo que sea que vayas a hacer.

Ahora es un buen momento para simplemente sentarte en silencio durante unos minutos. Si es la hora de irse a dormir, vete a la cama. Si no, haz una actividad tranquila y calmada, mantén la luz tenue y permanece en tu felicidad.

SECUENCIA DE YOGA PARA DORMIR EN CASO DE DEPRESIÓN Y LETARGO

Introducción: depresión, sueño y alegrarse el día

El sueño y la depresión están vinculados: el sueño deficiente exacerba la depresión y la depresión exacerba el sueño deficiente; un mejor sueño contribuye a mejorar el estado de ánimo y un mejor estado de ánimo contribuye a mejorar el sueño. Esto apunta a que tanto el sueño como el estado de ánimo se deben abordar conjuntamente.

Como seres humanos, experimentamos una amplia gama de estados emocionales, incluidas las cualidades de tristeza, melancolía y anhedonia que se suelen etiquetar como depresión y que, como tales, no se consideran saludables (incluso cuando son moderadas y una respuesta normal a los aconteceres de la vida). Los sucesos de la vida pueden a veces conducir a un estado de profunda inquietud y aprensión característico de la ansiedad, lo cual conlleva la afección vinculada de la distimia. El diagnóstico clínico de la depresión considera la gravedad y la persistencia de síntomas concretos como la tristeza, la desesperación grave o el pesimismo, la irritabilidad, la pérdida de interés en lo que antes eran actividades placenteras, los pensamientos suicidas o la dificultad para dormir, comer o trabajar. La definición técnica de depresión dada en el *DSM-V* distingue entre el trastorno depresivo persistente (un estado de ánimo deprimido que dura al menos dos años), la depresión perinatal (también conocida como melancolía posparto), la depresión psicótica (que conlleva alguna forma de psicosis) y el trastorno afectivo estacional (depresión invernal provocada por la disminución de la luz solar). Existe una amplia gama de afecciones y experiencias dentro de cada uno de estos tipos de depresión, que pueden ser episódicas o tan habituales que lleguen a formar parte esencial del sentido de identidad de la persona. Como vimos en el capítulo dos, dichas afecciones suelen tener una relación causa-efecto con el insomnio y otros trastornos del sueño.

La depresión puede venir causada por un extenso abanico de factores, empezando por las condiciones de vida durante la infancia, particularmente el abandono, el maltrato físico y el abuso sexual.[1] Muchos sucesos (algunos de los cuales no son tanto «sucesos» como experiencias permanentes) pueden desencadenar una reacción depresiva: la enfermedad, los cambios vitales importantes, la experiencia de vivir en una sociedad racista, sexista, edadista o que discrimina de otras formas, las dificultades financieras, la violencia, la pérdida, el aislamiento social y las relaciones sociales difíciles. El abuso de las drogas (incluso el simple consumo de algunas sustancias, y sin duda el uso de una amplia gama de medicamentos aprobados por la Administración de Alimentos y Medicamentos de Estados Unidos) puede causar o exacerbar los trastornos del estado de ánimo. También hay factores fisiológicos que pueden crear desequilibrios químicos en el cerebro y causar depresión emocional.

La mayoría de las depresiones se acaban superando, especialmente si se consigue estar activo, pasar tiempo con otras personas y confiar en ellas o evitar los desencadenantes conocidos. Cuando la depresión es persistente o se da junto a otras afecciones, como la ansiedad aguda o el abuso de sustancias, es muy posible que sea importante tratarla. Los tratamientos más comunes para la depresión son diversos tipos de psicoterapia, en particular la terapia cognitivo-conductual y la medicación antidepresiva, con frecuencia combinadas.[2] Pero las diferentes formas de terapia alternativa y complementaria podrían también contribuir a curar la depresión.[3]

La meditación basada en la atención plena como herramienta en la terapia cognitiva ha ganado considerable fuerza como método eficaz para reducir la depresión en un amplio espectro de entornos.[4] También hay evidencia creciente de la eficacia de otras prácticas de meditación, incluida la meditación *Vipassana*, en la curación de la depresión.[5] Aunque se hacen muchas afirmaciones sobre la efectividad del yoga en la sanación de esta enfermedad, hay pocos estudios de alta calidad que las respalden.[6]

Los *Yoga Sutra* establecen que el propósito básico del yoga es *chitta vrtti nirodha*, 'calmar las fluctuaciones de la mente'. Desde finales del siglo XX hasta el presente, encontramos numerosos desarrollos y reajustes de esta idea en relación con la salud mental.[7] Más recientemente, hallamos también cierta evidencia del éxito del uso de prácticas concretas de yoga para curar la depresión y la ansiedad.[8] La enseñanza esencial del yoga para curar la depresión reside en abrirse a la autoaceptación, al tiempo que se recorre un camino de prácticas que cambian la vida. Las prácticas encarnadas de asana pueden traernos al momento presente y reducir así la tendencia a recrearnos en hechos pasados de la vida o a obsesionarnos con algo que aún no ha sucedido.

Normalmente la depresión se reduce a eso: un estado deprimido en el que se siente poca energía, falta de interés en lo que antes eran actividades agradables y, a veces, dolor físico que surge de la compresión en algunas partes del cuerpo. Por lo tanto, este tipo de depresión en la que se tiene poca energía se puede describir en términos yóguicos como depresión tamásica. Aunque solemos pensar en la depresión como estar «bajo de ánimo», este estado también puede manifestarse con ansiedad, ira e inquietud, incluso cuando la persona se siente carente de esperanza, algo que en términos yóguicos llamaríamos una depresión rajásica. Dicho estado afectivo mixto requiere un delicado equilibrio de prácticas calmantes y estimulantes. Según sea más tamásico o más rajásico, las prácticas deberían ser relativamente más estimulantes o más calmantes. Tener una depresión rajásica, o una combinación de depresión y ansiedad, apuntaría a la conveniencia de alternar entre la secuencia de yoga para dormir en caso de hiperexcitabilidad del capítulo cinco y la secuencia de yoga para dormir en caso de depresión y letargo que se describe a continuación.

Como se expuso en el capítulo tres en relación con la somática y la consciencia, la práctica de asana de yoga puede ser una herramienta para volver a sentir el cuerpo-mente de manera afirmativa, erradicando las emociones negativas encarnadas mientras se genera un cuerpomente más pacífico y alegre. La idea básica es que cada momento, en cualquier asana, se vive como si estuviéramos abriendo muchas ventanas diferentes a nuestras tendencias en la vida, lo que nos permite vernos con mayor claridad en los diversos pensamientos y sentimientos que surgen en reacción a una asana en ese momento inmediato.

A menos que suframos de ansiedad, cuando estamos deprimidos tendemos a adoptar una postura deprimida. En lugar de utilizar acciones de enraizamiento a través de los pies y las piernas para estar más erguidos cuando permanecemos de pie, tendemos al colapso óseo. En lugar de enraizar nuestros isquiones cuando estamos sentados, tendemos a desplomarnos. En lugar de expandirnos desde el pecho, tendemos a hundir el pecho y crear inconscientemente la señal humana universal de depresión emocional. También tendemos a recrearnos en pensamientos sobre lo que sucedió en el pasado y lo que podría suceder en el futuro, en lugar de estar presentes en el momento actual. Podemos contrarrestar estas tendencias con prácticas posturales que revelen y afirmen el valor del enraizamiento activo, de una columna vertebral erguida y de un corazón abierto. También merece la pena abordar la práctica postural con un movimiento dinámico que sea levemente estimulante e invite de forma natural a estar más presente en el momento y, por lo tanto, evitar la propensión a los pensamientos y emociones negativos habituales.

Cuando añadimos prácticas de respiración, empezando con *ujjayi pranayama* y asana básicos, podemos jugar con las formas en que las cualidades de la respiración afectan a las cualidades de la autoconsciencia. Mientras respiramos, tendemos a sentir una consciencia más expansiva, un espacio interno más amplio y más ligero donde se da un gran potencial para una visión personal más profunda. A medida que exhalamos, tendemos a asentarnos, calmarnos y aquietarnos internamente, sobre todo en la pausa natural que se da cuando estamos vacíos de aire. Mantenerse en una práctica simple de meditación centrada en la respiración (descrita en el capítulo cuatro) puede permitirnos abandonar gradualmente los patrones autolimitantes y autodestructivos de las reacciones mentales y emocionales a los sucesos de la vida, incluso si seguimos expuestos a los desencadenantes mismos de los episodios depresivos. Por lo tanto, es con las prácticas combinadas de asana, *pranayama* y meditación con lo que logramos los efectos más curativos del yoga para la depresión y el insomnio.

Al hacer esta secuencia, intenta seguir el orden de las posturas tal y como se indica aquí. Omite cualquier cosa que no puedas hacer con estabilidad y facilidad. Los alumnos de yoga con más experiencia pueden sustituir su práctica de yoga fluida y estimulante (enfatizando las posturas de pie y de extensión de la columna) como el Vinyasa Flow por la práctica postural dinámica que aquí se da. En mi libro *Secuencias de yoga: como crear magníficas clases de yoga,*[*] se proporcionan

---

[*] Editorial Sirio, 2014.

más de cincuenta prácticas de estilo fluido diseñadas para diferentes niveles de habilidad con diferentes focos físicos.

Cuándo hacer la secuencia de yoga para dormir en caso de depresión y letargo

- Por la mañana o al principio de la tarde.
- Si la haces por la noche, omite el paso 2 y haz las posturas que se dan en la secuencia básica de yoga para dormir del capítulo cuatro después de la secuencia que se da aquí.

Lo que vas a necesitar

- Dos o tres mantas dobladas en una forma rectangular de aproximadamente noventa centímetros de ancho por sesenta centímetros de largo.
- Uno o dos *bolsters* grandes, cojines o almohadas.
- Uno o dos bloques de yoga (o libros muy gruesos).
- Una esterilla de yoga o una alfombra.

Hacer la secuencia

PASO 1: PRÁCTICA POSTURAL DINÁMICA

Sintonizarse: ponte de pie al principio de la esterilla. Si lo deseas, une las palmas de tus manos delante del corazón y respira profundamente varias veces como si inhalases y exhalases desde el centro del pecho. Lleva las puntas de los dedos a la frente, reflexiona y establece una intención clara para esta práctica. Luego lleva las manos de vuelta al corazón y respira tu intención allí para tener la sensación de que la eliges desde lo más profundo de ti.

Ujjayi pranayama: modificando lo menos posible tu comodidad y el flujo de la respiración, abre la boca y exhala como si estuvieras tratando de respirar vaho en un vidrio o espejo. Al hacerlo, siente la respiración en la garganta y cómo, al pasar por las cuerdas vocales, hace un leve sonido de susurro. Mantén este sonido y la sensación de la respiración en la garganta mientras inhalas. Continúa haciéndolo durante tres ciclos de respiración. Sigue respirando con este sonido y mantén la sensación pero con la boca cerrada, usando las sensaciones de la respiración para hacerla más suave y más

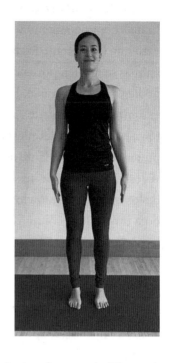

simple. Respira con esta técnica de *ujjayi* (edificante) a lo largo de toda esta práctica.

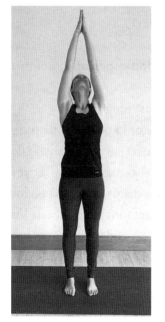

Montaña a brazos alzados a montaña

Sensibilidad especial: parte baja de la espalda, hombros, cuello.
Accesorios: ninguno.
Cómo hacer la postura: más que una postura estática, se trata de un movimiento dinámico realizado en coordinación con la respiración. De pie y erguido, con los

pies separados al ancho de las caderas, enraízate activamente a través de los pies aportando más longitud a la columna vertebral y extiéndete a través de los brazos y los dedos como si los llevaras hacia el suelo. Exhala completamente y rota las manos hacia fuera. En la inhalación, extiende lentamente los brazos hacia fuera y hacia arriba hasta que las palmas se toquen por encima de la cabeza. No pasa nada si las palmas no llegan a encontrarse. En la exhalación, gira las palmas hacia fuera y extiende lentamente los brazos hacia fuera y hacia abajo hasta que estén a los costados del cuerpo (o continúa este movimiento volviendo a juntar las palmas delante del corazón). Al repetir este movimiento diez veces, mantén las piernas fuertemente activas (tensando los músculos de los muslos), enraíza los pies y permanece de pie y erguido creciendo a través de la columna. Al mover los brazos, extiende los brazos y los dedos con tanta fuerza como puedas. Mientras lo haces, visualiza la energía que se irradia desde tu corazón a través de las yemas de los dedos y más allá. Si te resulta cómodo para el cuello, levanta la mirada mientras elevas los brazos; de lo contrario, mira hacia delante.

Respiración del gozo

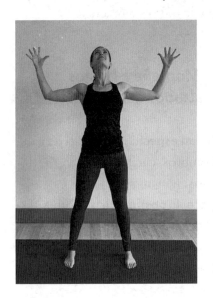

Sensibilidad especial: hombros, cuello.

Accesorios: ninguno.

Cómo hacer la postura: de pie y con los pies separados al ancho de las caderas o más, acerca las yemas de los dedos al pecho con los codos levantados a la altura de los hombros. En cada inhalación, extiende los brazos hacia fuera y hacia atrás, abriendo el pecho mientras levantas la mirada. En cada exhalación, lleva las yemas de los dedos de vuelta al pecho y redondea la parte superior de la espalda mientras diriges la mirada hacia tu corazón. Prueba a hacerlo con una respiración mucho más profunda. Repite de diez a quince veces.

Fuego interno

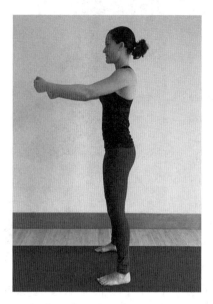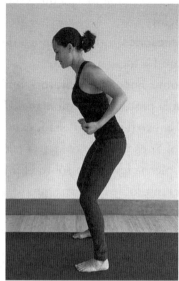

Sensibilidad especial: cuello, hombros.

Accesorios: ninguno.

Cómo hacer la postura: de pie y con los pies separados al ancho de las caderas o un poco más, en la inhalación, extiende ambos brazos hacia delante con las palmas hacia arriba. En cada exhalación, lleva los brazos hacia atrás rápidamente y con fuerza mientras doblas los codos y cierras los puños. Mientras inhalas y extiendes los brazos, mira ligeramente hacia arriba; mientras exhalas y llevas los brazos hacia atrás, mira hacia el abdomen. Si bien usas *ujjayi pranayama* para crear las inhalaciones, en las exhalaciones abre la boca y haz un sonido fuerte y prolongado de «jaaa». Repite de diez a quince veces, luego sacude los brazos y tómate un momento para relajarte y dejar que los efectos se integren.

Postura del árbol

Sensibilidad especial: rodillas (sobre todo en la pierna que está en el suelo).
Accesorios: utiliza el apoyo de una pared si fuese necesario.
Cómo hacer la postura: comienza en la postura de la montaña. Utiliza el apoyo de la pared si fuese necesario. Si es posible, coloca el talón de la pierna levantada sobre el interior del muslo de la pierna que se queda en el suelo. Si no puedes colocar el pie por encima de la rodilla, colócalo por debajo de la rodilla (en la parte

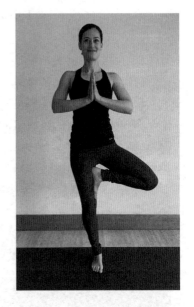

interna de la pantorrilla o el tobillo). Al principio, pon las manos en las caderas o en el corazón; trata de mantener las caderas niveladas, la pelvis neutra y una abducción en la pierna elevada mientras intentas presionar la rodilla doblada hacia atrás. Si estás firme, eleva los brazos y prueba a mirar hacia arriba. Deshaz la postura lentamente.

Postura del triángulo

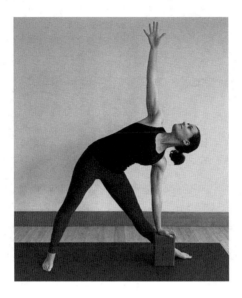

Sensibilidad especial: rodilla de la pierna delantera, cuello, parte baja de la espalda.

Accesorios: bloque, pared (si fuese necesario para equilibrarse).

Cómo hacer la postura: comienza con los pies separados el largo de una pierna; gira el pie izquierdo hacia fuera noventa grados y el derecho ligeramente hacia dentro. Mueve las caderas hacia la derecha, presionando el isquion izquierdo hacia el talón derecho mientras te estiras hacia la izquierda a través de la columna y el brazo hasta llegar al punto de máxima extensión. Luego coloca la mano sobre la parte inferior de la pierna o el tobillo. Quizá quieras mirar hacia abajo para traer más comodidad al cuello. Plantéate llevar inicialmente la mano más arriba en la espinilla para facilitar el alargamiento y una leve rotación de la columna. Las piernas están extendidas y fuertes sin que haya hiperextensión en las rodillas; la rótula de la pierna delantera se eleva y apunta hacia delante. Intenta crecer a lo largo de la columna. Ten cuidado con el cuello y decide si quizá prefieres *no* mirar hacia arriba.

Postura del guerrero II

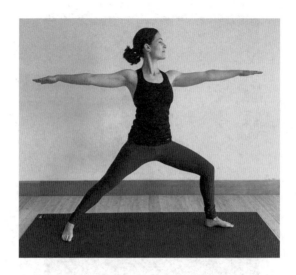

Sensibilidad especial: rodilla de la pierna delantera, hombros, cuello.

Accesorios: ninguno.

Cómo hacer la postura: parte desde la postura de la flexión con ángulo abierto. Gira el pie izquierdo hacia fuera y el derecho ligeramente hacia dentro, dobla lentamente la rodilla izquierda mientras la guías hacia la parte externa del pie; si la rodilla sobrepasa el talón, desliza los dedos hacia delante para que el paso sea más largo. Si comienzas desde la postura del guerrero I, mantén la alineación de la rodilla izquierda mientras presionas el muslo derecho hacia atrás. La rodilla izquierda está alineada directamente sobre el talón (tenderá a caerse hacia dentro); el isquion izquierdo viene hacia dentro; las caderas están niveladas, la pelvis neutra, la pierna derecha firme con el arco levantado; los omóplatos van hacia abajo; la energía sube por la columna y sale del centro del corazón y a través de las puntas de los dedos. Presiona con los pies para salir de la postura.

Postura del ángulo extendido

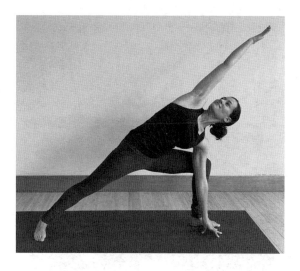

Sensibilidad especial: rodillas, parte trasera del tobillo, parte baja de la espalda, cuello, parte superior del hombro.

Accesorios: bloque.

Cómo hacer la postura: desde la postura del guerrero II, mantén los pies enraizados y extiende el brazo y el costado derecho, colocando inicialmente el codo izquierdo sobre la rodilla izquierda. Llevando los omóplatos hacia abajo, gira el torso para abrirlo, lleva el brazo derecho hacia la pierna derecha, gira la palma hacia arriba para sentir la rotación externa del brazo y luego estira el brazo por encima de la cabeza. Con el tiempo, apoya las yemas de los dedos o la palma de la mano izquierda sobre un bloque o sobre el suelo por el interior del pie izquierdo y, más adelante, por el exterior del pie. Minimiza la flexión lateral de la columna mientras giras el torso para abrirlo. Mantén una línea de energía fuerte desde el pie derecho, que está enraizado, hasta las puntas de los dedos de la mano derecha, que está extendida. Presiona el codo o el hombro izquierdo contra la rodilla para mantener la rodilla alineada y profundizar la rotación del torso. Lleva la mirada hacia las puntas de los dedos de la mano derecha o relaja el cuello y mira al frente o hacia el suelo.

Media luna

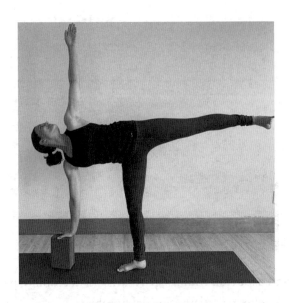

Sensibilidad especial: tobillo y rodilla de la pierna que se queda en el suelo, parte baja de la espalda y cuello.

Accesorios: bloque, pared.

Cómo hacer la postura: haz la transición en etapas desde la postura del triángulo (descrita anteriormente). Dobla la rodilla delantera, coloca las yemas de los dedos unos treinta centímetros por delante del pie delantero (sobre el suelo o sobre un bloque), acerca el pie trasero hacia el pie delantero deslizándolo hasta llevar del todo el peso al pie y la mano delanteros. Luego comienza a extender lentamente la pierna delantera mientras mantienes la cadera trasera rotada y completamente abierta. Otro método para hacer la transición a la media luna es inclinarse hacia un lado desde la postura de pie, apoyando la mano inferior sobre un bloque. Primero lo puedes intentar con la espalda apoyada en una pared. Mantén la rotación externa de las caderas durante la transición, evita que el pie que está en el suelo se gire hacia dentro, extiende la pierna elevada hacia atrás desde la cadera, irradia hacia fuera desde el abdomen y a través de las piernas y la columna, y desde el centro del corazón irradia hacia fuera a través de las puntas de los dedos.

Gato-vaca

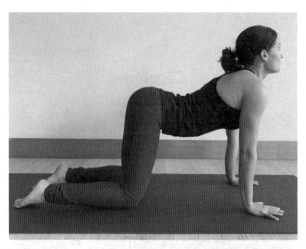

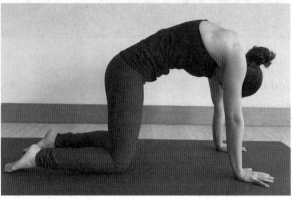

Sensibilidad especial: muñecas, cuello, columna.

Accesorios: ninguno.

Cómo hacer la postura: colócate a gatas y alinea las muñecas debajo de los hombros (o ligeramente por delante de los hombros si tienes muñecas sensibles) y las rodillas debajo de las caderas y separadas al ancho de estas. Con cada inhalación, rota lentamente la pelvis hacia delante para elevar los isquiones mientras creas la sensación de llevar el pecho hacia delante como si quisieses pasar a través de los brazos (si el cuello lo permite, mira ligeramente hacia arriba). Con cada exhalación, invierte la posición arqueando la espalda hacia el cielo como un gato, llevando la frente y la pelvis una hacia la otra. Repite de cinco a diez veces.

Cachorro

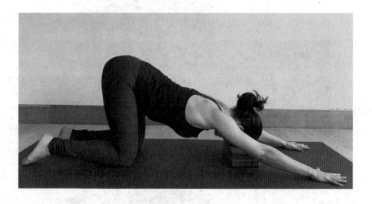

Sensibilidad especial: cuello, parte baja de la espalda, hombros.
Accesorios: ninguno.
Cómo hacer la postura: comienza a gatas con las muñecas debajo de los hombros y las rodillas debajo de las caderas. Lleva los brazos hacia delante desde los hombros y presiona las manos firme y uniformemente sobre el suelo. Intenta rotar los omóplatos hacia fuera separándolos de la columna vertebral. Con cada inhalación, eleva el pecho alejándolo del suelo. Con cada exhalación, estira el pecho hacia el suelo. Repite de diez a quince veces antes de llevar el pecho hacia el suelo hasta un máximo de dos minutos.

Perro bocabajo

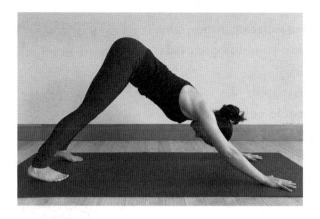

Sensibilidad especial: muñecas, hombros, isquiotibiales, cuello.

Accesorios: ninguno.

Cómo hacer la postura: esta postura estira y fortalece diversas partes del cuerpo, principalmente los brazos, los hombros, las piernas y las caderas. En última instancia, también ayuda a alargar la columna. Colócate a gatas, flexiona los dedos de los pies sobre el suelo e intenta rotar la pelvis hacia delante (elevando los isquiones). Presionando firmemente con las manos (intenta presionar la esterilla con los nudillos de los dedos índices), levanta lentamente las caderas mientras estiras las piernas poco a poco. Si tienes dificultades para estirarlas, prueba a separar más los pies; también está bien mantener las rodillas dobladas. Cuando entres por primera vez en la postura, experimenta pedaleando con las piernas y girando desde el torso. Esto te permitirá entrar más fácilmente en la postura al ir liberando la tensión inicial. Presionando a través de las manos, intenta separar los omóplatos hacia fuera alejándolos de la columna vertebral. Si el cuello te lo permite, alinea las orejas con los brazos para que el cuello esté en su posición natural. Activa los muslos y presiona la parte superior de estos hacia atrás para alargar la columna. Empieza manteniendo esta postura unas pocas respiraciones, descansa a gatas otras pocas respiraciones y luego vuelve a hacerla unos dos minutos, hasta que, gradualmente, llegues a sostenerla. Descansa a gatas o en la postura del niño.

Postura vertical sobre las manos

Sensibilidad especial: manos, muñecas, codos, hombros, parte baja de la espalda.

Accesorios: pared.

Cómo hacer la postura: comienza en el perro bocabajo. Estira una pierna hacia atrás y hacia arriba y mantenla estirada y fuerte. Comienza a saltar desde el otro pie al tiempo que impulsas la pierna elevada hacia arriba. En cuanto la pierna que salta esté arriba, ponla recta y fuerte y llévala junto a la otra pierna por encima de la cabeza. Presionando firmemente con las manos como en el perro bocabajo, primero pon los pies en *flex* y extiéndete hacia arriba a través de 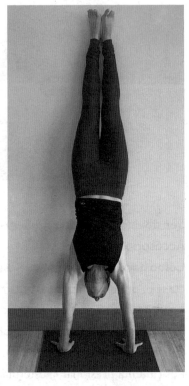 las piernas y los talones, luego apunta y empuja a través de las almohadillas de los pies. Mientras te alargas desde el centro del cuerpo, separa los omóplatos como en el perro bocabajo, activa levemente el abdomen para apoyar la conexión estable del torso y la pelvis, mantén las costillas flotantes hacia dentro y separándolas de la piel mientras presionas el coxis y la pelvis hacia arriba, elévate desde el suelo pélvico, activa una espiral interna desde los fémures y respira mientras llevas la mirada entre los pulgares. Mantén hasta un máximo de un minuto. Lentamente, lleva una pierna hacia abajo, luego la otra y descansa en la postura del niño o en una flexión hacia delante de pie durante varios segundos antes de enderezarte.

Langosta

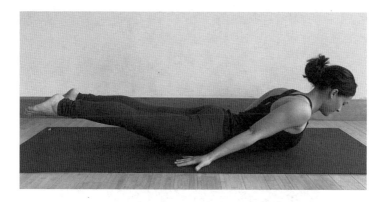

Sensibilidad especial: parte baja de la espalda, cuello.

Accesorios: ninguno.

Cómo hacer la postura: túmbate bocabajo con las palmas de las manos mirando hacia el suelo. Presionando las caderas y los pies firmemente contra el suelo, crea una sensación de irradiar energía hacia abajo a través de las piernas y los pies mientras presionas levemente el coxis hacia los talones. Mantén esta activación de las piernas. En cada inhalación, levanta lenta y ligeramente el pecho del suelo, manteniendo las orejas alineadas con los hombros para que el cuello esté en su posición natural. Si es cómodo para la parte baja de la espalda, eleva las dos piernas al mismo tiempo. En cada exhalación, libera todo lenta y paulatinamente hacia el suelo. Repite este movimiento cuatro o cinco veces y ve probando a elevarte un poco más alto cada vez. La quinta vez que te eleves del suelo, permanece arriba, entrelaza los dedos detrás de la espalda y lleva los brazos hacia arriba alejándolos de la espalda, lo cual aumenta el estiramiento en el pecho. Mantén de cinco a diez respiraciones antes de soltar muy lentamente y volver al suelo. Prueba a repetir la langosta de dos a tres veces.

Arco

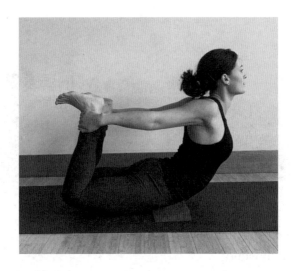

Sensibilidad especial: parte baja de la espalda, hombros.

Accesorios: manta o cuña.

Cómo hacer la postura: tumbado bocabajo, dobla las rodillas y lleva las manos hacia atrás para agarrar los tobillos. Flexiona los tobillos para estabilizar las rodillas. Enraízate desde las caderas y tira de los tobillos para levantar el pecho y las piernas del suelo, mientras presionas el coxis hacia atrás y te expandes desde las clavículas. Intenta balancearte más hacia atrás apoyándote sobre los muslos para levantar el pecho más alto, luego tira de los pies hacia arriba y hacia atrás. En esta extensión, enfócate en la parte media de la columna. Mantén de cinco a diez respiraciones. Si te resulta difícil llevar las rodillas hacia el suelo (para balancearte hacia los muslos), eleva ligeramente la parte superior de las caderas sobre una manta doblada o una cuña. Si no puedes agarrarte los tobillos, haz el puente en lugar de esta postura.

Puente

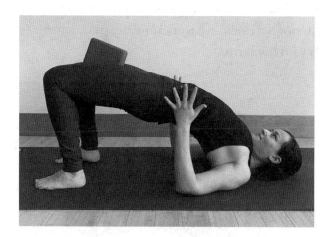

Sensibilidad especial: parte baja de la espalda, cuello, rodillas, hombros.

Accesorios: mantas, bloque.

Cómo hacer la postura: acostado sobre la espalda, desliza los pies cerca de los glúteos, separados al ancho de las caderas y paralelos. Al finalizar cada exhalación, siente la parte baja de la espalda presionar hacia el suelo y el coxis enroscarse hacia arriba. Con esta acción iniciarás la elevación en el puente. Con la inhalación, presiona a través de los pies para elevar las caderas mientras presionas el coxis hacia las rodillas (manteniendo espacio en la parte baja de la espalda). Dobla los codos apuntando con los dedos hacia arriba, luego presiona los codos firmemente hacia abajo en el suelo para expandir más el pecho. Mantén los brazos en esta posición o bien entrelaza los dedos debajo de la espalda y lleva los hombros ligeramente hacia dentro, lo suficiente como para quitarle presión al cuello. Presiona con firmeza a través de los pies para seguir elevando las caderas. Presionando hacia abajo con los hombros, los codos y las muñecas, empuja las puntas de los omóplatos hacia el corazón al tiempo que elevas el esternón hacia la barbilla y amplías la parte alta de la espalda y las clavículas a lo ancho. Mantén de uno a dos minutos. Para soltar, eleva los talones,

extiende los brazos por encima de la cabeza y baja lentamente vértebra por vértebra. Repite de una a dos veces. Si sientes presión en la
parte posterior del cuello al hacer el puente, coloca mantas debajo de
la espalda y los hombros.

Rueda

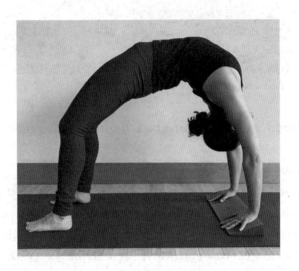

Sensibilidad especial: parte baja de la espalda, muñecas, hombros,
rodillas.

Accesorios: cuña.

Cómo hacer la postura: comienza como en el puente con los pies
paralelos y cerca de las caderas. Coloca las palmas de las manos en el
suelo cerca de los hombros y alineadas con estos. Dispón los codos
para que apunten hacia arriba; si no puedes hacerlo, prueba a separar
las manos un poco más y girar ligeramente las puntas de los dedos
para facilitar la rotación externa y crear la sensación de deslizar las
palmas hacia atrás para enraizar los omóplatos contra la parte trasera
de las costillas. Si te resulta difícil colocar las manos y los codos, prueba a poner las manos sobre una cuña. Con una inhalación, presiona

sobre la parte superior de la cabeza con las caderas levantadas del suelo para reafirmar la posición de los codos y los hombros. Con otra inhalación, estira los brazos tan rectos como puedas. Mantén las piernas activas y alarga el coxis hacia las rodillas. Presiona de forma uniforme con las manos. Mantén de cinco a diez respiraciones. Repite de una a dos veces.

Rodillas al pecho

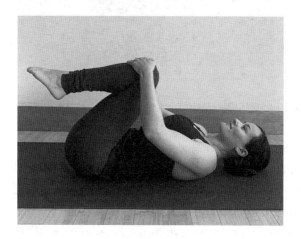

Sensibilidad especial: rodillas, parte baja de la espalda.

Accesorios: ninguno.

Cómo hacer la postura: tumbado sobre la espalda, desliza los pies hacia las caderas y luego agarra las rodillas para acercarlas al pecho. Con cada inhalación, aleja las rodillas del pecho. Con cada exhalación, acércalas un poquito más. Si sientes presión en las rodillas, agárralas desde atrás para que no se doblen del todo. Juega con este movimiento de uno a dos minutos mientras vas soltando la tensión en la zona superior de las piernas, las caderas y la parte baja de la espalda.

Torsión supina

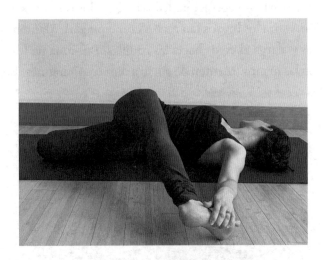

Sensibilidad especial: parte baja de la espalda, rodillas.

Accesorios: bloques.

Cómo hacer la postura: acostado sobre la espalda con las rodillas cerca del pecho, estira la pierna izquierda hacia el suelo. Lleva la rodilla derecha por encima del cuerpo hacia el lado izquierdo para entrar en una torsión del torso. Si tienes problemas de parte baja de la espalda o sientes tensión en esta zona, mantén las rodillas dobladas y colócate un bloque entre las rodillas o debajo de la rodilla inferior antes de entrar en la torsión. Pon más énfasis en mantener los hombros en el suelo que en llevar la rodilla al suelo. Cambia de lado.

Mariposa sobre la espalda

Sensibilidad especial: rodillas, interior de los muslos, parte baja de la espalda.

Accesorios: bloque, *bolsters*, mantas dobladas, bolsas de arena.

Cómo hacer la postura: prepárate para hacer la mariposa como se describe en el capítulo cinco, con mantas dobladas o *bolsters* apilados

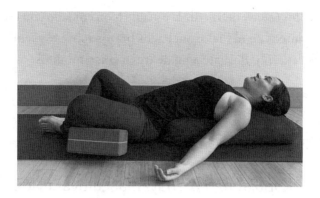

detrás de ti. Reclínate hacia atrás lentamente con las manos en el suelo, relajando la espalda y la cabeza sobre las mantas o los *bolsters*. Coloca bloques debajo de las rodillas si sientes una presión intensa en ellas o en el interior de los muslos. Si deseas un estiramiento más profundo, colócate bolsas de arena sobre las rodillas.

Corazón abierto

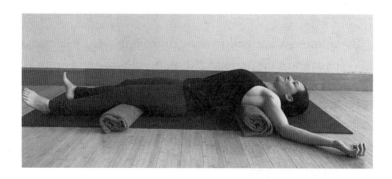

Sensibilidad especial: parte baja de la espalda, cuello.

Accesorios: *bolsters*, mantas.

Cómo hacer la postura: prepárate para tumbarte sobre la espalda y coloca una manta enrollada y uno o dos *bolsters* en la esterilla. Acostado sobre los accesorios, coloca la manta enrollada debajo de las rodillas y los *bolsters* debajo de la espalda (con cuidado con la espalda), con los glúteos en el suelo. Suelta los brazos sobre el suelo a los costados del cuerpo. Relájate aquí de tres a cinco minutos.

PASO 2: PRÁCTICA DE RESPIRACIÓN PARA EQUILIBRARSE ENERGÉTICA Y EMOCIONALMENTE

Kapalabhati pranayama: cultivar la luz

Nota: Esta práctica está contraindicada si sientes ansiedad, tienes presión arterial alta o problemas de corazón o si estás embarazada.

Kapalabhati (de *kapala*, 'cráneo' y *bhati*, 'brillo') *pranayama* energiza la totalidad del cuerpo y crea una sensación estimulante. En la respiración natural, la inhalación es activa (es decir, viene activada por los músculos) mientras que la exhalación es pasiva (el resultado de la contracción de los elásticos pulmones). En *kapalabhati pranayama* es a la inversa: las exhalaciones son activas y las inhalaciones son pasivas.

1. Comienza haciendo varias rondas de *ujjayi pranayama*, calentando y despertando los pulmones mientras activas *mula bandha* (levantando ligeramente el suelo pélvico).
2. Tras completar una exhalación *ujjayi*, inhala hasta la mitad y luego expulsa rápida y repetidamente el aire por la nariz, con una ligera pausa en vacío. El sonido está en las fosas nasales, no en la garganta.
3. La inhalación se da de forma natural.
4. Cuando estés comenzando a desarrollar esta práctica, haz veinticinco exhalaciones rápidas, luego llena los pulmones y retén la respiración por unos segundos antes de liberar el aire y relajarte.

5. Después y en cada ronda sucesiva, lleva la atención a las sensaciones que tengas en la cabeza, donde quizá percibas los efectos calmantes y purificadores de esta práctica.

6. Ve aumentando gradualmente hasta hacer varios minutos de *kapalabhati* sostenido.

7. Completa la práctica de *kapalabhati* con Savasana.

Bhastrika pranayama: la respiración de fuelle

Nota: Esta práctica está contraindicada si sientes ansiedad, tienes presión arterial alta o problemas de corazón o si estás embarazada.

Bhastrika ('fuelles') *pranayama* es parecido a *kapalabhati*, si bien aviva con mayor intensidad las llamas del fuego interno. Explora esta técnica únicamente una vez que te sientas cómodo haciendo la práctica de *kapalabhati*. Aquí tanto las inhalaciones como las exhalaciones se realizan a través de las fosas nasales, de forma vigorosa y en rápida sucesión. A diferencia de *kapalabhati*, no hacemos pausa al final de la exhalación.

1. Comienza en la posición sentada y haciendo *ujjayi pranayama*.

2. Para iniciar *bhastrika*, expulsa fuertemente el aire tras una media inhalación.

3. Haz la siguiente inhalación tan fuerte y rápida como la exhalación y después una exhalación fuerte y rápida para completar una ronda de *bhastrika*. El sonido debería venir de la nariz, no de la garganta.

4. Haz de cinco a diez rondas para terminar con una exhalación y varias rondas de *ujjayi pranayama*; luego repite tres o más veces.

5. Ve aumentando progresivamente el número de ciclos en cada ronda y el número de rondas en cada sesión, para finalmente mantener *bhastrika* de cinco a diez minutos.

6. Descansa en Savasana.

Sitali pranayama: respiración refrescante

El objetivo de *sitali* ('refrescante') *pranayama* es enfriar y calmar el cuerpo físico y la mente. Se puede hacer en cualquier momento, incluso durante la práctica de asana y después de otras técnicas de *pranayama* más fogosas, como *kapalabhati*. Aquí la lengua se saca ligeramente fuera de la boca y los bordes se enrollan hacia arriba para formar un canal. (La capacidad de crear este canal es genética; algunas personas pueden hacerlo, pero otras no. Si eres de las que no pueden, visualiza el canal y continúa con la práctica). Prueba lo siguiente:

1. Siéntate cómodamente, cierra los ojos y relájate.
2. Saca la lengua y enrolla los lados hacia arriba para crear un canal para la humedad.
3. Lenta y profundamente, trae el aire hacia dentro por el canal de la lengua y siente que la respiración se vuelve húmeda y fresca a medida que pasa por la lengua.
4. Luego cierra la boca y exhala lentamente a través de la nariz.
5. Repítelo diez veces y luego relájate.
6. Ve desarrollando progresivamente tu *sitali pranayama* hasta llegar a los quince minutos.

Suryabheda pranayama: estimular la vitalidad

Suryabheda (de *surya*, 'sol' y *bheda*, 'perforar') *pranayama* perfora el *nadi pingala* y activa la energía pránica. Se dice que el *nadi pingala* recibe prana por la fosa nasal derecha. En *suryabheda pranayama*, los dedos se aplican a las fosas nasales para regular la respiración:

1. Siéntate cómodamente y haz varias rondas de *ujjayi pranayama*.

2. Lleva los dedos a las fosas nasales como se describe en la siguiente sección de *nadi shodhana pranayama*, bloqueando la fosa nasal izquierda.

3. Inhala lenta y profundamente por la fosa nasal derecha, cierra ambas fosas nasales y retén la respiración durante unos segundos.

4. Abre la fosa nasal izquierda y exhala lenta y completamente.

5. Esto completa un ciclo de *suryabheda pranayama*. Repite hasta un máximo de treinta minutos seguido de Savasana.

Nadi shodhana pranayama: respiración por fosas nasales alternas

Se dice que esta práctica armoniza los dos hemisferios del cerebro.

1. Siéntate cómodamente y practica *ujjayi pranayama* durante unos minutos.

2. Coloca las yemas de los dedos en un lado de la nariz y el pulgar en el otro lado, justo debajo de la leve hendidura que hay en medio del lateral de la nariz. Intenta colocar los dedos haciendo una presión uniforme en los lados izquierdo y derecho de la nariz y mantener el contacto constante mientras las fosas nasales permanecen completamente abiertas.

3. Mientras sigues con *ujjayi pranayama*, experimenta variando ligeramente la presión de los dedos y volviéndote más sensible a los efectos de estos sutiles ajustes en la presión.

4. Tras una exhalación completa, cierra la fosa nasal derecha e inhala lentamente por la izquierda.

5. En la cresta de la inhalación, cierra la fosa nasal izquierda y exhala lentamente por la derecha.

6. Una vez vacíes el aire, inhala completamente por la derecha, cierra la derecha y exhala por la izquierda.

7. Continúa con esta forma de respiración por fosas nasales alternas hasta un máximo de cinco minutos, mientras cultivas el flujo suave y constante de la respiración y permaneces relajado y tranquilo.

PASO 3: MEDITACIÓN CENTRADA EN EL CORAZÓN

Siéntate cómodamente y junta las palmas de las manos delante del corazón en *anjali mudra*, el sello de reverencia. Lleva la consciencia a la respiración y permite que sea lo más ligera y simple posible. Quédate ahí con la respiración durante aproximadamente un minuto.

Siente tu contacto con el suelo e imagina que la energía se eleva desde la base de la columna hacia la coronilla. Imagina esta energía como una cálida luz blanca que se proyecta hacia el cielo. Mantén las palmas juntas y la consciencia descansando en el flujo sin esfuerzo de la respiración. Con una inhalación eleva las manos con las palmas unidas por delante de la cara y llévalas lentamente por encima de la cabeza como si atravesases ese rayo de luz, enraizándote al tiempo que te extiendes hacia el cielo, sintiendo la amplitud en la totalidad del cuerpo. Mientras exhalas, extiende lentamente los brazos hacia fuera y hacia abajo, con una sensación de llevar esa luz hacia fuera y a tu alrededor mientras colocas el dorso de las manos descansando suavemente sobre las rodillas, con la sensación de estar envuelto cálidamente como en una burbuja de luz nutritiva.

Permanece con la respiración, abre bien los dedos y las palmas de las manos, con una sensación de irradiar energía desde el centro del corazón a través de las yemas de los dedos y la coronilla. Junta las yemas de los pulgares y los índices en *jnana mudra* (la posición meditativa básica de las manos), deja que los pulgares simbolicen todo lo que consideras divino o hermoso en el universo y los dedos índices todo lo que es divino o hermoso en ti, mientras que el contacto de las yemas de los dedos representa esa unción, la unión, la totalidad de estas cualidades (de *ti*).

Respira siguiendo el flujo natural de la respiración y permite que los tres dedos extendidos de cada mano representen tu liberación de las dificultades de la vida que te impiden sentirte más íntegro, feliz y completo (dejando que el miedo, la ira y cualquier apego no saludable dé paso a la satisfacción, la autoaceptación y el amor). Permanece en la luz de esta consciencia y sigue la respiración (respiración a respiración, sin esfuerzo), creando una sensación de autoconsciencia y autoaceptación más profunda en este momento perfecto.

DORMIR MEJOR PARA LOS MÁS JÓVENES Y LOS MÁS MAYORES

El sueño en las diferentes edades

La biología y el tiempo del sueño cambian a lo largo de nuestra vida. Cada edad tiene sus problemas concretos al respecto; los tiempos naturales de sueño y los requisitos de tiempo de sueño varían según la edad y, en cierta medida, de individuo a individuo.[1] Aquí nos centramos en mejorar el sueño de niños (bebés, niños pequeños y niños en edad escolar), adolescentes y adultos mayores. Con respecto a los niños, especialmente a los bebés y los niños pequeños, las pautas que se proporcionan son para los padres, mientras que ofrecemos prácticas de yoga separadas para niños de más edad, adolescentes y adultos mayores. Dependiendo de las condiciones de cada uno, las prácticas proporcionadas en capítulos anteriores y posteriores se pueden hacer en combinación con las pautas ofrecidas para quienes tienen problemas de sueño en estas fases de la vida.

El sueño de los niños

Los fetos rara vez están despiertos, ya que su cerebro dormido, principalmente en el sueño REM, está trabajando intensamente para configurarse. (La mayor parte del movimiento que la madre siente hacer a su bebé nonato es el resultado de la falta de atonía muscular de este). Los bebés suelen estar principalmente dormidos (polifásicamente, ya que se despiertan con frecuencia) porque su cerebro se está desarrollando rápidamente. Los trastornos recurrentes del sueño en los bebés (incluido los debidos al consumo de alcohol, cafeína o nicotina de una madre lactante) están asociados con el autismo.[2] Su sueño finalmente comienza a sincronizarse con el ritmo circadiano alrededor de los seis meses de edad, cuando pasan más tiempo despiertos durante el día pero con siestas aún frecuentes. Alrededor de los cuatro años, un niño tiene un patrón bifásico más parecido al de los adultos, pero duerme unas pocas horas más y hace siestas mucho más largas. Los niños mayores y preadolescentes llegan a igualar el patrón de sueño de los adultos, aunque su proporción de NREM y REM es menor.

Existe mucha más investigación e información sobre los problemas de sueño que sufren los adultos y los ancianos que sobre los de los niños (desde la infancia hasta la adolescencia), y la educación y la formación en pediatría y psicología infantil prestan poca atención al sueño.[3] En consecuencia, los problemas de sueño de los niños se suelen tratar de la misma forma que los de los adultos y recurriendo normalmente a medicamentos recetados. Sin embargo, remontándonos por lo menos hasta 1545, fecha en la que se publicó *The Boke of Chyldren* [El libro de los niños], de Thomas Phaire, el primer libro de texto de pediatría y en el que se habla de «vigilia desmedida» (insomnio), «cólicos y sonidos en las tripas» (cólico infantil) y «orinarse en la cama», sabemos que los niños tienen algunos problemas de sueño en común con los adultos y otros que son en gran medida exclusivos de su edad. El conocimiento de los problemas de sueño de los niños ha aumentado desde el comienzo de la Edad Moderna, en el siglo XVI, pero la medicina del sueño y la psicología infantil siguen otorgando poca importancia al carácter distintivo de estos problemas. El *ICSD*, por ejemplo, reconoce apenas de pasada las condiciones y experiencias únicas de los niños con el sueño. El yoga tampoco hace gran cosa a la hora de abordar el sueño y otras afecciones de salud de los niños, y tanto la literatura de yoga antigua como la moderna permanecen en silencio a este respecto.

La naturaleza especial de los problemas de sueño de los niños radica en los cambios en la fisiología del sueño durante el desarrollo infantil.[4] Como se mencionó anteriormente, los bebés y los niños muy pequeños pasan una proporción mucho mayor de su sueño en la fase REM, lo cual refleja el desarrollo intensivo de la red neuronal que tiene lugar en el cerebro joven. Como ya se ha señalado, el reloj circadiano de un bebé no se desarrolla hasta alrededor de los seis meses de edad, lo cual provoca despertares durante toda la noche que los padres pueden aceptar amorosamente, a menudo turnándose para minimizar sus propios trastornos del sueño (tan bien escenificados por Charlize Theron en la película *Tully*). Los niños pequeños continúan necesitando más horas de sueño que los adultos, aunque no suelen tenerlas.

Los patrones de sueño de los niños se ven profundamente afectados por las actitudes y comportamientos de sus padres. Si los padres interactúan de forma constante, amorosa, tranquilizadora y reconfortante con su hijo, este se siente seguro al acostarse y conciliar el sueño. Si irse a la cama es consecuencia de un castigo, los niños llegan a asociar la cama con sentimientos negativos. Si se van a la cama en mitad de un episodio de ira de los padres, temen dormir. Si se tienen en cuenta las diversas formas de maltrato infantil (incluido el abuso sexual y la exposición a la violencia doméstica), no es sorprendente que algunos niños se resistan a acostarse, tengan dificultades para dormir una vez en la cama o suelan tener pesadillas una vez dormidos.[5]

Mientras que los problemas de sueño de los adultos tienden a ser crónicos, los de los niños suelen ser transitorios y generalmente forman parte del desarrollo infantil normal. Por ejemplo, las amígdalas y las adenoides agrandadas, que pueden causar ronquidos y apnea obstructiva del sueño, son habitualmente normales y se resuelven por sí mismas. A medida que los bebés se desarrollan, van obteniendo gradualmente un acercamiento circadiano hacia la luz que los lleva a un sueño más regular. Las respuestas de los padres y los médicos a los problemas de sueño de un niño suelen ser un problema mayor que los problemas de sueño del niño en sí mismos, especialmente cuando hay una tendencia a diagnosticar mal o sobrediagnosticar (por ejemplo, asumir que la resistencia de un niño al sueño es un signo de TDAH) y, por lo tanto, recurrir prematura e inapropiadamente a somníferos.[6]

Con esto no se pretende minimizar la importancia de los problemas de sueño de los bebés, niños pequeños y adolescentes, cuyos efectos pueden afectar al desarrollo cognitivo, la función cognitiva, el equilibrio emocional, la energía física y la función del sistema inmunitario. Sin embargo, la tendencia a emitir juicios apresurados sobre los problemas de sueño de un niño lleva a etiquetados y tratamientos que pueden ser injustificados e innecesarios. En muchos casos, existe un problema subyacente de comportamiento o de relaciones (a menudo enraizado en el comportamiento de los padres) que hace que un niño tenga dificultades para dormir bien.[7]

Bebés

Con las siguientes ideas y consejos, puedes ayudar a tu hijo a desarrollar hábitos saludables de sueño desde el momento en que nace:

- Recuerda que los recién nacidos tienen sueño polifásico: sus dieciséis a diecisiete horas diarias de sueño se dan en fragmentos breves a lo largo del día y la noche, a menudo durante solo una o dos horas seguidas divididas en partes iguales entre el día y la noche.

- En los primeros dos años de vida, el sueño nocturno aumenta gradualmente de aproximadamente ocho o nueve horas a aproximadamente once horas, mientras que el sueño diurno disminuye gradualmente de aproximadamente ocho horas a aproximadamente dos horas.

- A los seis meses, la mayoría de los bebés comienzan a dormir toda la noche, con unas diez horas de sueño nocturno y unas cuatro horas de sueño diurno.

- Alrededor de los seis meses, muchos bebés tienen dificultad para conciliar el sueño o experimentan despertares nocturnos, principalmente debido a ansiedad por separación (no entienden que las separaciones son temporales) o a sobrestimulación.

- Quedarse dormido depende de la somnolencia, que se puede ver en los bebés que bostezan, se frotan los ojos y se ponen inquietos. La mayoría de los bebés se duermen fácilmente al tener sueño.

- Expón a tu bebé a la luz del sol por la mañana y durante el día, ya que está desarrollando su producción natural de melatonina.

- Cuando alimentes a tu bebé antes de irse a dormir por la noche o durante la alimentación nocturna, mantén la habitación con iluminación tenue y tranquila, y minimiza los estímulos.

- Puedes ayudar a tu bebé a conciliar el sueño poniéndolo en su cuna (no en tu cama) cuando tiene sueño pero todavía está despierto; de esta forma lo ayudas a aprender a quedarse dormido en la cama.

- Sigue el mantra de la American Academy of Pediatrics ('academia estadounidense de pediatría'): «De espaldas, cada siesta y todas las noches», y coloca a tu bebé en una cuna de superficie firme sin almohadas ni mantas para reducir el riesgo de asfixia.

- Si eres la pareja o ayudante de la madre y notas que esta se queda dormida con su bebé en el pecho, llévalo a su cuna.

- Alrededor de los seis meses, coloca a tu bebé en su cuna mientras está despierto y tranquilízalo con palabras suaves y reconfortantes mientras permaneces sentado junto a la cuna. Cada noche consecutiva, vete alejando gradualmente de la cuna.

- No acuestes a tu bebé meciéndolo constantemente o con lactancia.

- Si tu bebé llora una vez en la cuna, déjalo llorar mientras lo tranquilizas durante unos minutos, sin levantarlo.

- A medida que crece tu bebé, disminuye gradualmente el tiempo de las siestas para aumentar la presión del sueño, pero no te las saltes.

- Alrededor de los doce meses, dale a tu bebé un animal de peluche blando (a los bebés más pequeños no se les debe dar objetos blandos con los que dormir debido al mayor riesgo de síndrome de muerte súbita del lactante).

- Antes de poner a tu bebé en la cuna, dedica de cinco a diez minutos a abrazarlo, mirarlo a los ojos, cantarle en voz baja y calmarlo. En YouTube encontrarás mucha música muy dulce y agradable para dormir bebés que quizá tú también disfrutes.

Niños pequeños y preescolares

Como todos los padres saben, las dificultades de los niños para dormir pueden ser mayores a medida que van dejando atrás la etapa de bebé y entran en los fascinantes años de la niñez. Los factores emocionales son cada vez más importantes mientras tu hijo va adquiriendo más experiencia en el ámbito de la familia y otras relaciones humanas. Sopesa estos consejos para ayudarlo a superar cualquier tendencia a resistirse a irse a la cama, y para que pueda quedarse en la cama y dormir toda la noche.

- Enseña a tu niño pequeño a dormir creando la estructura y la interacción que hacen que acostarse y quedarse dormido sea más natural y placentero.
- Crea un ritual familiar para la hora de acostarse e implica a tus hijos en su diseño en la medida de lo posible.
- Enumera y numera las actividades previas al sueño de forma concreta: guardar juguetes, ponerse el pijama, cepillarse los dientes, contar o leer historias (¿cuántas?), cantar canciones de cuna, compartir abrazos (¿por cuánto tiempo? ¿cuántos?), luces tenues, cerrar persianas, apagar la luz.
- Ten en cuenta los cuatro consejos para la hora de acostarse de la American Academy of Pediatrics: (1) bañarse (aumenta la temperatura corporal central, lo que ayuda a conciliar el sueño); (2) cepillarse los dientes (que significa el fin de la comida); (3) libros (una forma maravillosa de proporcionar consuelo amoroso), y (4) hora de acostarse (un tiempo coherente en una cama bien hecha y acogedora).
- Sigue el plan para que se convierta en una rutina regular y sé coherente con la hora de acostarse para que haya hábitos más saludables y menos sorpresas.
- En el tiempo que paséis juntos de noche, mantén el estado de ánimo positivo preguntándoles acerca de su día, diciéndoles cosas que afirmen tu amor por ellos (puede ser tan simple como comentar algo que los viste hacer en algún momento del día), y refuerza la sensación de seguridad al dormir.
- Permite que tu hijo se lleve un juguete u objeto seguro favorito a la cama. Esto lo ayudará a sentirse cómodo para conciliar el sueño y a volverse a dormir si se despierta durante la noche.
- No debe haber ningún dispositivo electrónico en la habitación (aplicable tanto a adultos como a niños). Plantéatelo así: si no

le darías a tu hijo una taza de café o refresco estimulante, sé coherente y no le des un dispositivo electrónico estimulante para jugar antes de acostarse o una vez en la cama. ¡Los dos interfieren en la química del cerebro!

- Recompensa a los niños por acostarse y quedarse en la cama durante todo el tiempo de dormir, pero no les regañes ni hagas asociaciones negativas con el sueño.

- Si se levantan de la cama, llévalos de regreso mientras escuchas lo que te dicen y respondes de manera calmada y amorosa, aliviando cualquier ansiedad mientras eres coherente con el principio de permanecer en la cama.

- Si tu hijo siente miedo, consuélalo si tuvo una pesadilla diciéndole que está en su imaginación y que se encuentra a salvo. Déjale una luz nocturna muy tenue y la puerta ligeramente abierta, y recuérdale que estás cerca y que siempre lo mantendrás a salvo. Limita la exposición a películas e imágenes de miedo.

- Si tu hijo te llama, espera al menos varios segundos antes de responder y alarga gradualmente la espera mientras le aseguras que estás cerca. Si entras en su habitación, mantenla tenuemente iluminada y tranquila mientras lo calmas. Poco a poco, vete quedando más lejos de su cama cuando entres, hasta tranquilizarlo sin entrar en absoluto, recordándole siempre que es hora de irse a dormir.

- Enséñale a tu hijo a relajarse usando las prácticas de respiración y posturales que aparecen en el capítulo cuatro. Haz que sea divertido. Si quieres más ideas, consulta *Buenas noches, yoga* de Mariam Gates, un tierno libro para niños muy bien documentado.

Niños en edad escolar

La fisiología de los niños pequeños los convierte en buenos durmientes de forma natural. La coherencia y la seguridad emocional siguen estando entre los factores más importantes para un sueño saludable a medida que los niños comienzan el colegio y expanden sus círculos sociales. La perturbación de las rutinas regulares supone un nuevo desafío, debido a los diferentes horarios durante la semana y los fines de semana (al igual que para adolescentes y adultos), las largas vacaciones escolares y el largo periodo estival sin colegio. Considera estas ideas:

- Invita a tu hijo a actualizar contigo el ritual familiar antes de acostarse ahora que ya va a la escuela.
- Evalúa las sugerencias apropiadas para cada edad ofrecidas anteriormente para niños pequeños y preescolares.
- Muchos niños experimentan dificultades en la escuela debido a causas que van desde las relaciones con sus compañeros y adultos hasta el aprendizaje y los desafíos del patio de recreo. Conversa diariamente con tu hijo sobre su día escolar y bríndale apoyo emocional y tranquilidad. Esto lo ayudará con su sueño, y dormir mejor ayuda con todo lo que sucede en el colegio.
- Mantén simples y manejables los rituales a la hora de acostarse e intenta conservarlos (con cierta flexibilidad) incluso los fines de semana.
- Dale a tu hijo opciones nocturnas sobre qué libros leer juntos, qué canciones de cuna cantar y qué animal de peluche llevarse a la cama.
- Intenta mantenerte cercano al horario habitual de acostarse los fines de semana y en vacaciones.
- Sigue enseñándole a tu hijo a relajarse usando las prácticas de respiración y posturales que aparecen en el capítulo cuatro, y haz siempre que sea divertido. Al usar *Buenas noches, yoga*, comienza a animar a tu hijo a que cree sus propios movimientos y posturas siempre que sean relajantes.

- Juega con la secuencia 32 (para niños de primaria) de mi libro *Secuencias de yoga: cómo crear magníficas clases de yoga*.

La mayoría de los niños que practican yoga lo hacen imitando a sus padres. Sin duda, los niños pueden beneficiarse de hacer yoga regularmente tanto como los adultos, desarrollando o manteniendo la flexibilidad, la fuerza, la coordinación y el equilibrio en sus cuerpos mientras reducen el estrés y obtienen una perspectiva más positiva de la vida. Sin embargo, el yoga que practican los padres puede no ser el apropiado para los niños. Es importante que se tenga en cuenta la etapa de desarrollo del niño. Su cuerpo está aún creciendo, sus huesos son más suaves y sus ligamentos más elásticos. Asanas que proporcionan un estrés saludable a los huesos de un adulto pueden suponer un estrés excesivo para los huesos de un niño. Un gesto que implique el rango máximo de movimiento en una articulación adulta puede estirar demasiado los ligamentos de un niño, lo cual lleva a la inestabilidad a largo plazo de la articulación. Aunque parezca que los niños pueden correr y jugar sin cansarse nunca, las clases de yoga para adultos, generalmente de una hora a una hora y media, pueden fatigarlos. Si bien muchos adultos disfrutan haciendo yoga en una habitación con la calefacción alta, un niño que practicase en la misma habitación sería muchísimo más propenso al agotamiento por calor.

Muchas de las posturas de yoga más sencillas y comunes están contraindicadas en los libros de información general sobre ejercicio físico para niños. Por ejemplo, en California Department of Education's Physical Education Framework for California Public Schools ('marco de educación física para las escuelas públicas del departamento de educación de California') se enumeran diversas posturas que imitan, o son idénticas, a las posturas básicas de yoga como contraindicadas para todos los niños, desde la guardería hasta el final de la educación secundaria. Aquí se incluyen: postura de la silla (Utkatasana), postura de flexión hacia delante de pie (Uttanasana), postura del arado (Halasana), postura sobre los hombros (Salamba Sarvangasana), postura del triángulo extendido (Utthita Trikonasana), la posición de los brazos en la postura del guerrero II (Virabhadrasana II) y postura del ángulo atado (Baddha Konasana, más conocida como mariposa en el yoga para niños).[8] En varios casos, la alternativa que se recomienda parece más arriesgada que la posición contraindicada: una estocada alta con la rodilla proyectada más allá del pie es la alternativa a Baddha Konasana, mientras que una versión avanzada de la postura del sabio Marichi (Marichyasana A) se ofrece como alternativa a Uttanasana.

Hay que entender que la mayoría de los niños son activos por naturaleza (a menos que se les inculque un estilo de vida sedentario), y que con el yoga se les está ofreciendo la oportunidad de canalizar su actividad física en formas concretas que ayuden a desarrollar una consciencia más aguda de estar en sus cuerpos.

Utiliza estos consejos para ayudar a tus hijos a explorar lúdicamente el yoga:

- Escúchalos, pues los niños te enseñarán cómo guiarlos.
- Recuerda que los niños pequeños son creativos por naturaleza y que expresarán espontáneamente su creatividad con las posturas.
- Ofréceles el yoga como una forma de juego más que como una práctica disciplinada, para que tengan una sensación de libertad en su exploración física.
- Limita la práctica a un intervalo de tiempo de entre veinticinco y cuarenta y cinco minutos, según la forma física.
- Enseña *ujjayi pranayama* a tus hijos, pues los calmará.
- Guíalos a sentir los movimientos y las sensaciones generales que se dan en sus cuerpos con las fluctuaciones de la respiración.
- Acompaña las posturas con historias, música y juegos para que participen más plenamente.
- Maximiza el uso de los nombres de posturas que hacen referencia a la naturaleza, como árbol, rana, gato, cobra, mariposa,

etc., y fomenta formas imaginativas y expresivas de dar vida a estas posturas al «actuarlas».

- Mantén las posturas sencillas. Ten en cuenta que los niños pequeños son muy flexibles y por lo tanto se pueden estirar más de la cuenta fácilmente.

- Mantén la habitación a una temperatura moderada y cómoda. Que los niños hagan yoga en una habitación con una temperatura superior a los veinticuatro grados centígrados no les aporta ningún tipo de beneficio.

- Ten en cuenta que los niños son diferentes entre sí y pueden beneficiarse de secuencias que aborden su singularidad.

- Al trabajar con niños hiperactivos, ayúdalos a canalizar su energía ofreciéndoles secuencias que contengan movimiento. Las asanas de pie y de equilibrio son una manera magnífica de hacer que estos niños canalicen su energía más impulsiva de forma saludable.

- Utiliza una visualización creativa en Savasana (postura del cadáver, que puedes llamar postura de descanso) para fomentar la relajación. Léeles un relato corto mientras están en Savasana.

Adolescentes

Durante la adolescencia se da un cambio significativo en el tiempo de sueño y en el ritmo circadiano. Con la llegada de la pubertad, los tiempos de nuestro núcleo supraquiasmático se adelantan, con independencia de la geografía, la cultura y las expectativas de los padres. Esto hace que sea cada vez más natural que los adolescentes se vayan a dormir más tarde y se despierten unas horas después por la mañana.[9] También pasan más tiempo en el sueño NREM, ya que sus cerebros están modelando la arquitectura neural para que tenga un rendimiento más eficiente y efectivo, lo que hace que sea más difícil despertarlos y que en esta época de sus vidas tengan una buena eficiencia del sueño. Este patrón se da desde la pubertad hasta alrededor de los veintidós años.

Pedirle a tu hijo de quince años que se vaya a dormir antes de las once de la noche y se despierte ocho horas después va totalmente en contra de lo que está sucediendo con la química de su cuerpo. El desarrollo saludable de los adolescentes, incluido el aprendizaje académico, se resiente cuando los obligamos a dormir, despertarse y aprender en un horario diseñado para las necesidades de los padres y las instituciones de la sociedad moderna (los horarios escolares están trazados según las necesidades de las empresas, agencias gubernamentales y quienes trabajan en ellas). En consecuencia, el 80 % de los adolescentes duermen menos de las nueve horas por noche que necesitan para un desarrollo y funcionamiento saludables. El problema se ve agravado por la expectativa errónea de que pueden irse a dormir a la misma hora que sus padres (o antes), pues no se tiene en cuenta el cambio en sus ritmos circadianos que los hace tener sueño unas tres horas más tarde que los adultos. Esto tiene importantes efectos nocivos en el rendimiento escolar, las habilidades sociales y el equilibrio emocional.

Existen numerosos factores que exacerban los problemas de sueño y salud de los adolescentes. Muchos adolescentes lidian con cuestiones de identidad personal, individualización, sexualidad, relaciones interpersonales y sociales, violencia y presión académica. La mala alimentación, la falta de ejercicio saludable, la obesidad, los trastornos alimentarios, el abuso de drogas, el tabaquismo y las consecuencias (o posibles consecuencias) de un comportamiento arriesgado contribuyen aún más a las preocupaciones, la ansiedad y la depresión, que a su vez se suelen presentar como causantes de los problemas para dormir durante la adolescencia. Este cúmulo de factores también hace que el suicidio sea la segunda causa principal de muerte a esta edad (con tasas crecientes en todo Estados Unidos en los últimos años).[10]

No es de sorprender que los enfoques médicos y psiquiátricos convencionales de los problemas de sueño de los adolescentes suelan prescribir una modificación del comportamiento, cronoterapia (el uso de luz brillante para cambiar el tiempo de la fase del sueño) y medicamentos, en lugar de respetar los cambios en la fisiología del adolescente y modificar los horarios institucionales que exacerban los efectos de estos cambios.[11] Un aumento reciente de la investigación sobre la etiología y las asociaciones de los problemas de sueño en los adolescentes, que con frecuencia son complejos, está potenciando una mayor sutileza tanto en la comprensión como en el tratamiento.[12] Los enfoques más humanistas e ilustrados están cambiando los horarios de inicio de las clases, y empieza a haber evidencia de que un mejor sueño reduce los comportamientos arriesgados, la incidencia de depresión y los accidentes automovilísticos de los adolescentes (la principal causa de mortalidad adolescente en Estados Unidos), al tiempo que mejora el rendimiento académico de los estudiantes.[13] Las sugerencias para mejorar el sueño de los adolescentes que se ofrecen aquí se centran en la higiene del sueño y en el yoga, pero los padres interesados se podrían beneficiar de colaborar con las administraciones escolares locales y regionales para cambiar los horarios de inicio de las clases, de forma que se adapten a las necesidades naturales de sueño de los adolescentes.

A pesar del retraso en la fase de sueño de los adolescentes, es importante estimularlos para que el sueño saludable sea una prioridad en sus vidas. Al igual que los niños más pequeños, los adolescentes tienden a dormir más los fines de semana, lo cual complica sus problemas de sueño durante la semana. Incluso si duermen menos de nueve horas por noche, es importante tener constancia en los horarios de sueño y vigilia. También es importante eliminar la cafeína al final del día, ya sea de las llamadas bebidas energéticas, refrescos, café, té o chocolate. Asimismo se debe reducir la exposición a las pantallas LED (teléfonos, tabletas, ordenadores) en la hora o dos horas anteriores a acostarse. Y al igual que los niños más pequeños y los adultos, los adolescentes necesitan una habitación que sea su refugio para dormir: tranquila, oscura, fresca y cómoda.

Yoga para dormir mejor en la adolescencia

Si eres un adolescente, revisa las pautas para los niños en edad escolar y luego avanza a partir de ahí según te vayas sintiendo con las posturas. Aplicable a todos los adolescentes: ten en cuenta otras condiciones más amplias de tu vida, con especial atención a las tendencias hacia la hiperexcitabilidad, el letargo y la depresión; luego consulta los capítulos cuatro a seis para conocer las prácticas apropiadas. Limita tus prácticas a una duración de cuarenta y cinco a sesenta minutos, dependiendo del estado físico, sin olvidar que muchos adolescentes disfrutan asistiendo regularmente a clases de yoga que duran hasta noventa minutos.

Los adolescentes con problemas para dormir se beneficiarían de practicar yoga por la mañana temprano. Si practican por la noche, debe ser al menos dos horas antes de acostarse. Algunos estudios tienen clases de yoga diseñadas para adolescentes. Sin embargo, a menudo son iguales a las ofrecidas para adultos pero de menor duración. Trata de encontrar clases que permitan la creatividad, que sean divertidas, pero también que te inviten a explorar la autoconsciencia y la autodisciplina. Recuerda que muchos adolescentes sufren de cansancio crónico debido a un sueño inadecuado; al principio, puede que no te sientas motivado, pero una vez que comienza la clase, la mayoría de los adolescentes se empiezan a interesar.

Como consecuencia del cansancio y por razones emocionales, muchos adolescentes (al igual que muchos adultos) tienen una postura encorvada que no es saludable para la columna vertebral y que inhibe la respiración. Es importante asistir a clases de yoga que enfaticen el enraizamiento estable, que es la base para establecer la forma natural y neutra de la columna vertebral. Haz la técnica de respiración básica de *ujjayi pranayama* y explora cómo, al respirar profundamente, puedes potenciar de forma más natural una postura saludable.

Juega y explora posturas que sean apropiadas pero supongan un reto. Al hacerlo, ten en cuenta que tu cuerpo aún se está desarrollando y que no es saludable para ti entrar en rangos de movimiento extremos o mantener posturas complejas durante largos periodos de tiempo. Para ayudar a contrarrestar los efectos de las posturas encorvadas, sería ideal que las clases para adolescentes incluyesen extensiones para la columna fáciles como la postura del puente (Setu Bandha Sarvangasana), que son algo estimulantes. Después de las extensiones de la columna, las torsiones sencillas ayudan a reducir la tensión en la totalidad de la columna y las flexiones hacia delante ayudan a calmarse tras una clase. Para los adolescentes que son hiperactivos o están hiperexcitados o sobrestimulados, hacer Savasana (postura del cadáver) de cinco a siete minutos puede ser muy relajante.

Aunque a muchos adolescentes (y adultos) no les atrae en absoluto la idea de la meditación (algo que va cambiando a medida que las prácticas de yoga y atención plena entran a formar parte de la cultura dominante), la mayoría se muestra receptiva cuando se desmitifica y se resaltan los beneficios potenciales de esta práctica. Hay que recordar que la meditación no consiste en lograr tener la mente en total quietud, sino más bien en permitir que esta se asiente y en llegar a una consciencia más sosegada y clara. Las prácticas de meditación de los capítulos cuatro a seis son apropiadas para ti.

¡Disfruta explorando el yoga y sabiendo que te ayudará con tu sueño y tus niveles de energía!

Adultos de más edad

A partir de la mediana edad, nuestra arquitectura del sueño y nuestros patrones de sueño empiezan a cambiar paulatinamente.[14] Más adelante, en la vida nos enfrentamos a otros cambios en nuestras tendencias del sueño, como los provocados por los sofocos de la menopausia, el debilitamiento de la vejiga y el ritmo circadiano levemente regresivo de la edad avanzada. El ritmo circadiano en los adultos mayores se mueve de manera opuesta al de los adolescentes, lo cual hace que el sueño profundo de onda lenta de la adolescencia se desvanezca progresivamente a medida que el ritmo está cada vez menos sincronizado con los patrones de luz natural, y el inicio del sueño natural se da antes en la noche.[15] Si una persona mayor dormita intermitentemente de acuerdo con su reloj circadiano en lugar de irse a dormir por la noche, su presión del sueño disminuye y tiende a tener un sueño más fragmentado. Esta situación conduce a una mayor tendencia a hacer la siesta al día siguiente, a volver a adormilarse por la tarde y a un problema creciente para tener un sueño saludable.

Alcanzar el sueño profundo se vuelve cada vez más difícil a medida que superamos la mediana edad, y el sueño REM disminuye según nuestro ritmo circadiano se desincroniza (el SNQ se deteriora, la secreción natural de melatonina disminuye y la exposición a la luz tiende a disminuir).[16] En la edad avanzada, el inicio del sueño se da más temprano en la noche, con el despertar posterior mucho más temprano por la mañana. Aunque pasen en la cama periodos más largos, la eficiencia del sueño y el tiempo total de sueño de los ancianos es mucho menor.[17]

Estas tendencias hacia el sueño fragmentado, más liviano y más breve de los adultos mayores se ven exacerbadas por varios factores. Las mujeres a menudo experimentan insomnio debido a algunos de los efectos de la menopausia, incluidos los sofocos, los sudores nocturnos y la depresión.[18] Debido al agrandamiento de la próstata, los hombres mayores tienden a sufrir de nocturia creciente, se despiertan varias veces durante la noche para orinar y su fragmentación del sueño está asociada con una disminución de las habilidades motoras. La artritis, las dificultades respiratorias, los problemas cardíacos y las enfermedades demenciales (alzhéimer, párkinson, cuerpos de Lewy y otros cambios neurológicos) pueden conducir a una mayor dificultad para conciliar el sueño y permanecer dormido.[19] La depresión y la ansiedad derivadas de estas afecciones, y de otras circunstancias más amplias de la larga vida de la persona, pueden empeorar los problemas de sueño, mientras que la fragmentación y la reducción del tiempo de sueño hacen que la depresión y la ansiedad sean más probables y más graves.[20] Los medicamentos recetados para tratar estos trastornos y otras afecciones de la salud, que van desde betabloqueantes y broncodilatadores hasta diuréticos y medicamentos psiquiátricos, pueden contribuir a alterar aún más el sueño. Al alterarse más el sueño, la función cognitiva y las habilidades motoras disminuyen, lo cual puede ser especialmente problemático, dado que aumenta el riesgo de caídas y fractura de huesos, cuya fragilidad va en aumento.[21]

Entre estas condiciones de alteración del sueño de los ancianos, encontramos tres trastornos primarios del sueño: (1) respiración con trastornos del sueño (desde ronquidos hasta apnea del sueño), (2) movimiento periódico de las extremidades y síndrome de piernas inquietas y (3) trastorno del comportamiento del sueño REM en el que se atenúa la atonía muscular y se crea la sensación de estar actuando los propios sueños.[22] Estos trastornos se suelen tratar de la misma manera que en las personas más jóvenes, mediante dispositivos para la respiración con trastornos del sueño y medicamentos para trastornos relacionados con el movimiento.

El tratamiento convencional de los cambios del ritmo circadiano y el insomnio en los adultos mayores (que están relacionados pero a menudo son distintos, por lo cual es importante una evaluación y un tratamiento individualizados) es básicamente el mismo que para los adultos más jóvenes: TCC y medicamentos. La higiene del sueño debe seguirse lo mejor posible, incluida la reducción de la ingesta de alcohol, que es particularmente problemática para los adultos mayores pues agrega un segundo factor contribuyente a la fragmentación del sueño, el despertar temprano y el riesgo de caídas al caminar hacia el baño durante la noche. A diferencia de las personas más jóvenes con insomnio o alteraciones del ritmo circadiano (incluido el desfase horario o el trabajo por turnos), el adelanto de la fase hacia un inicio del sueño y un despertar más tempranos en los ancianos destacan la importancia de que estos se expongan más a la luz natural y brillante del final de la tarde y noche, mientras se minimiza la exposición a la luz brillante de la mañana.[23]

Yoga para dormir mejor en adultos mayores

Dependiendo de tu condición física general y de tus condiciones de salud, las prácticas que se ofrecen en los capítulos cuatro a seis son apropiadas para adultos mayores. ¡Explóralas! Si eres un adulto mayor con un trastorno del sueño relacionado con la respiración, consulta el capítulo ocho para obtener orientación. Si eres un adulto mayor con movilidad muy limitada, fragilidad o dificultad para mantener el equilibrio, consulta el capítulo nueve para conocer las posturas de yoga más accesibles que se pueden hacer con una silla corriente. Si tienes osteoartritis, ten cuidado con la presión en las articulaciones y deshaz las posturas si sientes cualquier dolor agudo. Si padeces de osteoporosis avanzada, no hagas flexiones hacia delante, pues pueden causar lesiones graves en la columna. Aplicable a todo el mundo: haz que la respiración sea el núcleo de tu práctica de yoga y explórala como si fuese un barómetro inteligente que te indica hasta dónde llegar.

Capítulo

8

SECUENCIA DE YOGA PARA LA APNEA DEL SUEÑO

Apnea del sueño

La apnea del sueño, que a menudo se asocia con los ronquidos, es el tipo más común de trastorno respiratorio relacionado con el sueño. En la apnea central del sueño (ACS), el cerebro no puede controlar la respiración; se da en aproximadamente el 1 % de los adultos de cuarenta años o mayores.[1] No existe evidencia de que el yoga pueda ayudar directamente en estos casos. Por otro lado, con la apnea obstructiva del sueño (AOS), que se da en aproximadamente el 7 % de la población en general (principalmente en hombres con sobrepeso mayores de cuarenta años), el yoga sí que puede ayudar.

El enfoque médico de la apnea del sueño se centra principalmente en la gestión en lugar de en el tratamiento. La herramienta de gestión más corriente es un dispositivo de presión positiva continua en la vía aérea (CPAP, por sus siglas en inglés) que utiliza aire a presión para mantener a la fuerza la apertura de la vía aérea. Las obstrucciones nasales, faríngeas y de otros tipos se suelen abordar con cirugía. Otras herramientas de gestión son la neuroestimulación, los medicamentos o el dispositivo CPAP, así como diversos aparatos orales. La posición del sueño se suele tener en cuenta, pero no deja de ser algo difícil de manejar.[2] Los profesionales médicos del sueño y la respiración también fomentan la pérdida de peso y el ejercicio para reducir la incidencia de AOS leve y moderada.[3]

Secuencia de yoga para la apnea del sueño

Aquí nos centramos en tres estrategias de ayuda con la apnea del sueño: perder peso, restaurar el papel esencial de la lengua en la respiración saludable mediante ejercicios para la lengua/boca y desarrollar la fuerza y la capacidad respiratoria.

PASO 1: PRÁCTICAS PARA PERDER PESO

El ejercicio y la pérdida de peso (si se tiene sobrepeso) son herramientas esenciales que potencialmente ayudan en la apnea del sueño.[4] No podemos afirmar que, en general, el yoga ayude a reducir el peso, excepto en la medida en que hacer yoga genera una mayor consciencia del estilo de vida en su conjunto, incluido qué, cuándo, cómo y cuánto comemos. El yoga ayuda a equilibrar la salud en general, así como los procesos metabólicos y la digestión que generan un peso más saludable. Hay personas que aumentan de peso al practicar yoga, mientras que otras lo pierden.

Un factor importante que afecta a la relación entre el yoga y el peso es el tipo de yoga que se hace, cómo se hace y con qué frecuencia. Si tu condición física te permite realizar ejercicio vigoroso, las prácticas de yoga como Vinyasa Flow, Ashtanga Vinyasa o Bikram pueden ayudarte a quemar calorías. Para otras condiciones físicas sería más conveniente hacer tipos de yoga más suaves en los que se queman pocas calorías. Por lo tanto, si no puedes hacer un yoga vigoroso, puedes recurrir a otros medios para perder peso, como reducir la ingesta de calorías y encontrar maneras distintas de quemarlas, como ir en bicicleta o caminar. Si este es tu caso, te recomiendo hacer la secuencia básica de yoga para dormir de capítulo cuatro por la noche, después de haber practicado un tipo de ejercicio que maximice la quema de calorías más temprano durante el día.

PASO 2: EJERCICIOS PARA LA LENGUA Y LA BOCA

La lengua juega un importante papel en la respiración, aunque con la edad se vuelve menos efectiva, hasta llegar a dificultar la deglución y la respiración.[5] Existe considerable evidencia de que los ejercicios para la lengua y la boca pueden fortalecer la lengua (que es un músculo).[6] También hay evidencia de que una lengua más fuerte, más tonificada y más fácil de controlar ayuda con la respiración.[7] Existen diversos ejercicios para la lengua y la boca desarrollados principalmente para su uso en logopedia. Algunos de ellos son semejantes a los ejercicios para la lengua, la boca y la garganta realizados en yoga, concretamente las prácticas de *talavya kriya*, *jalandhara bandha* y *simhasana*, que presentamos a continuación. Adaptaremos estas prácticas de forma que contribuyan a una respiración saludable e incluiremos ejercicios progresivos de resistencia con la lengua.

Talavya kriya

Descrito en el *Hatha Yoga Pradipika*, del siglo xv, como «ordeñar» la lengua, en *talavya kriya* (de *talavya*, 'paladar' o 'boca') estiramos y masajeamos la lengua.[8] Esta práctica se ofrece como preparación para el *khechari mudra*, en el cual el frenillo lingual se estira gradualmente y se corta para permitir que esta retroceda y suba hacia las fosas nasales, donde se dice que recibe el néctar de lo divino: *amrita* ('inmortalidad').

1. Cepíllate los dientes, ráspate la lengua con un raspador de lengua y luego enjuágate la boca.

2. Frótate bien el interior de las mejillas y el paladar con una toalla de algodón blanca limpia.

3. Aprieta la lengua usando una parte limpia de la toalla.

4. Saca la lengua suavemente tan lejos como puedas y mantenla en esta posición estirada hasta diez segundos mientras respiras de manera constante. Relájate algunas respiraciones para repetir lo anterior hasta cinco veces.

5. Saca la lengua suavemente hacia la derecha y mantenla ahí durante diez segundos. Cambia de lado. Relájate algunas respiraciones para repetir lo anterior hasta cinco veces.

6. Gira la lengua en un sentido tan lejos como cómodamente puedas y mantenla ahí durante diez segundos. Cambia de sentido. Relájate algunas respiraciones para repetir lo anterior hasta cinco veces.

7. Alterna el apretar la lengua de arriba hacia abajo y de lado a lado hasta un máximo de un minuto.

8. Deja la toalla a un lado, abre la boca y lleva la punta de la lengua hacia arriba y hacia la parte posterior del paladar, luego deslízala hacia detrás de los dientes, yendo y viniendo de un extremo al otro diez veces. Con la lengua presionada hacia atrás, mantén diez segundos. Relájate algunas respiraciones para repetir lo anterior hasta cinco veces.

9. Saca la lengua tanto como cómodamente puedas y mantenla ahí durante diez segundos. Relájate algunas respiraciones para repetir lo anterior hasta cinco veces.

10. Presiona la punta de la lengua firmemente contra el interior de la mejilla derecha y mantenla presionada durante diez segundos. Cambia de lado. Relájate algunas respiraciones para repetir lo anterior hasta cinco veces.

11. Presiona la punta de la lengua contra la parte posterior de los dientes superiores y mantenla presionada durante diez

segundos. Relájate algunas respiraciones para repetir lo anterior hasta cinco veces.

12. Saca la lengua tanto como cómodamente puedas y presiónala firmemente contra una cuchara limpia. Manteniendo una presión firme contra la cuchara, retrae y prolapsa lentamente la lengua diez veces. Relájate algunas respiraciones para repetir lo anterior hasta cinco veces.

Jalandhara bandha

Jalandhara bandha (de *jal*, 'garganta' y *bandha*, 'unir') se enseña tradicionalmente como un mecanismo para retener *amrita*. Esta práctica puede ayudar a fortalecer los músculos suprahioideos, que participan en la elevación del hueso hioides, situado directamente debajo de la lengua. La elevación del hueso hioides juega un papel importante en la deglución; si estos músculos están débiles, la deglución y la respiración se ven afectadas.[9] La práctica que aquí se ofrece combina *jalandhara bandha* con técnicas modernas para fortalecer los músculos suprahioideos.

1. Siéntate cómodamente erguido con los omóplatos relajados. Coloca las manos sobre las rodillas.
2. Haz varias rondas de *ujjayi pranayama*, centrándote en crear estabilidad y facilidad en el flujo de la respiración.
3. Inhalando con tanta profundidad como cómodamente puedas, retén la respiración.
4. Lleva la barbilla ligeramente hacia delante, ligeramente hacia abajo y luego hacia las clavículas.
5. Presionando las manos sobre las rodillas, levanta los hombros (teniendo cuidado con el cuello).

6. Mantén la posición hasta treinta segundos, luego levanta la cabeza hacia atrás hasta la posición neutra de inicio y suelta lentamente la respiración.
7. Repite de cinco a diez veces.
8. A continuación, abre la boca tanto como puedas y mantenla abierta durante quince segundos. Relájate algunas respiraciones para repetir lo anterior hasta cinco veces.

Simhasana

Simhasana (postura del león) es tanto una postura como una técnica de respiración. Tradicionalmente se enseña desde sentado sobre los talones con los tobillos cruzados. Para hacerlo más accesible, quizá quieras sentarte en una posición cómoda con las piernas cruzadas (si es fuese necesario para lograr mayor estabilidad y facilidad, siéntate sobre un *bolster* o en una silla).

1. Coloca firmemente las palmas de las manos sobre las rodillas, con los dedos separados como las garras de un león.
2. Inhala por la nariz y eleva ligeramente la barbilla.
3. Con una exhalación suave pero fuerte por la boca, estira la punta de la lengua hacia la barbilla y mira hacia arriba mientras emites un fuerte sonido de «jaaaa» al tiempo que va saliendo el aire.
4. Repite de cinco a diez veces.

PASO 3: FORTALECER LA CAPACIDAD RESPIRATORIA

Debido a que las personas con apnea del sueño suelen respirar mal y tener una función respiratoria débil, es importante profundizar en la creación de tratamientos potencialmente efectivos para la apnea del sueño. El entrenamiento de la fuerza respiratoria puede ser de ayuda.[10] Aquí sugerimos probar varias prácticas de respiración que ayuden a aumentar la fuerza y la capacidad respiratoria.

Kumbhaka pranayama

Kumbhaka es la práctica de permanecer en la pausa natural entre inhalaciones y exhalaciones, y de ampliarla. Al retener la respiración en estas pausas, el cuerpo-mente se vuelve más tranquilo y despejado. Existen dos formas de *kumbhaka*: *antara kumbhaka* es la retención de la inhalación; *bahya kumbhaka* es la retención de la exhalación. Es importante desarrollar estas prácticas lentamente, refinando de forma gradual la inteligencia neuromuscular del diafragma, los músculos intercostales y otros músculos respiratorios secundarios. Esta práctica no debería causar ninguna tensión. Ve poco a poco mientras amplías la duración de la retención.

Antara kumbhaka

1. Siéntate en una posición erguida y cómoda y respira con naturalidad.

2. Comienza a cultivar *ujjayi pranayama*, la profundización gradual de la respiración. La columna debe estar erguida de forma natural y relajada, el centro del corazón espacioso y suave y el cerebro lo más ligero y tranquilo posible en ese momento.

3. Usando las prácticas básicas de consciencia de la respiración proporcionadas anteriormente, centra tu atención en la pausa natural que se da en la cresta de las inhalaciones. Observa qué sucede en tu cuerpo-mente y el resto de tu ser al estar en ese espacio.

4. Permite una sensación de movimiento sin interrupciones al entrar y salir de la pausa. Permanece con esta práctica simple durante varias rondas de respiración.

5. Explora *antara kumbhaka* reteniendo las inhalaciones unos segundos.

6. Retén la respiración con el menor esfuerzo posible mientras sintonizas con las sensaciones cambiantes que se den en tu cuerpo y tu consciencia mental.

7. Al hacer la transición a la exhalación, hay una tendencia a que la respiración salga rápidamente. Si te sucede, intenta hacer una retención de menor duración.

8. Después de un *antara kumbhaka*, haz varias rondas de *ujjayi pranayama* para restaurar la condición normal de los pulmones. El ritmo de la inhalación y la exhalación debe ser suave y constante antes de continuar con *antara kumbhaka*.

9. Luego, alarga paulatinamente la duración de la retención, pero solo en la medida en que no haya tensión, desequilibrio en las inhalaciones y exhalaciones o sujeción o colapso en los pulmones.

10. Explora ampliando la retención en una o dos cuentas en cada sesión, hasta llegar a retener la respiración todo el tiempo que puedas con total comodidad.

Bahya kumbhaka

1. Comienza a hacer *bahya kumbhaka* una vez puedas hacer *antara kumbhaka* con facilidad.

2. Comienza con *ujjayi pranayama*, lleva la atención a la pausa natural que se da una vez los pulmones están vacíos. Haz varias rondas de *ujjayi pranayama* y ve refinando la consciencia del movimiento al entrar y salir de esa pausa.

3. Con las primeras retenciones de la exhalación, mantén solo una cuenta y luego haz varias rondas de *ujjayi pranayama* sin interrupciones antes de repetir.

4. Amplía gradualmente la cuenta y permanece con la retención simple. Intenta mantener los ojos, la cara, la garganta y el centro del corazón suaves y no tensiones el abdomen.

5. Para soltar *bahya kumbhaka*, es importante primero relajar completamente el abdomen y permitir así que el diafragma haga su trabajo natural; luego inhala suave y conscientemente.

6. Si la respiración entra con prisa es que te mantuviste demasiado tiempo en *bahya kumbhaka*.

7. Desarrolla gradualmente esta práctica alargando la duración de la retención y añadiendo *antara kumbhaka* en las mismas rondas de respiración.

8. Avanza poco a poco hasta llegar a hacer la práctica de *kumbhaka* de tres a cinco minutos y ve alargándolo todo: la duración de la inhalación, la exhalación y las retenciones.

Sama y visama vrtti pranayama

1. Siéntate cómodamente y comienza a respirar con calidad de *ujjayi pranayama*.

2. Cultiva la respiración haciendo que sea constante y tranquila, pero tan espaciosa como cómodamente puedas sostenerla (*sthira sukham pranayama*).

3. Tras finalizar cada inhalación y cada exhalación, permite esa pausa natural momentánea que se da en el movimiento de la respiración. Ese momento de quietud es una señal y una fuente de relajación y presencia en lo que estás haciendo.

4. Cultiva *sama vrtti* (misma fluctuación) y haz que tus inhalaciones y exhalaciones sean más parecidas en ritmo, en duración y en la textura de la respiración. Respira de esta forma durante diez ciclos de respiración.

5. Prueba a alargar la inhalación contando uno o dos más y creando *visama vrtti* (fluctuación desigual). Al alargar la duración de la inhalación, hazlo solo de forma que la siguiente exhalación no tenga que apresurarse y que no haya ninguna otra perturbación para la estabilidad y la facilidad. Respira de esta forma durante diez ciclos de respiración.

6. Regresa a *sama vrtti* y reanuda la duración inicial de tus inhalaciones y exhalaciones durante unos pocos ciclos de respiración.

7. Ahora explora alargar la exhalación contando uno o dos más y creando nuevamente *visama vrtti*. Al alargar la duración de la exhalación, hazlo solo de forma que la siguiente inhalación no tenga que apresurarse y que no haya ninguna otra perturbación para la estabilidad y la facilidad. Respira de esta forma durante diez ciclos de respiración.

8. Mantén la duración alargada de las exhalaciones, alarga también las inhalaciones para que coincidan con las exhalaciones y ve inhalando con mayor profundidad y exhalando con mayor plenitud durante uno o dos minutos.

9. Vuelve a la respiración natural y relájate.

10. Al hacer esta práctica diariamente, prueba a ir alargando poco a poco las inhalaciones y las exhalaciones en cada sesión.

Viloma pranayama

El término *viloma*, cuya traducción literal es 'a contrapelo', se refiere a ir en contra de la línea o movimiento natural de la respiración. En *viloma pranayama*, nos detenemos repetidamente durante la inhalación y la exhalación mientras cambiamos lo menos posible la posición y la activación del diafragma, la caja torácica y los pulmones. Con la práctica, nuestra consciencia se mantiene constante a lo largo de cada ciclo de respiración, los nervios se calman y aquietan para dar apoyo tanto al flujo como a la pausa.

Comienza sentándote erguido de forma cómoda y haz varias rondas de *ujjayi pranayama*, enfocándote en el equilibrio y la facilidad de la respiración, para luego proceder de la siguiente manera:

1. Tras una exhalación completa, inhala a la mitad de tu capacidad y retén la respiración durante unos pocos segundos antes de completar la inhalación.

2. Repite varias veces antes de añadir una segunda interrupción a la inhalación, y continúa de esta forma hasta llegar a cinco pausas, siempre y cuando no haya tensión ni fatiga.

3. Sigue así durante varias rondas de *ujjayi pranayama* antes de descansar en Savasana.

4. A continuación, repite este ejercicio con pausas solamente en las exhalaciones.

5. Cuando los pulmones estén vacíos, deja que el diafragma se relaje y que el abdomen se vaya más hacia atrás y hacia arriba antes de pasar a la inhalación.

6. Tras descansar en Savasana durante unos minutos, haz *viloma pranayama* tanto en la inhalación como en la exhalación.

7. Si no sientes tensión al hacer *viloma*, comienza a añadir *kumbhaka* como se indica a continuación.

8. Empieza con *antara kumbhaka* después de una inhalación de *viloma pranayama* en la que haya una o más interrupciones, manteniendo el diafragma suave durante las pausas.

9. Con *antara kumbhaka*, retén la inhalación durante dos o tres segundos antes de exhalar, y ve poco a poco reteniendo más tiempo.

10. Después de desarrollar gradualmente esta práctica hasta llegar a los diez minutos por sesión, haz exhalaciones de *viloma pranayama* como se describen anteriormente, seguidas de *bahya kumbhaka*, y ve aumentando gradualmente las interrupciones de *viloma* y la duración de *bahya kumbhaka*.

11. Para la práctica completa de *viloma pranayama*, explora las inhalaciones y exhalaciones de *viloma* junto con *antara* y *bahya kumbhaka*, y ve alargando lentamente la práctica.

Nadi shodhana pranayama

Se dice que esta práctica armoniza los dos hemisferios del cerebro. También es útil para desarrollar la capacidad respiratoria.

1. Siéntate cómodamente y practica *ujjayi pranayama* durante unos minutos.

2. Coloca las yemas de los dedos en un lado de la nariz y el pulgar en el otro lado, justo debajo de la leve hendidura que hay en medio del lateral de la nariz. Intenta colocar los dedos haciendo una presión uniforme en los lados izquierdo y derecho de la nariz y mantener el contacto constante mientras las fosas nasales permanecen completamente abiertas.

3. Mientras sigues con *ujjayi pranayama*, experimenta variando ligeramente la presión de los dedos y volviéndote más sensible a los efectos de estos sutiles ajustes en la presión.

4. Tras una exhalación completa, cierra la fosa nasal derecha e inhala lentamente por la izquierda.

5. En la cresta de la inhalación, cierra la fosa nasal izquierda y exhala lentamente por la derecha.

6. Una vez vacíes el aire, inhala completamente por la derecha, cierra la derecha y exhala por la izquierda.

7. Continúa con esta forma inicial de respiración por fosas nasales alternas hasta un máximo de cinco minutos, mientras cultivas el flujo suave y constante de la respiración y permaneces relajado y tranquilo.

8. Repite esta práctica a diario.

9. Para ir más allá, prueba a incorporar las prácticas de *viloma* y *kumbhaka* a tu práctica de *nadi shodhana*.

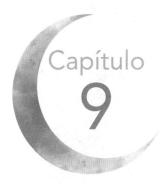

Capítulo

9

YOGA CON SILLA PARA DORMIR MEJOR

Introducción: Sentarse para erguirse

La mayoría de las posturas de yoga no son accesibles para personas con graves problemas de movilidad, equilibrio o fragilidad. Sin embargo, muchas posturas se pueden hacer utilizando una silla estable o tumbándose en el suelo. Hacer yoga con una silla permite, incluso a personas fuertes y saludables, mantener las posturas más tiempo y estar más cómodas durante las prácticas de respiración yóguica y meditación. Aunque lo ideal es practicar yoga sin silla, este sencillo accesorio abre la práctica a un grupo grande de personas con retos de salud que van desde dolor crónico y síndrome del túnel carpiano hasta osteoporosis y esclerosis múltiple.

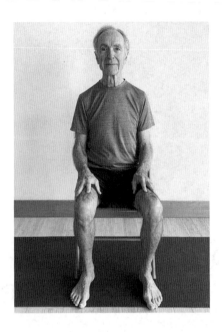

La silla ideal para hacer yoga es una plegable de metal: es estable, proporciona una base firme y se puede agarrar fácilmente para anclarse en muchas posturas. Algunas de las asanas descritas en la siguiente secuencia se realizan en el suelo con el apoyo o la ayuda de otros accesorios. Las realizadas con la silla también se pueden hacer en una silla de oficina, o en un avión o en un tren.

Escoger una secuencia

A continuación encontrarás opciones para elegir conforme a tu estado físico y tus intenciones. Para la práctica básica, lee la introducción al capítulo cuatro. Si tienes tendencia a estar ansioso o hiperexcitado, lee la introducción al capítulo cinco. Si tienes tendencia a la depresión o el letargo, lee la introducción al capítulo seis. En cada una de estas situaciones, ten en cuenta las recomendaciones relativas a la sensibilidad especial para cada postura.

Lo que vas a necesitar

* Una silla estable, mantas o *bolsters*, cinturón, bloque.

Hacer la secuencia

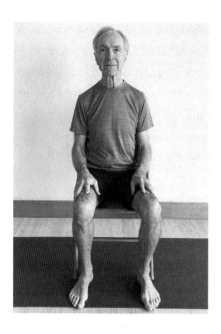

PASO 1: SENTARSE Y RESPIRAR

Situarse: siéntate en la silla y coloca los pies en el suelo separados al ancho de las caderas. Si no puedes presionar los pies firmemente contra el suelo, elévalos sobre bloques (los libros grandes también sirven para este fin). Intenta colocar la pelvis con el peso hacia el frente de los isquiones. Si no puedes, utiliza una manta doblada para elevar los isquiones. Enraízate firmemente desde los isquiones e intenta sentarte lo más cómodamente erguido que puedas sin usar el respaldo de la silla como apoyo.

Sintonizarse: deja descansar los ojos ligeramente cerrados o bien enfoca suavemente la mirada en un punto cercano. Lleva la atención a la respiración y limítate a observarla, sentirla y acompañarla. Siente la respiración entrando y saliendo, y cómo se mueve tu cuerpo al respirar. Observa si estás haciendo algo que perturbe el simple flujo de la respiración. Tras finalizar cada inhalación y cada exhalación, observa esa leve pausa, ese momento de suspensión que se da en el movimiento de la respiración. Intenta permitir siempre que se den estas pausas naturales. Deja que la respiración fluya tan libre y cómoda como puedas durante aproximadamente uno o dos minutos.

Ujjayi pranayama: modificando lo menos posible tu comodidad y el flujo de la respiración, abre la boca y exhala como si estuvieras tratando de respirar vaho en un vidrio o espejo. Al hacerlo, siente la respiración en la garganta y cómo, al pasar sobre las cuerdas vocales, hace un leve sonido de susurro. Mantén este sonido y la sensación de la respiración en la garganta mientras inhalas. Continúa haciéndolo durante tres ciclos de respiración. Sigue respirando con este sonido y mantén la sensación pero con la boca cerrada, usando las sensaciones de la respiración para hacerla más suave y más simple. Respira con esta técnica de *ujjayi* (edificante) al hacer cualquier postura de yoga, incluso en la transición de entrada a las posturas y al salir de ellas.

Sama y visama vrtti pranayama: en las respiraciones *sama* y *visama vrtti*, haz que el ritmo y la duración de la respiración sean iguales (*sama*) o desiguales (*visama*) a medida que fluye (*vrtti*). Comienza con *sama vrtti* y con una cualidad de *ujjayi*. Cultiva la respiración haciendo que sea constante y tranquila, pero tan espaciosa como cómodamente puedas sostenerla (*sthira sukham pranayama*). Siempre que hagas posturas de yoga, intenta establecer *sama vrtti* con *ujjayi* como respiración predeterminada. Luego, para relajarte más profundamente y liberar tensiones, prueba a alargar cada exhalación contando uno o dos, y respirando así con una fluctuación desigual (*visama vrtti*). Al alargar la duración de la exhalación, hazlo solo de forma que la siguiente inhalación no tenga que apresurarse y que no haya ninguna perturbación para *sthira sukham pranayama*.

Respira de esta forma de tres a cinco minutos. Con cada inhalación, disfruta de cómo se expande naturalmente tu cuerpo de forma simple y ligera. Permite que se dé la pausa natural cuando te llenas de aire. Cuando exhales, siente cómo se calma tu cuerpo de forma natural, especialmente a medida que alargas un poco más la duración de las exhalaciones. Según se va dando este calmarse, permite que tu cuerpo se relaje un poco más profundamente. Con cada inhalación, siente dónde hay tensiones en tu cuerpo o en tus pensamientos. Con cada exhalación, suéltalas. En preparación para el paso 2, ponte de pie, sacude las piernas y luego vuelve a sentarte en la silla.

PASO 2: POSTURAS DE YOGA CON SILLA

Nota: Al hacer cualquiera de las siguientes posturas en las que estás sentado con ambos isquiones en la silla, empieza con las instrucciones para sentarse y respirar que se dan en el paso 1.

Sensibilidades especiales

- Si tienes artritis, muévete suavemente para minimizar el dolor articular.
- Si tienes osteoporosis avanzada, presta atención especial a la presión en la columna vertebral y no te dobles hacia delante desde el torso (es decir, minimiza la flexión espinal).
- Si te has sometido a un reemplazo de cadera con abordaje posterior, no flexiones la cadera más de noventa grados, no cruces la pierna de la cadera operada sobre la otra pierna y evita la rotación interna fuerte de la cadera (como sucede al caminar con las piernas arqueadas). Con un reemplazo de cadera con abordaje anterior, no hagas estocadas profundas en las que la pierna de la cadera operada se extienda hacia atrás desde la cadera.

Círculos sufíes

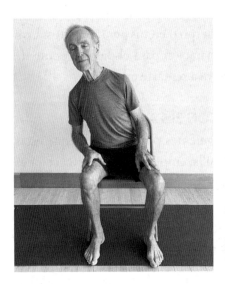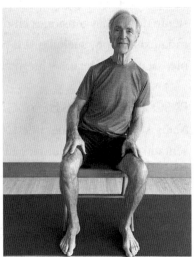

Sensibilidad especial: parte baja de la espalda, cuello, rodillas, hombros.

Accesorios: silla, quizá bloques y una manta.

Cómo hacer la postura: mueve lentamente la columna de forma circular en una dirección durante un minuto, ampliando gradualmente los círculos mientras respiras profundamente. Luego ve en la otra dirección durante un minuto. Intenta mantener los isquiones firmemente enraizados y mantén la postura cómoda y erguida durante los movimientos.

Gato-vaca

Sensibilidad especial: parte baja de la espalda, cuello, rodillas, hombros. La postura del gato está contraindicada en caso de osteoporosis avanzada.

Accesorios: silla, quizá bloques y una manta.

Cómo hacer la postura: mientras inhalas profundamente, crece hacia arriba a lo largo de la columna. Al exhalar, arquea lentamente la columna para entrar en la postura del gato. Con la siguiente inhalación, arquea hacia delante la columna llevándola a la postura de la vaca. Continúa haciendo estos movimientos de uno a dos minutos.

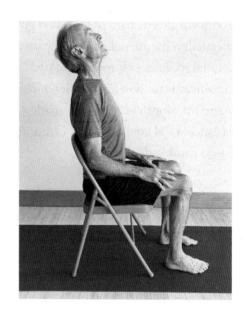

Torsión

Sensibilidad especial: parte baja de la espalda, cuello, rodillas, hombros.

Accesorios: silla, quizá bloques y una manta.

Cómo hacer la postura: coloca la mano derecha sobre la rodilla izquierda y sujeta el costado o el asiento de la silla con la mano izquierda. Deja que los omóplatos se suelten hacia abajo en la espalda para permitir una mayor comodidad en el cuello.

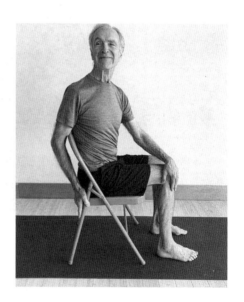

Mientras inhalas, tira ligeramente hacia arriba con la mano izquierda para ayudarte a elevar más la columna. Mientras exhalas, presiona ligeramente la mano derecha contra la rodilla izquierda para potenciar el giro. Con cada sucesiva inhalación, aléjate levemente del giro en sí para concentrarte en crecer de nuevo a lo largo de la columna. Con cada sucesiva exhalación, explora intensificar la torsión hacia la derecha. Intenta que el giro se dé desde la parte inferior del esternón y añade el movimiento en la parte baja de la espalda y el cuello al final. Continúa de cinco a diez respiraciones y luego cambia de dirección.

Estiramiento lateral

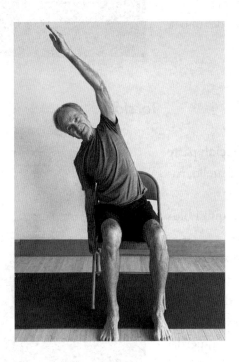

Sensibilidad especial: parte baja de la espalda, cuello, rodillas, hombros. Presta atención especial si tienes un hombro inestable (manguito rotador débil), un hombro congelado, síndrome de pinzamiento o síndrome de la salida torácica.

Accesorios: silla, quizá bloques y una manta.

Cómo hacer la postura: coloca la mano derecha en la silla junto a la cadera derecha. Suelta el brazo izquierdo junto al costado izquierdo y estira desde el hombro hasta la punta de los dedos. Rota la parte superior del brazo hacia atrás para girar la palma hacia fuera (rotación externa del hombro). Extiende lentamente el brazo hacia la izquierda y, si es posible, llévalo por encima de la cabeza. Usa la mano derecha para lograr estabilidad mientras exploras ir estirando el brazo izquierdo más por encima de la cabeza y arqueándote hacia la derecha. Cuando llegues al tope de tu estiramiento cómodo, mantén durante cinco respiraciones. Cambia de lado.

Giros de hombros

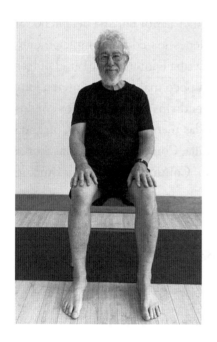

Sensibilidad especial: parte baja de la espalda, cuello, rodillas, hombros.

Accesorios: silla, quizá bloques y una manta.

Cómo hacer la postura: coloca las manos sobre las rodillas. Mientras inhalas, lleva los hombros hacia delante, hacia arriba y hacia las orejas. Mientras exhalas, lleva los hombros hacia atrás y hacia abajo a la posición inicial neutra. Continúa durante treinta segundos y luego cambia de dirección moviendo los hombros hacia atrás, hacia arriba, hacia delante y hacia abajo.

El águila (solo brazos)

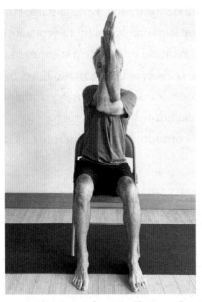

Sensibilidad especial: hombros.
Accesorios: silla, quizá bloques y una manta.
Cómo hacer la postura: extiende los brazos hacia delante desde los hombros y gira las palmas de las manos para que se miren entre sí. Cruza el codo derecho por encima del izquierdo. Si no puedes cruzar los codos por completo, usa la mano izquierda para tirar del brazo derecho hacia la izquierda por encima del pecho. Si tienes los codos completamente cruzados, rota los antebrazos hacia arriba e intenta agarrar el pulgar derecho con la mano izquierda o, un poco más intenso, intenta juntar las palmas de las manos. Manteniendo los codos nivelados con los hombros, apriétalos mientras alejas las manos de la cara. Con cada inhalación, eleva ligeramente la barbilla. Con cada exhalación, acerca suavemente la barbilla hacia el pecho. Continúa hasta un máximo de un minuto.

Estiramiento de pecho y hombros

Sensibilidad especial: parte frontal de los hombros, cuello.
Accesorios: silla, quizá cinturón, bloques y una manta.
Cómo hacer la postura: siéntate a noventa grados con la espalda erguida y pegada al respaldo de tu silla para que haya espacio detrás de ti para levantar los brazos. Entrelaza los dedos detrás de la espalda. Si no puedes hacerlo de manera cómoda y completa sin crear tensiones o

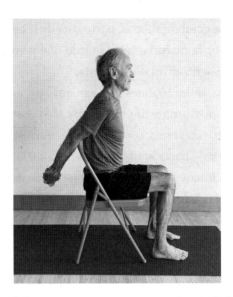

encorvarte hacia delante, agarra un cinturón detrás de la espalda con las manos separadas al ancho de los hombros o más. Con cada inhalación, eleva el esternón. Con cada exhalación, trata de mantener el esternón elevado mientras subes los brazos alejándolos de la espalda. Mantén de uno a dos minutos.

Saludos al sol

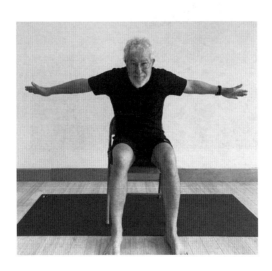

Sensibilidad especial: hombros, parte baja de la espalda, cuello. Haz este ejercicio por la mañana, por la tarde o al principio de la noche cuando sientas sueño antes de la cuenta.

Accesorios: silla, quizá bloques y una manta.

Cómo hacer la postura: estira los brazos a los costados del cuerpo y rota las palmas hacia fuera. Con cada inhalación, estira lentamente los brazos hacia fuera y hacia arriba por encima de la cabeza. Con cada exhalación, flexiónate hacia delante solo hasta donde sea cómodo para la parte baja de la espalda. Con cada sucesiva inhalación, vuelve a elevarte con los brazos extendidos hacia arriba por encima de la cabeza. Continúa hasta un máximo de un minuto.

Extensiones de rodilla

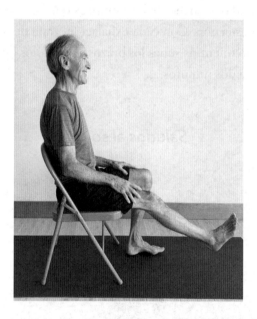

Sensibilidad especial: isquiotibiales, rodillas, parte baja de la espalda.

Accesorios: silla, quizá bloques y una manta.

Cómo hacer la postura: mantén la pelvis nivelada (neutra) y la columna en su forma natural y, con cada inhalación, levanta lentamente el pie para estirar la pierna hacia delante. Con cada exhalación, baja lentamente el pie de vuelta al suelo. Repite de cinco a diez veces. La última vez que extiendas la pierna, intenta mantenerla extendida de cinco a diez respiraciones. Cambia de lado.

Elevaciones de pierna

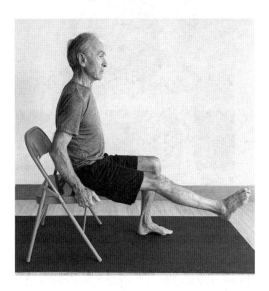

Sensibilidad especial: isquiotibiales, rodillas, parte baja de la espalda.
Accesorios: silla, quizá bloques y una manta.
Cómo hacer la postura: deslízate hacia delante en el asiento de la silla, hasta que los isquiones estén cerca del borde pero estables y sin riesgo de caída. Mantén la pelvis nivelada (neutra) y la columna en su forma natural. Estira ambas piernas hacia delante pero mantén los talones en el suelo. Con cada inhalación, eleva lentamente la pierna derecha tan alto como puedas con la parte baja de la espalda redondeada. Con cada exhalación, baja lentamente la pierna. Repite de cinco a diez veces y luego cambia de lado.

Diosa

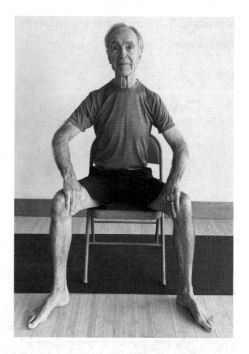

Sensibilidad especial: interior de los muslos y rodillas.
Accesorios: silla, quizá bloques y una manta.
Cómo hacer la postura: coloca los pies bien separados y rótalos unos cuarenta y cinco grados hacia fuera, de modo que las rodillas estén alineadas con los centros de los pies. Coloca las manos sobre el interior de los muslos para presionar las rodillas más lejos una de la otra. Cuando llegues al tope de tu estiramiento cómodo, mantén durante un minuto.

Guerrero II a postura del ángulo extendido

Sensibilidad especial: rodillas, columna (sobre todo parte baja de la espalda y cuello), costillas, hombros. Estas posturas son ligeramente estimulantes. Si te sientes hiperexcitado, no las hagas por la noche.
Accesorios: silla, quizá bloques y una manta.

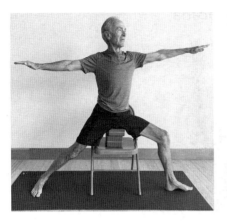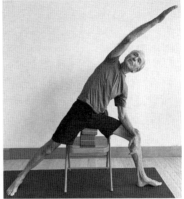

Cómo hacer la postura: empieza desde el guerrero II, rota la pierna izquierda hacia afuera desde la cadera para apuntar la rodilla izquierda noventa grados hacia la izquierda y alinea la rodilla izquierda directamente sobre el tobillo. Estira la pierna derecha hacia la derecha, extendiéndola en la dirección opuesta a la pierna izquierda lo más recto que puedas. Trata de mantener ambos pies colocados uniformemente en el suelo y activamente enraizados. Coloca las manos en el interior de los muslos para presionarlos hacia atrás. Enraizando los isquiones y creciendo verticalmente a través del torso, extiende los brazos por encima de las piernas y paralelos al suelo con las palmas de las manos mirando hacia abajo. Manteniendo los omóplatos enraizados hacia abajo y contra la parte trasera de las costillas, crece desde la mitad superior de la parte alta de la espalda y el pecho a través de los brazos y las puntas de los dedos. Mantén durante cinco respiraciones. Para hacer la transición a la postura del ángulo extendido, extiende el brazo izquierdo y coloca el codo izquierdo sobre la rodilla izquierda. Gira la mano derecha hacia arriba, luego estira lentamente el brazo derecho por encima de la oreja derecha. Mantén durante cinco respiraciones mientras estiras desde el pie derecho que está enraizado hasta las puntas de los dedos de la mano derecha.

Estocada

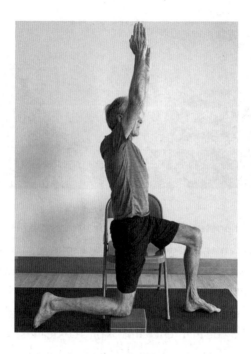

Sensibilidad especial: rodillas, parte baja de la espalda. La posición de la pierna trasera está contraindicada si te has sometido a un reemplazo de cadera con abordaje anterior.

Accesorios: silla, quizá bloques y una manta, quizá una pared, una mesa o una silla adicional.

Cómo hacer la postura: gírate noventa grados hacia la izquierda, manteniendo el isquion izquierdo en el asiento de la silla con la rodilla derecha hacia el suelo. Quizá quieras usar una pared, una mesa o una silla adicional para apoyar la mano derecha y poder mantener el equilibrio en la silla. Inhala y crece a lo largo del torso. Sin inclinar el torso hacia delante, desliza el pie derecho hacia atrás mientras exhalas. Mientras inhalas, desliza el pie hacia delante; mientras exhalas deslízalo hacia atrás. Repite cinco veces y luego mantén la postura cinco respiraciones mientras presionas la pierna derecha hacia atrás. Cambia de lado.

Puente

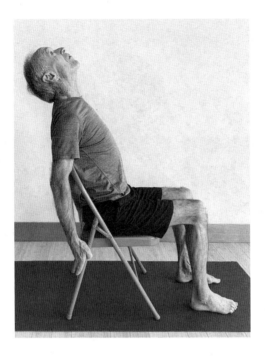

Sensibilidad especial: parte baja de la espalda, cuello, hombros.

Accesorios: silla, quizá bloques y una manta.

Cómo hacer la postura: entrelaza los dedos de las manos detrás del respaldo de la silla. Si no puedes entrelazar de manera cómoda y completa los dedos detrás de la espalda sin crear tensiones o encorvarte hacia delante, agarra un cinturón detrás de la espalda con las manos separadas al ancho de los hombros o más. Mantén la barbilla ligeramente inclinada hacia el pecho y, con cada inhalación, eleva el pecho mientras estiras los brazos hacia atrás separándolos de ti. Ten cuidado con el cuello, explora ir levantando poco a poco la barbilla y creando un arco más profundo a lo largo de la columna. Mantén de cinco a diez respiraciones. Si te sientes deprimido o aletargado, repite de dos a tres veces. Tras hacer esta postura, repite la torsión descrita anteriormente en esta secuencia.

Flexión con ángulo abierto

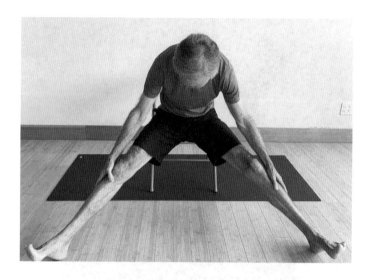

Sensibilidad especial: isquiotibiales, interior de los mulos, parte baja de la espalda.

Accesorios: silla, quizá una manta y una pared, una mesa o una silla adicional.

Cómo hacer la postura: siéntate cerca del borde del asiento de la silla y estira las piernas separándolas. Flexiona los tobillos y activa los muslos. Coloca las manos frente a ti en una pared, una mesa o una silla adicional. Manteniendo los isquiones firmemente enraizados, con cada inhalación, presiona las manos para ayudarte a crecer a lo largo de la columna y el esternón. Con cada exhalación, flexiónate ligeramente hacia delante a la vez que mantienes la longitud de la columna. Explora ir flexionándote más con cada nueva respiración. Si después de cinco a diez respiraciones sigues sintiéndote cómodo en la parte baja de la espalda y el cuello, y no tienes osteoporosis avanzada, prueba a ir permitiendo que la columna se redondee. Mantén hasta un máximo de dos minutos mientras respiras profundamente.

Postura de la puesta de sol[1]

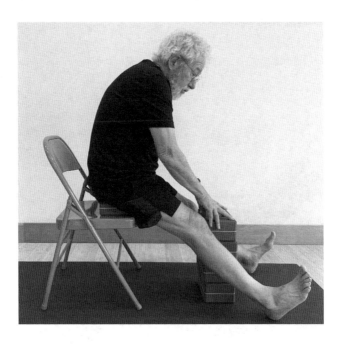

Sensibilidad especial: parte baja de la espalda, cuello. Contraindicada en caso de osteoporosis avanzada.

Accesorios: silla, quizá bloques y una manta y una pared, una mesa o una silla adicional.

Cómo hacer la postura: siéntate cerca del borde del asiento de la silla y estira las piernas hacia delante. Flexiona los tobillos y activa los muslos. Coloca las manos frente a ti en una pared, una mesa, unos bloques o una silla adicional. Mantén los isquiones firmemente enraizados y, con cada inhalación, crece a lo largo de la columna ayudándote de las manos para crear este movimiento ascendente (elevando el esternón y separándolo del abdomen al tiempo que llevas la pelvis hacia abajo y hacia atrás). Con cada exhalación, intenta rotar la pelvis hacia delante para traer el torso hacia delante. Explora ir flexionándote más con cada nueva respiración. Si después de cinco a diez respiraciones sigues sintiéndote cómodo en la parte baja de la espalda y el cuello, y no tienes osteoporosis avanzada, prueba a ir permitiendo que la columna se redondee. Mantén hasta un máximo de dos minutos mientras respiras profundamente.

Inversión

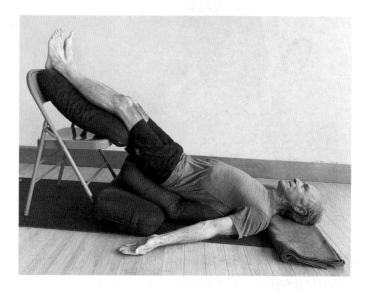

Sensibilidad especial: cuello, parte baja de la espalda.

Accesorios: silla, quizá bloques y una manta o *bolster*.

Cómo hacer la postura: túmbate bocarriba en el suelo con una manta doblada o un *bolster* debajo de la pelvis (no la parte baja de la espalda) y los dedos de los pies cerca de las patas delanteras de la silla. Coloca un pie en el asiento de la silla, luego el otro pie. Extiende las piernas hacia arriba y coloca los pies en el respaldo de la silla. Relaja los brazos en el suelo con las palmas hacia arriba. Descansa mientras respiras lentamente de cinco a diez minutos.

Relajación final

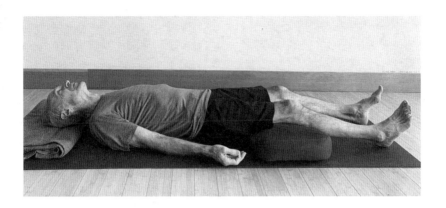

Sensibilidad especial: parte baja de la espalda, cuello.

Accesorios: silla, quizá bloques, una manta o *bolster* y una almohadilla para los ojos.

Cómo hacer la postura: túmbate bocarriba con las piernas estiradas en el suelo. Coloca una manta enrollada o un *bolster* debajo de las rodillas para una mayor comodidad en general y en la parte baja de la espalda en particular. Relaja las piernas y permite que los pies caigan cómodos hacia fuera. Con los brazos apoyados en el suelo a los lados del cuerpo, descansa el dorso de las manos en el suelo y deja que los hombros se relajen. Cúbrete los ojos con una almohadilla para los ojos (mejor sin aroma). Una vez que te sientas totalmente cómodo, toma varias inhalaciones profundas y permite que el aire salga libremente mientras vas sintiendo el cuerpo relajarse sobre el suelo. Descansa de cinco a diez minutos y permite que la respiración fluya sin esfuerzo y todo se suelte.

PASO 3: PRÁCTICAS DE MEDITACIÓN DEL YOGA CON SILLA

Mira las prácticas de meditación de los capítulos cuatro a seis (la práctica del capítulo cuatro es para todos, la del capítulo cinco para la ansiedad o la hiperexcitabilidad y la del capítulo seis para la depresión o el letargo).

Epílogo

RITUALES DIURNOS Y NOCTURNOS PARA DORMIR MEJOR

D esde la Antigüedad hasta el presente, tanto en Oriente como en Occidente, se ha hablado, estudiado y escrito mucho sobre el sueño. Sacerdotes y chamanes, médicos y científicos, psicólogos y visionarios de la Nueva Era..., todos han aportado sus ideas sobre la naturaleza del sueño, su propósito y cómo mejorarlo. A través de los siglos hemos aprendido mucho, pero a menudo también hemos olvidado mucho, sobre todo porque las sofisticadas ideas de la ciencia moderna han tendido a eclipsar nuestra experiencia personal y colectiva.

Al igual que con otros ámbitos de la vida contemporánea, con el sueño hemos querido buscar soluciones en pequeñas píldoras fáciles de tomar pero que tienen consecuencias potencialmente fatídicas para nuestro bienestar a largo plazo. Las mismas píldoras que pueden ayudarnos a dormir pueden alterar los efectos renovadores del sueño en el cuerpo-mente. Incluso las estrategias psicológicas y los trucos de la terapia cognitivo-conductual pueden alejarnos de las verdades permanentes de nuestras vidas. Arrojar luz sobre estas nos permite ver con mayor claridad cómo la forma en que vivimos representa el núcleo de lo que nos aflige y nos sana.

Aquí regresamos a la antigua sabiduría de los yoguis y otros buscadores de la verdad y la iluminación, cuya comprensión de la luz y la oscuridad, la energía y el letargo, y los estados de sueño y vigilia tiene en cuenta las pulsaciones naturales de la vida. Mientras que en materia de sueño, nuestro entorno (nuestras relaciones, nuestro trabajo, nuestro hogar, nuestro planeta) es muy importante y merece atención, el yoga apunta hacia algo más interno a la hora de reconocer los desequilibrios que originan nuestras dificultades. La salud, la alegría y el amor surgen en última instancia de nuestros propios corazones, y nos proporcionan los ritmos sostenibles de vida que lo mejoran todo y hacen que el sueño se dé de manera más natural y profunda.

Esta es la visión holística, que se describe de diversas maneras a lo largo de los siglos con conceptos como *kosha* y *spanda*. Este último se refiere a las incesantes vibraciones de energía que impregnan el universo y dan vida a nuestro ser desde lo más profundo de nuestros corazones. Al seguir el mapa de práctica de *kosha*, nutrimos nuestros cuerpos, cultivamos nuestra energía de fuerza vital a través de la respiración, abrimos y despejamos nuestras mentes, dejamos que nuestras emociones nos abran a una sabiduría más profunda y vivimos como los seres plenamente adorables y amorosos que por naturaleza somos. Todo esto contribuye a que nos relajemos, nos asentemos y durmamos mejor.

Al abrirnos a descubrir esta energía amorosa en el centro de nuestro ser (esta *spanda*), todo en la vida cambia. Nos aceptamos tal y como somos, aun cuando aspiremos a seguir cultivándonos. Aceptamos a los demás por lo que son, aun cuando participemos activamente en formas de compartir que apoyen el crecimiento mutuo. Reconocemos que somos parte de un universo sorprendente y en constante cambio, que incluye un mundo de posibilidades personales, sobre todo la posibilidad de prosperar con plena consciencia en esta vida.

Las prácticas de asana, *pranayama*, meditación y visualización que presentamos en este libro son las herramientas esenciales de yoga para traer estas cualidades a un primer plano en nuestras vidas cotidianas. Estas prácticas nos proporcionan formas de comprender mejor y cambiar aquellas condiciones que a menudo perturban nuestro sueño (condiciones y sueño que la ciencia nos ha ayudado enormemente a entender). Para cualquier persona que tenga una vida compleja, pensamientos confusos o emociones inestables, esta autocomprensión es parte de un proyecto diario continuo en el que todo mejora, respiración a respiración.

Con la práctica (idealmente con una rutina diaria), el sueño y la vida van mejorando para todos nosotros.

Al despertar por la mañana, con el sol cerca del horizonte en el este, entras en el amanecer renovado de tu consciencia despierta. ¿Cómo te sientes? ¿Cómo dormiste? Si la respuesta es «bien», te encuentras en calma pero lleno de energía para conocer todo lo que el día te pueda traer y darle la bienvenida. Si tus ritmos diarios lo permiten, deja que la luz temprana de la mañana entre en tus ojos para fortalecer tu sincronización biológica con el sol y tu sincronización espiritual con el cosmos. Practicar yoga por la mañana es el estímulo perfecto para ti y tus condiciones, y te permite avanzar hacia la plenitud del día con una mayor sensación de estabilidad y facilidad. A medida que tu energía cae de forma natural a primera hora de la tarde, renuncias al café o la siesta larga y te decides por una caminata o una breve práctica de asana-*pranayama*. Practicar yoga más tarde en el día tiene un efecto calmante y te permite entrar en la noche con una sensación de calma y satisfacción.

Según el sol va desapareciendo, anochece a tu alrededor y le das la bienvenida a la oscuridad. Mucho antes de acostarte, creas un espacio sagrado para calmar tu cuerpo-mente, quizá encendiendo velas, tomándote una infusión relajante y leyendo tu nuevo libro preferido. Te entra sueño y es algo que te hace sentir bien. Tu cómoda cama te invita a pasar una noche de sueño tranquilo, reparador y nutritivo. Dulces sueños. *Namasté.*

Apéndice

I

CLASIFICACIÓN INTERNACIONAL DE LOS TRASTORNOS DEL SUEÑO[1]

Los trastornos marcados con un asterisco coinciden con los once trastornos del sueño-vigilia que figuran en el *Manual de diagnóstico y estadístico de los trastornos mentales,* quinta edición (*DSM-V*).

Insomnio*

- Insomnio a corto plazo.
- Insomnio crónico.
- Otros insomnios (cuando los síntomas de insomnio no cumplen con los criterios de los otros dos tipos de insomnio).

Trastornos respiratorios relacionados con el sueño

- Síndromes de apnea central del sueño.*
  - Apnea central del sueño con respiración de Cheyne-Stokes.
  - Apnea central del sueño debida a un trastorno médico sin respiración de Cheyne-Stokes.
  - Apnea central del sueño debida a respiración periódica de gran altitud.
  - Apnea central del sueño debida a una medicación o sustancia.
  - Apnea central del sueño primaria.
  - Apnea central del sueño de infancia.
  - Apnea central del sueño de prematuridad.
  - Apnea central del sueño emergente por tratamiento.
- Síndromes de apnea obstructiva del sueño (AOS).*
  - AOS, adulto.
  - AOS, pediátrico.
- Trastornos de hipoventilación relacionados con el sueño.*
  - Síndrome de hipoventilación por obesidad.
  - Síndrome de hipoventilación alveolar central congénita.
  - Hipoventilación central de inicio tardío con disfunción hipotalámica.
  - Hipoventilación alveolar central idiopática.
  - Hipoventilación relacionada con el sueño debida a una medicación o sustancia.
  - Hipoventilación relacionada con el sueño debida a un trastorno médico.
  - Trastornos de hipoxemia relacionados con el sueño.
- Síntomas aislados y variantes normales.
  - Ronquidos.
  - Catatrenia.

Trastornos centrales de hipersomnolencia*

- Narcolepsia de tipo 1.*
- Narcolepsia de tipo 2.*
- Hipersomnia idiopática.
- Síndrome de Kleine-Levin.
- Hipersomnia debida a un trastorno médico.
- Hipersomnia debida a una medicación o sustancia.
- Hipersomnia asociada con un trastorno psiquiátrico.
- Síndrome de sueño insuficiente.

Trastornos de los ritmos circadianos de sueño-vigilia*

- Trastorno de fase de sueño-vigilia retrasada.
- Trastorno de fase de sueño-vigilia adelantada.
- Trastorno de ritmo de sueño-vigilia irregular.
- Trastorno de ritmo de sueño-vigilia distinto de veinticuatro horas.
- Trastorno de trabajo por turnos.
- Trastorno de desfase horario.
- Trastorno circadiano de sueño-vigilia no especificado en otra categoría.

Parasomnias

- Parasomnias relacionadas con NREM.
  - Trastorno de excitación desde sueño NREM.*
  - Despertares confusos.
  - Sonambulismo.

- Terrores nocturnos.
- Trastornos alimentarios relacionados con el sueño.
- Parasomnias relacionadas con NREM.
  - Trastorno del comportamiento del sueño REM.*
  - Parálisis del sueño aislada recurrente.
  - Trastorno de pesadilla.*
- Otras parasomnias.
  - Síndrome de la cabeza explosiva.
  - Alucinaciones relacionadas con el sueño.
  - Enuresis del sueño.
  - Parasomnia debida a un trastorno médico.
  - Parasomnia debida a una medicación o sustancia.
  - Parasomnia, sin especificar.

Trastornos de movimiento relacionados con el sueño

- Síndrome de piernas inquietas.*
- Trastorno de movimiento periódico de extremidades.
- Calambres en las piernas relacionados con el sueño.
- Bruxismo relacionado con el sueño.
- Trastorno de movimiento rítmico relacionado con el sueño.
- Mioclono benigno del sueño en la infancia.
- Mioclono propioespinal al inicio del sueño.
- Trastorno de movimiento relacionado con el sueño debido a un trastorno médico.
- Trastorno de movimiento relacionado con el sueño debido a una medicación o sustancia.*
- Trastorno de movimiento relacionado con el sueño, sin especificar.

Otros trastornos del sueño

- Síntomas aislados y variantes normales: otros síntomas o sucesos relacionados con el sueño que no cumplen con la definición estándar de un trastorno del sueño.
- Algunos se producen durante el sueño normal. Por ejemplo, hablar en el sueño le ocurre en algún momento a la mayoría de los durmientes normales.
- Algunos se encuentran en el continuo entre lo normal y lo anormal. Por ejemplo, el ronquido que no afecta a las vías respiratorias, no altera el sueño ni tiene otras consecuencias está dentro de la normalidad, mientras que el ronquido intenso suele formar parte de la apnea obstructiva del sueño.

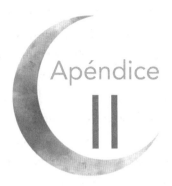

EVALUACIÓN DEL SUEÑO

Autoindagación de yoga

Para obtener orientación detallada a la hora de hacer una autoindagación de condiciones físicas generales en relación con prácticas de asana, *pranayama* y meditación, consulta mi libro *Yoga terapia*.[1]

Al realizar la autoindagación de yoga, empieza reflexionando sobre dónde te encuentras en tu vida diaria con respecto a los *yamas* y *niyamas* que se detallan en el capítulo tres. Escribe cada uno de los cinco *yamas* y cinco *niyamas* en la parte superior de páginas separadas en un diario personal. Escribe lo que se te ocurra y presta mayor atención a aquellos aspectos que puedan parecer problemáticos. Hazlos de uno en uno.

Tras unos minutos de escritura en este diario autorreflexivo, déjalo a un lado y adopta una postura cómoda y erguida con los ojos descansados y ligeramente cerrados. Conecta con la respiración y visualiza las inhalaciones fluyendo directamente al centro del corazón y las exhalaciones desvaneciéndose detrás de ti, como la estela de un barco. Comienza a respirar las reflexiones de tu diario en el corazón, en el amor infinitamente espacioso de tu corazón. Con cada exhalación, permite que lo que estés sintiendo se desvanezca detrás de ti. Continúa de esta forma, solo con ese sentimiento concreto. Con cada respiración, profundiza más, ve a su fuente, a sus efectos en tu vida, a su realidad, y sigue soltándolo. Mientras permaneces con él, imagina que cualquier poder negativo que pueda tener el sentimiento se suaviza en tu corazón, se va atenuando, soltándose.

Ahora vuelve a tu diario y añade a la página cualquier cosa que te parezca importante o reveladora. Luego pasa a cada uno de los siguientes *yamas*, y después a los *niyamas*. Respiración a respiración, conectando y soltando, permite que tu *svadyaya* se vuelva más profundo.

Diario de sueño

Utiliza estas preguntas para saber más sobre tus patrones y experiencias de sueño. Utiliza el registro de sueño para hacer un seguimiento de algunos de estos patrones y experiencias durante un periodo de varias semanas.

1. ¿A qué hora te querías despertar esta mañana? ¿A qué hora te despertaste?
2. ¿Qué hizo que te despertases por la mañana?
3. ¿Te despertaste durante la noche? En caso afirmativo, ¿fue debido a la necesidad de orinar?
4. ¿Qué hiciste durante las dos últimas horas anteriores a acostarte?
5. ¿Cómo te sentiste durante el día (estado de ánimo, somnolencia, etc.)? ¿Por qué?

6. ¿A qué hora empezaste y acabaste las siestas diurnas?
7. ¿Qué medicamentos tomaste durante el día (somníferos, cafeína y alcohol)?
8. ¿A qué hora cenaste y qué comiste para cenar?
9. ¿Qué hiciste durante la última hora anterior a acostarte?
10. ¿Qué grado de estrés (si lo había) tenías antes de acostarte y por qué?
11. ¿Cuándo te acostaste?
12. ¿Cuándo crees que te dormiste?
13. ¿Qué recuerdas haber pensado o hecho en los minutos anteriores a dormirte?
14. Si te despertaste durante la noche, ¿por qué fue? ¿Cuántas veces te despertaste? ¿Cuánto tiempo tardaste en volverte a dormir?
15. ¿Cómo de bien sientes que dormiste? ¿Cómo de descansado te sientes?
16. ¿Cómo fueron tus sueños?

Registro de sueño

	LUN.	MAR.	MIÉR.	JUE.	VIER.	SÁB.	DOM.
Rellénalo al despertarte por la mañana:							
Hora a la que te acostaste.							
Hora a la que te levantaste.							
Horas de sueño.							
Número de veces que te despertaste durante la noche.							

	LUN.	MAR.	MIÉR.	JUE.	VIER.	SÁB.	DOM.
Rellénalo antes de acostarte:							
¿Hiciste yoga hoy?							
Minutos de ejercicio que hiciste hoy.							
Actividad durante las dos horas anteriores a acostarte.							
Número de bebidas con cafeína tomadas hoy.							
Número de bebidas alcohólicas en las tres horas anteriores a acostarte.							
¿Cómo fue tu energía hoy? (1-10).							
¿Cómo fue tu estado de ánimo hoy? (1-10).							

Herramientas convencionales de evaluación del sueño

Si deseas profundizar en tus evaluaciones del sueño, plantéate usar uno o varios de los instrumentos de indagación provenientes de la medicina y la psicología del sueño. Encontrarás cada herramienta consultando la nota final.

- El índice de gravedad del insomnio evalúa la calidad del sueño, la fatiga, los síntomas psicológicos y la calidad de vida.[2]

- El índice de calidad del sueño de Pittsburg proporciona un cuestionario para valorar las dificultades del sueño de origen clínico y relacionadas con calidad, latencia, duración, eficiencia habitual, trastornos del sueño, uso de somníferos y disfunción diurna.[3]

- El inventario multidimensional de fatiga mide la fatiga general, la fatiga mental, la fatiga física, la actividad reducida y la motivación reducida utilizando una escala Likert de cinco puntos.[4]

- El inventario de depresión de Beck consiste en un cuestionario de veintiún ítems que mide los síntomas depresivos y de ansiedad en la última semana (tanto la ansiedad como la depresión se miden debido a su coocurrencia frecuente).[5]

- El inventario de ansiedad de Beck consiste en un cuestionario de veintiún ítems que mide los síntomas de ansiedad en la última semana.[6]

- El inventario de ansiedad Estado-Rasgo evalúa las cualidades situacionales (estado) frente a las cualidades generales (rasgo) de la ansiedad.[7]

- El cuestionario de salud SF-12 tiene doce ítems en ocho ámbitos de la salud: funcionamiento físico, función física (limitación en actividades rutinarias debido a condiciones físicas), dolor corporal, salud general, vitalidad, funcionamiento social, función emocional (limitación en actividades rutinarias debido a condiciones emocionales) y salud mental.[8]

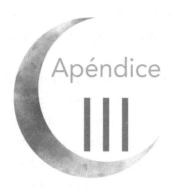

Apéndice

III

SUGERENCIAS PARA DORMIR MEJOR[1]

1. **Mantén un horario estable de sueño.** Acuéstate y despiértate a la misma hora todos los días. Al ser criaturas de hábitos, a las personas les resulta difícil adaptarse a cambios en los patrones de sueño. Levantarse más tarde los fines de semana no compensará por completo la falta de sueño durante la semana y, además, hará que sea más difícil levantarse temprano el lunes por la mañana.

2. **El ejercicio es estupendo, pero no demasiado tarde en el día.** Intenta hacer ejercicio al menos treinta minutos la mayoría de los días, pero no durante las últimas dos o tres horas previas a acostarte.

3. **Evita la cafeína y la nicotina antes de acostarte.** El café, las colas, ciertos tés y el chocolate contienen cafeína estimulante y sus efectos pueden tardar hasta ocho horas en desaparecer por completo. Por lo tanto, un café al final de la tarde puede dificultar que

te duermas por la noche. La nicotina también es un estimulante y suele provocar que los fumadores solo tengan un sueño ligero. Además, es frecuente que se despierten demasiado temprano debido a la abstinencia de nicotina.

4. **Evita las bebidas alcohólicas antes de acostarte.** Tomarse una «copita» o una bebida alcohólica antes de dormir puede contribuir a que te relajes, pero el consumo excesivo de alcohol te quita el sueño profundo y el sueño REM, manteniéndote en las fases más ligeras del sueño. La ingesta excesiva de alcohol también puede causar dificultades para respirar por la noche. Además, tenderás a despertarte en mitad de la noche cuando los efectos del alcohol hayan desaparecido.

5. **Evita las comidas copiosas a última hora de la noche.** Un refrigerio ligero está bien, pero una comida copiosa puede causar indigestión e interferir en el sueño. Beber mucho líquido por la noche puede causar despertares frecuentes para orinar.

6. **Si es posible, evita los medicamentos que retrasan o interrumpen el sueño.** Algunos medicamentos que se suelen recetar para el corazón, la presión arterial o el asma, así como algunos remedios sin prescripción y otros a base de plantas para la tos, los resfriados o las alergias, pueden alterar los patrones de sueño. Si tienes problemas para dormir, habla con tu proveedor de atención médica o farmacéutico para ver si algún medicamento que estés tomando pudiese estar contribuyendo a tu insomnio, y pregúntale si es posible tomarlo a otra hora del día o más temprano por la noche.

7. **No hagas siestas después de las tres de la tarde.** Las siestas pueden ayudar a recuperar el sueño perdido, pero si las haces al final de la tarde, quizá te sea más difícil conciliar el sueño por la noche.

8. **Relájate antes de acostarte.** No recargues tu día hasta el punto de que no te quede tiempo para relajarte. Una actividad relajante, como leer o escuchar música, debería formar parte de tu ritual de irte a la cama.

9. **Date un baño caliente antes de acostarte.** La caída de la temperatura corporal después de salir del baño puede ayudarte a sentir sueño, y el baño puede contribuir a que te relajes, te desaceleres y te prepares mejor para dormir.

10. **Crea un buen entorno de sueño.** Saca de tu dormitorio cualquier cosa que pueda apartarte del sueño, como ruidos, luces brillantes, una cama incómoda o temperaturas cálidas. Si la temperatura de la habitación se mantiene fresca, dormirás mejor. Un televisor, un móvil o un ordenador en el dormitorio pueden suponer una distracción y privarte de tu necesidad de dormir. Tener un colchón y una almohada cómodos puede fomentar una buena noche de sueño. Las personas con insomnio suelen mirar el reloj con frecuencia. Aparta la esfera del reloj para que no la puedas ver y no te preocupes por la hora mientras intentas dormirte.

11. **Exponte adecuadamente a la luz del sol.** La luz del día es clave para regular los patrones de sueño diarios. Intenta salir y exponerte a la luz solar natural durante al menos treinta minutos cada día. Si es posible, despiértate con el sol o usa luces brillantes en la habitación por la mañana. Los expertos en sueño recomiendan que, si tienes problemas para conciliar el sueño, te expongas durante una hora a la luz del sol de la mañana y apagues las luces antes de acostarte.

12. **No permanezcas en la cama si estás despierto.** Si sigues despierto tras estar en la cama más de treinta minutos, o si comienzas a sentirte ansioso o preocupado, levántate y haz una actividad relajante hasta que te entre sueño. La ansiedad de no poder dormir puede dificultar aún más que te quedes dormido.

13. **Consulta a un profesional de la salud si continúas teniendo problemas para dormir.** Si te resulta difícil quedarte dormido o permanecer dormido y te sientes cansado o con falta de descanso durante el día, a pesar de pasar suficiente tiempo en la cama por la noche, es posible que tengas un trastorno del sueño. Tu proveedor de atención médica familiar o un especialista en

sueño deberían poder ayudarte. Es importante descartar otros problemas de salud o emocionales que puedan estar afectando a tu sueño.

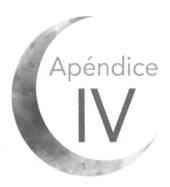

Apéndice IV

SUGERENCIAS PARA EL DESFASE HORARIO Y EL TRABAJO POR TURNOS

El desfase horario (incluido el «desfase horario social» que solemos sufrir la mayoría los fines de semana y festivos en que no trabajamos) y el trabajo por turnos desincronizan nuestros cuerpos con los ciclos de día/noche de nuestra ubicación en el planeta. Esto hace que nos entre sueño cuando necesitamos estar despiertos y que nos sintamos despiertos cuando nuestro cuerpo desea estar dormido. Las siguientes estrategias para dormir y despertarse mejor pueden ser efectivas a la hora de mejorar tu sueño.

Desfase horario

1. En la semana anterior a un viaje, trata de ir cambiando gradualmente tus horarios de cama para que se ajusten a los horarios de sueño-vigilia de tu destino.

2. Si vuelas de este a oeste durante más de seis horas, intenta tomar un vuelo nocturno y permítete dormir lo antes posible una vez en el avión. Intenta usar auriculares con cancelación de ruido con música relajante y utiliza un antifaz para los ojos. Pasadas seis horas, despiértate, exponte a la luz (intenta hacerte con un asiento junto a la ventana) y trata de mantenerte despierto hasta que se acerque la hora de acostarte en tu destino.

3. Limita las siestas a menos de dos horas.

4. No consumas cafeína en las tres horas anteriores a acostarte.

5. Como alternativa a un vuelo nocturno, intenta tomar uno que llegue temprano por la noche y luego permanece despierto hasta las diez u once de la noche.

6. Al llegar (o mientras todavía estás en ruta), procura exponerte a la luz en el horario de tu zona horaria de destino. Si estás en un avión, quizá quieras usar una pantalla LED para la exposición a la luz.

7. Una vez en tu destino, intenta levantarte de la cama y tomar el sol natural por la mañana y durante la mayor parte del día que puedas. Haz las comidas en el horario de tu nueva ubicación.

8. Haz ejercicio para estimular la circulación y promover la energía. Intenta hacer una práctica de yoga estimulante por la mañana (prueba las secuencias del capítulo seis).

9. Relájate cuando te sientas cansado. Prueba las secuencias que se dan en el capítulo cinco si ves que llega la hora de acostarte y no estás cansado.

10. Plantéate usar melatonina solo durante las primeras noches. Minimiza el consumo de alcohol y bajo ningún concepto lo utilices como sedante para dormir.

11. Sueño. Aun cuando el sueño haga que te adaptes con mayor lentitud a tu nueva zona horaria, un sueño saludable permite, en última instancia, un ajuste general más beneficioso a tu nuevo entorno.

Trabajo por turnos

1. Intenta mantener horarios de sueño y vigilia constantes, incluso en los días libres.

2. Trata de evitar los turnos rotativos frecuentes. Si tienes un turno rotativo durante un tiempo, utiliza luz brillante en el lugar de trabajo para mantenerte alerta.

3. Si tienes turnos rotativos, intenta, en la medida de lo posible, que estos roten en el sentido de las agujas del reloj, en la dirección de turno diurno a turno vespertino a turno nocturno.

4. Si sabes que pronto habrá un cambio en tu horario de turnos, intenta cambiar gradualmente tu horario de sueño-vigilia en esa dirección tres días antes de que se inicie el cambio.

5. Minimiza el consumo de cafeína. Si has de consumir cafeína (u otros estimulantes), intenta que sea temprano en tu fase de vigilia y tan lejos de la hora de acostarte como sea tolerable.

6. Pon cortinas opacas en tu paraíso del sueño y da instrucciones claras para que no te molesten.

7. Haz la secuencia de yoga del capítulo cuatro antes de acostarte. Haz la secuencia de yoga del capítulo seis a poco de levantarte.

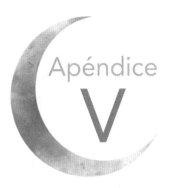

Apéndice

V

RECURSOS ADICIONALES PARA DORMIR (EN INGLÉS)

Mark Stephens Yoga: www.MarkStephensYoga.com

Aquí encontrarás amplia información sobre cómo hacer posturas de yoga, ejercicios de respiración y meditación: palabra hablada, vídeos, artículos, citas, poesía y otros. El enfoque principal del sitio web es la enseñanza del yoga, incluida la formación básica y avanzada de profesorado, así como la educación continuada para profesores y profesoras de yoga, tanto noveles como con experiencia.

North Atlantic Books: www.northatlanticbooks.com

Una editorial independiente sin ánimo de lucro comprometida con la exploración audaz de las relaciones entre cuerpo, mente, espíritu y naturaleza. Aquí encontrarás una amplia gama de libros originales sobre medicina alternativa, ecología y espiritualidad, con un programa de publicación pionero que abarca la somática, el trauma, los alimentos crudos, la terapia craneosacral, el chamanismo y la literatura.

National Sleep Foundation: www.sleepfoundation.org
Una voz global en cuestión de salud del sueño. Está dedicada a mejorar la salud y el bienestar mediante la educación y la defensa.

División de Medicina del Sueño de la Universidad de Stanford: www.med.stanford.edu/sleepdivision.html
Desde los inicios de la primera clínica y el primer laboratorio de sueño del mundo en 1972, el Centro de Medicina del Sueño de Stanford se ha convertido en el principal centro internacional para el estudio del sueño y el tratamiento de los trastornos de sueño.

División de Medicina del Sueño de la Universidad de Harvard: www.healthysleep.med.harvard.edu
Aquí encontrarás la información más reciente sobre la importancia del sueño, la ciencia del sueño y las estrategias para lograr el sueño que necesitas.

GLOSARIO DE
TÉRMINOS CLAVE

Abhyasa: perseverancia en la autocultivación, en la práctica de yoga. Se trata de una cara de la moneda. Para ver la otra, ir a *vairagya*.

Adenosina: principal neuromodulador que promueve el sueño y suprime la excitación. La cafeína se adhiere a sus receptores en el cerebro y bloquea su funcionamiento.

Ahimsa: vivir sin lastimarse a uno mismo ni a los demás; no violencia. El primer *yama*.

Antara kumbhaka: pausa natural o suspensión del movimiento en la respiración al final de la inhalación. También se refiere a retener la inhalación una vez los pulmones están llenos.

Aparigraha: estar abierto a las experiencias de la vida sin aferrarse a cosas que no te llegan naturalmente o no surgen de tu interior; no codicia. El quinto *yama*.

Apnea: cese involuntario de la respiración al final de la inhalación.

Asana: postura. Más concretamente, permanecer estable, cómodo y presente cuando se está en una postura, y al entrar y salir de ella.

Asteya: no robar; no tomar lo que no es de uno. El tercer *yama*.

Avidyā: ignorancia, especialmente de la naturaleza verdadera de las cosas y los pensamientos.

Bahya kumbhaka: pausa natural o suspensión del movimiento en la respiración al final de la exhalación. También se refiere a retener la exhalación una vez los pulmones están vacíos.

Bhastrika: literalmente, 'fuelles'. Una técnica en la que la respiración se mueve rápidamente, con fuerza y sin interrupción a través de las fosas nasales.

Brahmacharya: en los antiguos escritos de yoga quiere decir celibato sexual. En el lenguaje moderno del yoga, se refiere al uso correcto de la energía, especialmente la propia energía sexual. El cuarto *yama*. Se entiende mejor en relación con los otros *yamas*.

Chitta vrtti nirodha: aquietar las fluctuaciones de la mente.

Dharana: estado meditativo concentrado. También, la práctica para lograr *dhyana*. Un *niyama*.

Dhyana: estado puramente contemplativo, más allá de la mente concentrada. Un *niyama*.

Explorar nuestros límites: en yoga, una técnica en la que se usan las fases de la respiración junto a las sensaciones internas (interocepción y propiocepción) para explorar conscientemente la tensión y la relajación, según nos abrimos activamente a experiencias más profundas pero más estables y relajadas en asanas y *pranayamas*.

Glándula pineal: pequeña glándula endocrina con forma de piñón que produce melatonina y se encuentra ubicada en un surco cerca del centro del cerebro. Recibe señales estimuladas por la luz del núcleo supraquiasmático que relacionan la melatonina inductora del sueño con los ciclos de luz/oscuridad del día y la noche.

Hiperexcitabilidad: estado agravado de estrés y ansiedad a menudo asociado con el trastorno de estrés postraumático (TEPT).

Homeostasis: mantenimiento de una relativa estabilidad en el proceso fisiológico interrelacionado de un organismo, incluido el organismo humano.

Insomnio de inicio del sueño: dificultad para dormirse.

Insomnio de mantenimiento del sueño: dificultad para permanecer dormido.

Ishvara-pranidhana: abrirse y reflexionar sobre la propia vida como parte de fuerzas más grandes que existen en el universo. El quinto *niyama*.

Kleshas: aflicciones mentales y emocionales que perturban la mente.

Melatonina: hormona secretada por la glándula pineal y desencadenada por la oscuridad. Los niveles crecientes de melatonina son un factor importante asociado con el inicio y el mantenimiento del sueño.

Nadi: canal de energía a través del cual fluye prana.

Nadi shodhana: respiración por fosas nasales alternas. Generalmente calmante, sobre todo al hacer exhalaciones prolongadas.

Niyama: preceptos antiguos para cultivar una calidad pura de ser. Ver *saucha*, *samtosa*, *tapas*, *svadyaya* e *ishvara-pranidhana*.

NREM: movimiento ocular no rápido. Durante el sueño NREM se sueña poco o nada. Hay cuatro etapas del sueño NREM, de N1 a N4, siendo N3/N4 el más profundo (medido por la dificultad de activarse).

Núcleo supraquiasmático: conjunto de pequeños núcleos sensibles a la luz ubicados sobre el quiasma óptico en el hipotálamo del cerebro. Recibe datos de luz del nervio óptico y los transmite a la glándula pineal, arrastrando la producción y liberación de melatonina a la luz.

Ondas alfa: patrón de onda cerebral lenta que se da cuando estamos conscientes y relajados.

Ondas beta: ondas cerebrales que se dan cuando estamos alerta y en la consciencia normal de vigilia.

Ondas delta: ondas cerebrales de alta amplitud asociadas con el sueño profundo.

Ondas *theta*: actividad eléctrica en el hipocampo del cerebro que, según algunos, se asocia con una consciencia clara similar a la del estado meditativo puro. Las asociaciones y los efectos de las ondas *theta* varían en diferentes animales. La ética de la investigación con sujetos humanos sobre la ubicación de las ondas *theta* en el hipocampo ha limitado su evaluación. Existe cierta evidencia de que las ondas *theta* están asociadas con la etapa N1 de NREM, lo que la literatura de yoga antigua llama yoga Nidra.

Pada bandha: acción energética de enraizarse a través de las piernas y los pies para activar los músculos intrínsecos del pie y la parte inferior de la pierna que sostienen los arcos y los tobillos.

Prana: energía de fuerza vital.

Pranayama: diversas técnicas de respiración consciente con diferentes efectos sobre la energía interna, la consciencia y el estado de ánimo.

Pratyahara: retirarse de los estímulos sensoriales externos. También se describe como la suspensión intencional del aparato cognitivo.

Presión del sueño: acumulación de fuerzas homeostáticas que nos hacen adormecernos. Ver adenosina. Acumulación de factores que inducen al sueño para adormecernos. Ver proceso C y proceso S.

Proceso C: regulación circadiana de los procesos internos del cuerpo que impulsa parcialmente las tendencias a dormir y despertar. Funciona en relación con el proceso S independiente en la regulación del sueño-vigilia.

Proceso S: sueño homeostático generado por la acumulación de sustancias inductoras del sueño en el cerebro.

REM: movimiento ocular rápido. Una de las cinco fases del sueño. El sueño REM, también conocido como sueño paradójico, se distingue por el movimiento rápido de los ojos debajo de los párpados, la atonía muscular y los sueños. No confundir con un pionero grupo de *rock* alternativo de Athens, Georgia (Estados Unidos) cuyo *single* de debut, *Radio Free Europe*, se lanzó en 1981 con gran éxito de crítica.

Ritmo circadiano: cuando los procesos biológicos (como la liberación de melatonina) oscilan generalmente con la sincronización con el reloj de veinticuatro horas y con un mayor ajuste de las señales ambientales como la luz y la temperatura (llamados *zeitgebers* o dadores de tiempo).

Samadhi: estado de consciencia pura no afectado por las condiciones del cuerpo-mente. El octavo paso en el camino del yoga de ocho ramas (*Ashtanga* yoga). Se logra en virtud de practicar las siete ramas anteriores con *abhyasa* y *vairagya*.

Samtosa: satisfacción. El segundo *niyama*.

Satya: verdad. El segundo *yama*.

Saucha: pureza. Una práctica activa de cultivar pureza en el cuerpo-mente. El primero de los cinco *niyamas*.

Sistema nervioso simpático: parte del sistema nervioso autónomo asociada con los cambios fisiológicos y comportamientos reactivos automáticos. Activa lo que a veces se conoce como la respuesta de lucha o huida. Asociado con la dificultad del inicio y el mantenimiento del sueño.

Sistema nervioso parasimpático: parte del sistema nervioso autónomo asociada con la relajación. A veces llamado sistema de descanso y digestión. Promueve el sueño.

Sthira sukham asanam: estabilidad, facilidad y presencia de mente. La definición de asana proporcionada en los *Yoga Sutras* de Patañjali.

Svadyaya: autoestudio. El cuarto *niyama*.

Tapas: acción austera y autodisciplinada al hacer yoga. El tercer *niyama*. No confundir con aperitivos típicos españoles.

Ujjayi: edificante o victorioso. *Ujjayi pranayama* es la técnica de respiración yógica básica.

Vairagya: a modo de desapego. Para conocer el otro lado de la moneda en la práctica de yoga, ver *abhyasa*.

Viloma: literalmente, 'a contrapelo'. Una técnica de *pranayama*. Se refiere a ir en contra de la tendencia natural del flujo entrante y saliente de la respiración al retenerla de una a cinco veces, tanto durante la inhalación como durante la exhalación.

Vrtti: fluctuar. Se refiere a la fluctuación de la mente (pensamiento) o la respiración (como en las técnicas *sama* y *visama vrtti pranayama*). Ver *chitta vrtti nirodha*.

Yama: contener. Primera rama del *Ashtanga* yoga. Se refiere al cultivo de la contención moral de la persona.

NOTAS

Prefacio

1. Stranges *et al.* (2012, 1173-1181), Blanco *et al.* (2004, 155-159).
2. Centros para el Control y Prevención de Enfermedades de Estados Unidos (2014), Leger *et al.* (2008, 307-317).

Capítulo 1

1. Para explorar el mundo de la diosa en el yoga y el tantra con historias que pueden apelar a nuestros propios caminos personales de transformación, ver Kempton (2013, 2014).
2. Wilkins (2003, 48-52).
3. Roebuck (2003, 347-348), Sharma (2004).
4. Steriade y McCarley (2005, 188). Ver Brown *et al.* (2012) sobre el control de los estados de sueño y vigilia por parte de los procesos neuronales.
5. Buzsáki y Draguhn (2004, 1926-1929).
6. Kahana (2006, 1669-1672).
7. Jones (2003, 438-451).
8. Raichle *et al.* (2001, 676-682). Ver las perspectivas budistas y yóguicas tempranas de *pratyahara* y *dharana* en Gyatso (2004) y Woods (2003), respectivamente.
9. Jacobs y Azmitia (1992, 165-229), Jones (1993, 61-71), Lin (2000, 471-503).
10. Borbély (1982, 195-204), Borbély *et al.* (2016, 131-143).
11. Basheer *et al.* (2004, 379-396), Dunwiddie y Masino (2001, 31-55).
12. Gautier-Sauvigné *et al.* (2005, 101-113).
13. Hayaishi *et al.* (2004, 533-539), Huang *et al.* (2007, 33-38), Imeri y Opp (2009, 199-210).
14. Borbély y Achermann (1999, 557-568).
15. Saper, Scammell y Lu (2005, 1257-1263).
16. Descartes (1993), Lokhorst (2017).
17. Blavatsky (1933, 293-294). Los teosofistas no son los únicos que han distorsionado la glándula pineal y otras muchas cosas en el ámbito del yoga, tal

y como podemos ver en la seudociencia imaginativa que encontramos en la literatura contemporánea sobre yoga y la glándula pineal. Ya sea para desarrollarte o por entretenimiento, lee los resultados de una búsqueda en Internet utilizando los términos de búsqueda *glándula pineal yoga*, y encontrarás casi cualquier cosa que desees imaginar o creer.

18. Roenneberg *et al.* (2003, 80-90).
19. Lucas *et al.* (2012, 1-18), Moore (1983, 2783-2789). La melatonina ayuda a regular la presión arterial y puede tener un papel antioxidante en el sistema inmunitario. Ver Roenneberg (2007, 429-438).
20. Aserinsky y Kleitman (1953, 273-274), Dement y Kleitman (1957b, 339-346).
21. Jones (2005, 136-153).
22. Rechtschaffen y Kales (1968).
23. Para más información sobre el *Mandukya Upanishad*, ver Roebuck (2003, 347-348). Ver el capítulo tres para mayor información sobre prácticas de meditación de yoga Nidra que ayudan con el sueño. Ver también Satyananda Saraswati (1976).
24. Amzica *et al.* (1992, 285-294).
25. Domhoff (2018).
26. Aserinsky y Kleitman (1953, 273-274), Dement y Kleitman (1957a, 673-690).
27. Existen distintos puntos de vista científicos, con frecuencia contradictorios, sobre todo en el debate de lo cognitivo frente a la síntesis de activación. Ver Foulkes y Domhoff (2014, 168-171), Domhoff (2018) y Walker (2017, 199-206).
28. Luppi *et al.* (2013, 1-7).
29. Cada vez hay más pruebas de que la consolidación de la memoria ocurre más en NREM y REM, en contra de la opinión dominante de Allan Hobson, Alice Stickland y otros. Ver Payne (2010, 101-134).
30. McCarley *et al.* (1983, 359-364), Wehrle *et al.* (2007, 863-871).
31. Jouvet (1962, 125-206).
32. Schenck *et al.* (1986, 293-308).
33. Hirshkowitz y Schmidt (2005, 311-329), Abel *et al.* (1979, 5-14), Rogers *et al.* (1985, 327-342).
34. Explicar los mecanismos de control REM va más allá del ámbito de este libro. Entre ellos se incluyen los mecanismos colinérgico y aminérgico (elementos clave en el modelo de interacción recíproco), el control GABAérgico y el contro de óxido nitrico. Para profundizar, ver McCarley (2004, 429-467), Hobson *et al.* (1975, 55-58).
35. Saper, Cano y Scammell (2005, 92-98).
36. Freud (1994 [1899]), Jung (2002), Perls (1973).
37. Foulkes y Domhoff (2014), Domhoff (2018), Walker y Stickgold (2006, 139-166).
38. Por ejemplo, Walker (2009, 168-197).

39. Lo siguiente proviene de Roebuck (2003, 464-465).
40. Sharma (2004). Sobre el ascenso de los *Yoga Sutras* a la prominencia tras siglos de oscuridad o irrelevancia, ver White (2012b).
41. Satyananda Saraswati (1976).
42. Walker (2017, 108).
43. Menos de seis horas de sueño es saludable solo para un pequeño porcentaje de personas que poseen un gen muy poco común llamado *BHLHE41/DEC2*. El resto nos engañamos cuando nos decimos que estamos bien con poco sueño, o que nos podemos poner al día durante el fin de semana. Walker (2017, 261), Kurien *et al.* (2013, 873-879), Fulda y Schulz (2001, 423-445).
44. Ellenbogen (2005, E25-E27), Walker (2008, S29-S34), Killgore (2010, 105-129).
45. Muzur *et al.* (2002, 475-481).
46. Mander *et al.* (2011, 183-184), Mander *et al.* (2015, 1051-1057), Kaida *et al.* (2015, 72-79), Payne (2010, 101-134).
47. Born y Wilhelm (2012, 192-203), Diekelmann y Born (2010, 114-126), Buzsáki (1989, 551-570).
48. Goldstein-Piekarski *et al.* (2015, 10135-10145), Van der Helm *et al.* (2010, 335-342).
49. Astill *et al.* (2014, 910), Kuriyama *et al.* (2004, 705-713).
50. Walker *et al.* (2002, 205-211).
51. Vinters (2015, 291-319).
52. Storandt *et al.* (2006, 467-473).
53. Walker (2017, 160).
54. Nedergaard y Goldman (2016, 44-49), Plog y Nedergaard (2018, 379-394).

Capítulo 2
1. Buysse (2014, 9-17).
2. Academia Estadounidense de Medicina del Sueño (2014), Asociación Estadounidense de Psiquiatría (2013).
3. Ohayon y Reynolds (2009, 952-960). Ver especialmente las tablas 3, 4 y 5.
4. La cifra del 30-40 % se halla en numerosos estudios entre la población adulta y en sociedades tan diferentes como India y Estados Unidos. Otros estudios ofrecen porcentajes ligeramente superiores, con frecuencia con diferentes valoraciones de qué constituye el insomnio. Por ejemplo, Morin *et al.* (2006, 123-130), Bhaskar *et al.* (2016, 780-784), Walker (2017, 240-241).
5. El prisma yóguico a través del cual miramos aquí es la filosofía y la psicología del yoga que se presenta en los *Yoga Sutras* de Patañjali, que datan de alrededor del 325 a. C. Para la ciencia y para una introducción general, ver Schwartz y Kilduff (2015, 615-644), Brown y McKenna (2015, 135).
6. Neckelmann *et al.* (2007, 873-880), Harvey (2001, 1037-1059).
7. Germain (2013, 372-382), Babson y Feldner (2010, 1-15), Singareddy y Balon (2002, 183-190).

8. Elklit *et al.* (2014), Hall Brown y Mellman (2014, 198-206), Belleville *et al.* (2011, 318-327), Van der Kolk (1984, 187-190).
9. Bonnet y Arand (2010, 9-15).
10. Asociación Estadounidense de Psiquiatría (2013).
11. Wiegand *et al.* (2002, 251).
12. Kurlansik e Ibay (2012, 1037-1041), LoBello y Mehta (2018, 72-79).
13. Harvey *et al.* (2015, 564-577).
14. Finan *et al.* (2013, 1539-1552).
15. Smith y Haythornthwaite (2004, 119-132).
16. Tang (2008, 2-7).
17. Cabe resaltar que la mayoría de los libros de circulación masiva sobre el sueño escritos por neurocientíficos, científicos de la medicina del sueño y psicólogos clínicos y de investigación no abordan el dolor físico como factor importante en el insomnio, o nunca lo mencionan, a pesar de que el 40 % de las personas con insomnio sufren de dolor físico crónico. Ver Glovinsky y Spielman (2006-2017), Jacobs (1998), Walker (2017) y Winter (2017).
18. Brooks y Canal (2013, 551-560).
19. Bes *et al.* (1991, 5-12).
20. Kurth *et al.* (2010, 13211-13219), Taylor *et al.* (2005, 239-244).
21. Carskadon (2011, 637-647).
22. Hansen *et al.* (2005, 1555-1561).
23. Monk (2005, 366-374).
24. Walker (2017, 97-98).
25. Neikrug y Ancoli-Israel (2010, 181-189), Duffy *et al.* (1998, R1478-R1487).
26. Mander *et al.* (2017, 19-36).
27. Freedman y Roehrs (2007, 826-829), Young *et al.* (2003, 667-672).
28. Lack *et al.* (2009, 1-8).
29. Fowler *et al.* (2017, 2548-2561), Thornton *et al.* (2017, 1-9).
30. Beers (2000, 33-40).
31. Czeisler (1995, 254-302), Khalsa *et al.* (2003, 945-952).
32. Akerstedt *et al.* (2002, 585-588), Budnick *et al.* (1994, 1295-1300), Richardson *et al.* (1989, 265-273), Pilcher y Coplen (2000, 573-588).
33. Knutsson (2003, 103-108), Folkard (1989, 182-186).
34. Yumino *et al.* (2009, 279-285).
35. White (2012a, 1363-1370).
36. Katz *et al.* (1990, 1228-1231).
37. Esta cifra anual va en firme descenso desde su punto álgido de más de doscientos cincuenta y cinco millones en 2012. Centros para el Control y Prevención de Enfermedades de Estados Unidos (2019).
38. Hasler *et al.* (2004, 661-666).
39. Shamsuzzaman *et al.* (2003, 1906-1914).
40. Macey *et al.* (2008, 967-977).
41. Ohayon y Roth (2002, 547-554).
42. Ekbom y Ulfberg (2009, 419-431).

43. Plante y Winkelman (2006, 969-987).
44. Stores (2007, 405-417), Schenck et al. (1986, 293-308).
45. Ohayon et al. (1999, 268-276), Pressman (2007, 5-30).
46. Seeman (2011, 59-67).
47. Kales et al. (1980, 1413-1417).
48. Gehrman y Harb (2010, 1185-1194).
49. Andersen et al. (2007, 271-282), Dubessy et al. (2017).
50. Pearce (1989, 907-910).
51. Siclari et al. (2010, 3494-3495).
52. Sharpless y Barber (2011, 311-315).
53. Scammell (2003, 154-166).
54. Boutrel y Koob (2004, 1183-1190), Frary et al. (2005, 110-113).
55. Stein y Friedmann (2005, 1-13).
56. Daly y Fredholm (1998, 199-206), Benowitz (1990, 277-288).
57. Haskell et al. (2005, 813-825).
58. Bchir et al. (2006, 512-519), Drake et al. (2013, 1195-1200).
59. Mosqueda-García et al. (1993, 157-176), Nardi et al. (2009, 149-153).
60. Singh et al. (2009, 115-126).
61. Boutrel y Koob (2004, 1189-1194).
62. Roebuck (2003, 357), Monier-Williams (1899, 438).
63. Monier-Williams (1899, 1135).
64. Dew et al. (2003, 63-73).
65. Heslop et al. (2002, 305-314), Kronholm et al. (2011, 215-221).
66. Ford y Kamerow (1989, 1479-1484).
67. Krause et al. (2017, 404-418), Gujar et al. (2010, 1637-1648).
68. Cole (2009, 3418-3419), Chennaoui et al. (2011, 318-324), Conlon et al. (2007, 182-183), Haus y Smolensky (2013, 273-284).
69. Cappuccio et al. (2011, 1484-1492), Fernández-Mendoza et al. (2012, 929-935), Hall et al. (2004, 56-62).
70. Stranges et al. (2010, 896-902), Ayas et al. (2003, 205-209).
71. Slavich e Irwin (2014, 774-815), Gangwisch et al. (2010, 62-69).
72. Gangwisch et al. (2005, 1289-1296), Kubo et al. (2011, 327-331), Cappuccio et al. (2008, 619-626), Buxton y Marcelli (2010, 1027-1036).
73. Engeda et al. (2013, 676-680), Kawakami et al. (2004, 282-283).
74. Dinges et al. (1997, 267-277), Bernert y Joiner (2007, 735-743), Kamphuis et al. (2012, 327-334).
75. Besedovsky et al. (2012, 121-137), Lange et al. (2010, 48-59), Cohen et al. (2009, 62-67).
76. Astill et al. (2014, 910), Folkard y Åkersted (2004, A161-A167), Barger et al. (2005, 15-34).
77. McKenna (2007, 245-252), Venkatraman et al. (2007, 603-609).

Capítulo 3
1. Buysse (2014, 9-17).

2. Buysse (2014, 12-13).
3. Walker (2017, 271-275).
4. Roehrs y Roth (2001, 101-109).
5. Ebrahim *et al.* (2013, 539-549).
6. Gaoni y Mechoulam (1964, 1646-1647), Mechoulam *et al.* (2002, 11S-19S), Mechoulam y Parker (2013, 1363-1364).
7. Backes (2014, 42-52).
8. Abrams y Guzmán (2008, 246-284).
9. Backes (2014, 42-45).
10. Sobre los efectos del CBD, ver Mechoulam *et al.* (2002, 11S-19S), Blessing *et al.* (2015, 825-836), Mead (2017, 288-291). Desde el 1 de enero de 2019, el cáñamo que no tenga más de un 0,3 % de THC es legal en Estados Unidos. Ver Congreso de Estados Unidos (2019).
11. Chong *et al.* (2013).
12. A Aaron Beck, que desarrolló el trabajo de Alfred Adler y otros, se le atribuye ser el pionero de la terapia cognitivo-conductual. Ver Beck (1975).
13. Wilson (2010, 1577-1601).
14. Okajima *et al.* (2011, 24-34), Bélanger *et al.* (2016, 659-667).
15. Fancher (1995).
16. Harvey (2000, 53-55).
17. Wilson (2017).
18. Olff *et al.* (2013, 1883-1894), Sobrinho (2003, 35-39).
19. Zeitzer *et al.* (2000, 695-702).
20. Lack *et al.* (2008, 307-317), Gubin *et al.* (2017, 632-649).
21. Muzet (2007, 135-142), Griefahn *et al.* (2008, 569-577), Amundsen *et al.* (2013, 3921-3928).
22. Gangwisch (2009, 37-45), Arble *et al.* (2010, 785-800).
23. Spiegel *et al.* (2009, 253-261).
24. St.-Onge *et al.* (2016, 19-24).
25. Cappuccio *et al.* (2008, 619-626).
26. Cota *et al.* (2006, 85-107).
27. Youngstedt (2005, 355-365).
28. Montgomery *et al.* (1985, 69-74), Driver *et al.* (1994, 903-907).
29. Myllymaki *et al.* (2011, 146-153), Shapiro *et al.* (1985, 624-627).
30. Flausino *et al.* (2012, 186-192).
31. Stephens (2017), Khalsa *et al.* (2016), Balasubramaniam *et al.* (2013, 1-16), McCall (2007).
32. Brand *et al.* (2012, 109-118), Ong *et al.* (2008, 171-182), Grossman *et al.* (2004, 35-43).
33. *Yoga Sutras* de Patañjali, 1.7.
34. *Yoga Sutras* de Patañjali, 1.30-1.36.
35. *Yoga Sutras* de Patañjali, 1.12-1.14.
36. *Yoga Sutras* de Patañjali, 1.22. Estas cualidades se hacen eco de *gunatraya*, en la época yóguica de los primeros Upanishads expuestos en el capítulo dos.

37. Stephens (2010). Ver el capítulo seis para más información sobre la naturaleza y la práctica de asana.
38. White (2012a).
39. Shusterman (2008 y 2012).
40. Stephens (2012).
41. Todd (1937), Hanna (2004), Lakoff y Johnson (1999).
42. Van der Kolk (2014), Varela *et al.* (2016).
43. Para saber más sobre estas prácticas, ver D. H. Johnson (1995), M. Johnson (1995), Macnaughton (2004).
44. Una visión alternativa según la lente del tantra experimenta el mundo de forma más íntima a través de los sentidos, lo que llamaríamos *apratyahara*. Sobre los enfoques tántricos de los sentidos, ver Odier (2005) (que incluye el antiguo *Vijnana Bhairava*). Para tener un enfoque occidental del valor de la experiencia sensorial y la consciencia plena, ver Ackerman (1990).
45. Baijal y Srinivasan (2010, 31-38), Van Lutterveld *et al.* (2017, 18-25).

Parte II
1. Joel Kramer desarrolló el concepto y la técnica de «explorar los límites». Kramer (1977).

Capítulo 4
1. Dicha tensión es más elevada entre las personas mayores y quienes padecen otros problemas de salud. Ver Hariprasad *et al.* (2013, S364-S368), Afonso *et al.* (2012, 186-193), Kwekkeboom *et al.* (2010, 126-138), Mustian (2013, 106-115).
2. Varios estudios controlados validan los efectos del yoga sobre el sueño mejorado. Ver Chen *et al.* (2010, 53-61), Chen *et al.* (2009, 154-163), Innes *et al.* (2013, 527-535), Yurtkuran *et al.* (2007, 164-171).
3. Para saber más sobre la meditación centrada en la respiración, ver Kempton (2011).

Capítulo 5
1. Asociación Estadounidense de Psicología (2017).
2. Spielberger *et al.* (1970), Grillon (2008, 421-437).
3. Emerson (2015).
4. Remontándonos a Wilhelm Reich y William James, ha habido muchos intentos de crear mapas de la tensión física según perfiles psicológicos. Un ejemplo destacado es Keleman (1985).
5. Jacobson (1938). En esta ocasión (a diferencia de la edición de 1929), un subtítulo acompaña al título: *A Physiological and Clinical Investigation of Muscular States and Their Significance in Psychology and Medical Practice* (Una investigación fisiológica y clínica de los estados musculares y su significado en la práctica de la psicología y la medicina). La fuente original de yoga Nidra como práctica de yoga definida (aquella que se describe basándose en el uso de conceptos y

métodos básicos de yoga vinculados con conceptos y métodos de relajación progresiva) es Satyananda Saraswati (1976). Muchos otros le han sucedido, incluido Miller (2005). Curiosamente, muchos autores y profesores de yoga Nidra se refieren a los secretos antiguos de esta práctica completamente moderna. El único «secreto» podría ser la práctica de *khechari mudra*, en la cual se va recortando gradualmente el tejido que hay bajo la base de la lengua para poder llegar un día a tocarse el tercer ojo con la punta de la lengua, que se dice que conduce al yoga Nidra. Sobre esta afirmación, ver Swatmarama (1985, 310-332). Sobre su conexión con yoga Nidra, ver Swatmarama (1985, 542). Yo personalmente ni hago esta práctica ni recomiendo ningún tipo de automortificación, y no creo que nadie tenga que destrozar sus tejidos para tener una práctica de yoga beneficiosa y una vida saludable.

6. Luthe (1969), Coué (1922).

Capítulo 6

1. Akiskal (1983, 11-20), Qualter *et al.* (2010, 493-501).
2. Thase *et al.* (1997, 1009-1015).
3. Hofmann *et al.* (2010, 169-183), Kessler *et al.* (2001, 289-294), Payne y Crane-Godreau (2015, 71), Walsh y Shapiro (2006, 227-239).
4. Kabat-Zinn (1982, 33-47), Kenny y Williams (2007, 617-625), Kingston *et al.* (2007, 193-203).
5. Weissman y Weissman (1996).
6. Una revisión de 2013 de estudios sobre yoga para problemas psicológicos revela que la mayoría de los estudios están calificados como de baja calidad en cuestión de diseño y metodología, incluidos los realizados por los autores de la revisión. Los defectos típicos de investigación incluyen tamaños de muestra muy pequeños, falta de doble ciego, altas tasas de abandono, seguimiento insuficiente y una tendencia entre los investigadores de yoga a centrarse en prácticas poco conocidas (por ejemplo, yoga de la risa, SKY Yoga, Silver Yoga o yoga tibetano), al tiempo que no se revelan con detalle las prácticas específicas de yoga estudiadas. Ver Balasubramaniam *et al.* (2013, 1-16). Las investigaciones más recientes han mejorado esta situación.
7. Rama (1976), Weintraub (2004), Forbes (2011).
8. Bershadsky *et al.* (2014, 106-113), Gard *et al.* (2014, 770), Kinser *et al.* (2014, 377-383), Kinser *et al.* (2012, 118-126).

Capítulo 7

1. Ohayon *et al.* (2004, 1255-1273).
2. Stores (2009, 85).
3. Stores (2006, 304-338).
4. Stores (2008).
5. Mindell *et al.* (2006, 1263-1276), Gordon *et al.* (2007, 98-113), Stores (2007, 405-417).
6. Stores (2003, 899-903).

7. Wiggs (2009, 59-62).
8. Departamento de Educación de California (2009).
9. Wolfson y Carskadon (2003, 491-506).
10. Centros para el Control y Prevención de Enfermedades de Estados Unidos (2018).
11. Stores (2009, 87). Es irónico que Stores explique primero que el retraso en la fase del sueño adolescente viene causado por cambios fisiológicos, para referirse más tarde a los horarios de sueño-vigilia de los adolescentes como un «patrón de sueño anormal», del que los culpa a ellos en lugar de a la naturaleza, y sugiere cronoterapia, «un acuerdo firme con el adolescente de mantener un nuevo patrón de actividades sociales y de sueño», y tomar melatonina por la tarde. Es tentador editorializar aquí.
12. Gregory y Sadeh (2016, 296-317).
13. Wahlstrom y Owens (2017, 485-490).
14. Touitou (2001, 1083-1100), Swaab *et al.* (1985, 37-44).
15. Cooke y Ancoli-Israel (2011, 653-665).
16. Ancoli-Israel (1997, 20-30).
17. Vitiello (1996, 284-289).
18. Rediehs *et al.* (1990, 410-424).
19. Wilcox *et al.* (2000, 1241-1251), Foley *et al.* (2004, 497-502).
20. Fava (2004, 27-32); Perlis *et al.* (2006, 104-113), Cole y Dendukuri (2003, 1147-1156).
21. Ancoli-Israel y Kripke (1989, 127-132), Blackwell *et al.* (2006, 405-410).
22. Cooke y Ancoli-Israel (2011, 655-661).
23. Campbell *et al.* (1988, 141-44), Shochat *et al.* (2000, 373-380).

Capítulo 8
1. Young *et al.* (1993, 1230-1235).
2. Joho *et al.* (2010, 143-148).
3. Awad *et al.* (2012, 485-490).
4. Dixon *et al.* (2005, 1048-1054), Peppard y Young (2004, 480-484).
5. Nakayama (1991, 541-555).
6. Clark (2012, 657-667), Lazarus *et al.* (2003, 199-205), Kletzien *et al.* (2013, 472-481).
7. Papp (2017, 447-461), Fregosi y Fuller (1997, 295-306), Fuller *et al.* (1999, 601-613).
8. Swatmarama (1985, 310).
9. Takahashi *et al.* (2002, 307-313).
10. Sapienza *et al.* (2011, 21-30).

Capítulo 9
1. Ver el capítulo cuatro, nota 3.

Apéndice I
1. Academia Estadounidense de Medicina del Sueño (2014).

Apéndice II
1. Stephens (2017, 231-269).
2. Morin *et al.* (2011, 601-608).
3. Buysse *et al.* (1989, 193-213).
4. Smets (1995, 315-325).
5. Beck, Steer y Garbin (1988, 77-100).
6. Beck *et al.* (1988, 893-897).
7. Spielberger (1983).
8. Ware *et al.* (1996, 220-233).

Apéndice III
1. Institutos Nacionales de la Salud de Estados Unidos (2015).

BIBLIOGRAFÍA

Abel, G. G., W. D. Murphy, J. V. Becker y A. Bitar. 1979. «Women's Vaginal Responses during REM Sleep». *Journal of Sex & Marital Therapy* 5: 5-14.

Abrams, Donald I. y Manuel Guzmán. 2008. «Cannabinoids and Cancer». En *Integrative Oncology*, editado por Donald I. Abrams y Andrew T. Weil, 246-284. Oxford: Oxford University Press.

Ackerman, Diane. 1992. *Una historia natural de los sentidos*. Barcelona: Anagrama.

Afonso, R. F., H. Hachul, E. H. Kozasa, D. Oliveira, V. Goto, D. Rodrigues, S. Tufik y J. R. Leite. 2012. «Yoga Decreases Insomnia in Postmenopausal Women: A Randomized Clinical Trial». *Menopause* 19: 186-193.

Akerstedt, T., P. Fredlund, M. Gillberg y B. Jansson. 2002. «Work Load and Work Hours in Relation to Disturbed Sleep and Fatigue in a Large Representative Sample». *Journal of Psychosomatic Research* 53: 585-588.

Akiskal, H. S. 1983. «Dysthymic Disorder: Psychopathology of Proposed Chronic Depressive Subtypes». *American Journal of Psychiatry* 140: 11-20.

American Academy of Sleep Medicine. 2014. *International Classification of Sleep Disorders,* 3.ª ed. Darien, IL: American Academy of Sleep Medicine.

American Psychiatric Association. 2013. *Diagnostic and Statistical Manual of Mental Disorders,* 5.ª ed. (*DSM-V*). Washington, DC: American Psychiatric Association.

American Psychological Association. 2017. *Stress in America: The State of Our Nation.* American Psychological Association. www.apa.org/images/state-nation_tcm7-225609.pdf.

Amundsen, A. H., R. Klaeboe y G. M. Aasvang. 2013. «Long-Term Effects of Noise Reduction Measures on Noise Annoyance and Sleep Disturbance: The Norwegian Facade Insulation Study». *Journal of the Acoustical Society of America* 133: 3921-3928.

Amzica, F., A. Nunez y M. Steriade. 1992. «Delta Frequency (1-4 Hz) Oscillations of Perigeniculate Thalamic Neurons and Their Modulation by Light». *Neuroscience* 51: 285-294.

Ancoli-Israel, S. 1997. «Sleep Problems in Older Adults: Putting Myths to Bed». *Geriatrics* 52 (1): 20-30.

Ancoli-Israel, S. y D. F. Kripke. 1989. «Now I Lay Me Down to Sleep: The Problem of Sleep Fragmentation in Elderly and Demented Residents of Nursing Homes». *Bulletin of Clinical Neurosciences* 54: 127-132.

Andersen, M. L., D. Poyares y R. S. Alves. 2007. «Sexsomnia: Abnormal Sexual Behavior during Sleep». *Brain Research Review* 56: 271-282.

Arble, D. M., K. M. Ramsey, J. Bass y F. W. Turek. 2010. «Circadian Disruption and Metabolic Disease: Findings from Animal Models». *Best Practice & Research: Clinical Endocrinology & Metabolism* 24: 785-800.

Aserinsky, E. y N. Kleitman. 1953. «Regularly Occurring Periods of Eye Motility y Concomitant Phenomena, during Sleep». *Science* 118: 273-274.

Astill, A. G., G. Piantoni, R. J. Raymann, J. C. Vis, J. E. Coppens, M. P. Walker, R. Stickgold, Y. D. Van Der Werf y E. J. Van Someren. 2014. «Sleep Spindle and Slow Wave Frequency Reflect Motor Skill Performance in Primary School-Age Children». *Frontiers in Human Neuroscience* 8 (noviembre): 910.

Awad, K. M., A. Malhotra, J. H. Barnet, S. F. Quan y P. E. Peppard. 2012. «Exercise Is Associated with a Reduced Incidence of Sleep-Disordered Breathing». *American Journal of Medicine* 125 (5): 485-490.

Ayas, N. T., D. P. White y J. E. Manson. 2003. «A Prospective Study of Sleep Duration and Coronary Heart Disease in Women». *Archives of Internal Medicine* 163: 205-209.

Babson, K. A. y M. T. Feldner. 2010. «Temporal Relations between Sleep Problems and Both Traumatic Event Exposure and PTSD: A Critical Review of the Empirical Literature». *Journal of Anxiety Disorders* 24 (1): 1-15.

Backes, Michael. 2014. *Cannabis Pharmacy: The Practical Guide to Medical Marijuana.* Nueva York: Black Dog & Leventhal.

Baijal, S. y N. Srinivasan. 2010. «Theta Activity and Meditative States: Spectral Changes during Concentrative Meditation». *Cognitive Processing* 11: 31-38.

Balasubramaniam, M., S. Telles y P. M. Doraiswamy. 2013. «Yoga on Our Minds: A Systematic Review of Yoga for Neuropsychiatric Disorders». *Frontiers in Psychiatry* 3 (117): 1-16.

Barger, L. K., B. E. Cade y N. T. Ayas. 2005. «Extended Work Shifts and the Risk of Motor Vehicle Crashes among Interns». *New England Journal of Medicine* 352: 15-34.

Basheer, R., R. E. Strecker, M. M. Thakkar y R. W. McCarley. 2004. «Adenosine and Sleep-Wake Regulation». *Progress in Neurobiology* 73: 379-396.

Bchir, F., M. Dogui, R. Ben Fradj, M. J. Arnaud y S. Saguem. 2006. «Differences in Pharmacokinetic and Electroencephalographic Responses to Caffeine in Sleep-Sensitive and Non-sensitive Subjects». *Comptes Rendus Biologies* 329 (7): 512-519.

Beck, A. T. 1975. *Cognitive Therapy and the Emotional Disorders.* Madison, CT: International Universities Press.

Beck, A. T., N. Epstein, G. Brown y R. A. Steer. 1988. «An Inventory for Measuring Clinical Anxiety: sychometric Properties». *Journal of Consulting and Clinical Psychology* 56: 893-897.

Beck, A. T., R. A. Steer y M. G. Garbin. 1988. «Psychometric Properties of the Beck Depression Inventory: Twenty-Five Years of Evaluation». *Clinical Psychology Review* 8: 77-100.

Beers, T. 2000. «Flexible Schedules and Shift Work: Replacing the '9-to-5' Workday?». *Monthly Labor Review* 23: 33-40.

Bélanger, L., A. G. Harvey, É. Fortier-Brochu, *et al.* 2016. «Impact of Comorbid Anxiety and Depressive Disorders on Treatment Response to Cognitive Behavior Therapy for Insomnia». *Journal of Consulting and Clinical Psychology* 84: 659-667.

Belleville, G., S. Guay y A. Marchand. 2011. «Persistence of Sleep Disturbances Following Cognitive-Behavior Therapy for Posttraumatic Stress Disorder». *Journal of Psychosomatic Research* 70 (4): 318-327.

Benowitz, N. L. 1990. «Clinical Pharmacology of Caffeine». *Annual Review of Medicine* 41: 277-288.

Bernert, R. A. y T. E. Joiner. 2007. «Sleep Disturbances and Suicide Risk: A Review of the Literature». *Neuropsychiatric Disease and Treatment* 3: 735-743.

Bershadsky, S. L., L. Trumpfheller, H. B. Kimble, D. Pipaloff e I. S.Yim. 2014. «The Effect of Prenatal Hatha Yoga on Affect, Cortisol and Depressive Symptoms». *Complementary Therapies in Clinical Practice* 20 (2): 106-113.

Bes, F., H. Schulz, Y. Navelet y P. Salzarulo. 1991. «The Distribution of Slow-Wave Sleep across the Night: A Comparison for Infants, Children y Adults». *Sleep* 14: 5-12.

Besedovsky, L., T. Lange y J. Born. 2012. «Sleep and Immune Function». *Pflugers Archives* 463: 121-137.

Bhaskar, S., D. Hemavathy y S. Prasad. 2016. «Prevalence of Chronic Insomnia in Adult Patients and Its Correlation with Medical Comorbidities». *Journal of Family Medicine and Primary Care* 5 (4): 780-784.

Blackwell, T., K. Yaffe, S. Ancoli-Israel, J. L. Schneider, J. A. Cauley, T. A. Hillier, H. A. Fink y K. L. Stone. 2006. «Poor Sleep Is Associated with Impaired Cognitive Function in Older Women: The Study of Osteoporotic Fractures». *Journal of Gerontology: Medical Sciences* 61 (4): 405-410.

Blanco, M., N. Krober y D. P. Cardinali. 2004. «A Survey of Sleeping Difficulties in an Urban Latin American Population». *Review of Neurology* 39 (2): 155-159.

Blavatsky, Helena Petrovna. 1933. *The Secret Doctrine,* vol. II. Wheaton, IL: Theosophical Publishing House.

Blessing, E. M., M. M. Steenkamp, J. Manzanares y C. R. Marmar. 2015. «Cannabidiol as a Potential Treatment for Anxiety Disorders». *Neurotherapeutics* 12 (4): 825-836.

Bonnet, M. H. y D. L. Arand. 2010. «Hyperarousal and Insomnia: State of the Science». *Sleep Medicine Review* 14: 9-15.

Borbély, A. A. 1982. «A Two Process Model of Sleep Regulation». *Human Neurobiology* 1 (3): 195-204.

Borbély, A. A. y P. Achermann. 1999. «Sleep Homeostasis and Models of Sleep Regulation». *Journal of Biological Rhythms* 14: 557-568.

Borbély, A. A., S. Daan, A. Wirz-Justice y T. Deboer. 2016. «The Two-Process Model of Sleep Regulation: A Reappraisal». *Journal of Sleep Research* 25: 131-143.

Born, J. y I. Wilhelm. 2012. «System Consolidation of Memory during Sleep». *Psychological Research* 76: 192-203.

Boutrel, B. y G. F. Koob. 2004. «What Keeps Us Awake: The Neuropharmacology of Stimulants and Wakefulness-Promoting Medications». *Sleep* 27: 1181-1194.

Brand, S. y E. Holsboer-Trachsler, J. R. Naranjo y S. Schmidt. 2012. «Influence of Mindfulness Practice on Cortisol and Sleep in Long-Term and Short-Term Meditators». *Neuropsychobiology* 65: 109-118.

Brooks, E. y M. M. Canal. 2013. «Development of Circadian Rhythms: Role of Postnatal Light Environment». *Neuroscience and Biobehavioral Reviews* 37 (4): 551-560.

Brown, R. E., R. Basheer, J. T. McKenna, R. E. Strecker y R. W. McCarley. 2012. «Control of Sleep and Wakefulness». *Physiological Review* 92 (3): 1088.

Brown, R. E. y J. T. McKenna. 2015. «Turning a Negative into a Positive: Ascending GABAergic Control of Cortical Activation and Arousal». *Frontiers of Neurology* 6: 135.

Budnick, L. D., S. E. Lerman, T. L. Baker, H. Jones y C. A. Czeisler. 1994. «Sleep and Alertness in a 12-Hour Rotating Shift Work Environment». *Journal of Occupational Medicine* 36: 1295-1300.

Buxton, O. M. y E. Marcelli. 2010. «Short and Long Sleep Are Positively Associated with Obesity, Diabetes, Hypertension y Cardiovascular Disease among Adults in the United States». *Social Science & Medicine* 71: 1027-1036.

Buysse, D. J. 2014. «Sleep Health: Can We Define It? Does It Matter?». *Sleep* 37: 9-17.

Buysse, D. J., C. F. Reynolds 3rd, T. H. Monk, S. R. Berman y D. J. Kupfer. 1989. «The Pittsburgh Sleep Quality Index: A New Instrument for Psychiatric Practice and Research». *Psychiatry Research* 28 (2): 193-213.

Buzsáki, G. 1989. «Two-Stage Model of Memory Trace Formation: A Role for 'Noisy' Brain States». *Neuroscience* 31: 551-570.

Buzsáki, G. y A. Draguhn. 2004. «Neuronal Oscillations in Cortical Networks». *Science* 304: 1926-1929.

Departamento de Educación de California. 2009. *Physical Education Framework for California Public Schools: Kindergarten through Grade Twelve.* Sacramento, CA: Departamento de Educación de California.

Campbell, S. S., D. F. Kripke, J. C. Gillin y J. C. Hrubovcak. 1988. «Exposure to Light in Healthy Elderly Subjects and Alzheimer's Patients». *Physiology and Behavior* 42: 141-144.

Cappuccio, F. P., D. Cooper, L. D'Elia, P. Strazzullo y M. A. Miller. 2011. «Sleep Duration Predicts Cardiovascular Outcomes: A Systematic Review and Meta-analysis of Prospective Studies». *European Heart Journal* 32: 1484-1492.

Cappuccio, F. P., F. M. Taggart, N. B. Kandala, A. Currie, E. Peile, S. Stranges y M. A. Miller. 2008. «Meta-analysis of Short Sleep Duration and Obesity in Children and Adults». *Sleep* 31: 619-626.

Carskadon, M. A. 2011. «Sleep in Adolescents: The Perfect Storm». *Pediatric Clinics of North America* 58 (3): 637-647.

Chen, K. M., M. H. Chen y H. C. Chao. 2009. «Sleep Quality, Depression State and Health Status of Older Adults after Silver Yoga Exercises: Cluster Randomized Trial». *International Journal of Nursing Studies* 46: 154-163.

Chen, K. M., M. H. Chen y M. H. Lin. 2010. «Effects of Yoga on Sleep Quality and Depression in Elders in Assisted Living Facilities». *Journal of Nursing Research* 18: 53-61.

Chennaoui, M., F. Sauvet, C. Drogou, P. van Beers y C. Langrume. 2011. «Effect of One Night of Sleep Loss on Changes in Tumor Necrosis Factor Alpha (TNF-á) Levels in Healthy Men». *Cytokine* 56: 318-324.

Chong, Y., C. D. Fryar y Q. Gu. 2013. «Prescription Sleep Aid Use among Adults: United States, 2005-2010». NCHS data brief, n.°127. Hyattsville, MD: National Center for Health Statistics.

Clark, H. M. 2012. «Specificity of Training in the Lingual Musculature». *Journal of Speech, Language, and Hearing Research* 55: 657-667.

Cohen, S., W. J. Doyle, C. M. Alper, D. Janicki-Deverts y R. B. Turner. 2009. «Sleep Habits and Susceptibility to the Common Cold». *Archives of Internal Medicine* 169: 62-67.

Cole, M. G. y N. Dendukuri. 2003. «Risk Factors for Depression among Elderly Community Subjects: A Systematic Review and Meta-analysis». *American Journal of Psychiatry* 160 (6): 1147-1156.

Cole, S. W. 2009. «Chronic Inflammation and Breast Cancer Recurrence». *Journal of Clinical Oncology* 27: 3418-3419.

Conlon, M., N. Lightfoot y N. Kreiger. 2007. «Rotating Shift Work and Risk of Prostate Cancer». *Epidemiology* 18: 182-183.

Cooke, J. y S. Ancoli-Israel. 2011. «Normal and Abnormal Sleep in the Elderly». *Handbook of Clinical Neurology* 98: 653-665.

Cota, D., M. H. Tschop, T. L. Horvath y A. S. Levine. 2006. «Cannabinoids, Opioids and Eating Behavior: The Molecular Face of Hedonism?» *Brain Research Review* 51: 85-107.

Coué, Émile. 1922. *Self Mastery through Conscious Autosuggestion*. Traducido por Archibald S. van Orden. Nueva York: Malkan.

Czeisler, C. A. 1995. «The Effect of Light on the Human Circadian Pacemaker». *Ciba Foundation Symposium* 183: 254-302.

Daly, J. W. y B. B. Fredholm. 1998. «Caffeine: An Atypical Drug of Dependence». *Drug and Alcohol Dependency* 51 (1-2): 199-206.

Dement, W. y N. Kleitman. 1957a. «Cyclic Variations in EEG during Sleep and Their Relation to Eye Movements, Body Motility, and Dreaming». *Electroencephalography and Clinical Neurophysiology*, supl. 9: 673-690.

Dement, W. y N. Kleitman. 1957b. «The Relation of Eye Movements during Sleep to Dream Activity: An Objective Method for the Study of Dreaming». *Journal of Experimental Psychology* 53 (5): 339-346.

Descartes, René. 1993. *Meditations on First Philosophy.* Traducido por Donald A. Cress. Indianapolis: Hackett.

Dew, M. A., C. C. Hoch, D. J. Buysse, T. H. Monk y A. E. Begley. 2003. «Healthy Older Adults' Sleep Predicts All-Cause Mortality at 4 to 19 Years of Follow-up». *Psychosomatic Medicine* 65: 63-73.

Diekelmann, J. y J. Born. 2010. «The Memory Function of Sleep». *National Review of Neuroscience* 11: 114-126.

Dinges, D. F., F. Pack, K. Williams, K. A. Gillen, J. W. Powell, G. E. Ott, C. Aptowicz y A. I. Pack. 1997. «Cumulative Sleepiness, Mood Disturbance, and Psychomotor Vigilance Performance Decrements during a Week of Sleep Restricted to 4-5 Hours per Night». *Sleep* 20: 267-277.

Dixon, J. B., L. M. Schachter y P. E. O'Brien. 2005. «Polysomnography before and after Weight Loss in Obese Patients with Severe Sleep Apnea». *International Journal of Obesity* (Londres) 29 (9): 1048-1054.

Domhoff, G. William. 2018. *The Emergence of Dreaming: Mind-Wandering, Embodied Simulation y the Default Network.* Nueva York: Oxford University Press.

Drake, C., T. Roehrs, J. Shambroom y T. Roth. 2013. «Caffeine Effects on Sleep Taken 0, 3, or 6 Hours before Going to Bed». *Journal of Clinical Sleep Medicine* 9: 1195-1200.

Driver, H. S., G. G. Rogers y D. Mitchell. 1994. «Prolonged Endurance Exercise and Sleep Disruption». *Medicine & Science in Sports & Exercise* 26: 903-907.

Dubessy, A. L., S. Leu-Semenescu, V. Attali, J. B. Maranci e I. Arnulf. 2017. «Sexsomnia: A Specialized Non-REM Parasomnia?» *Sleep* 40 (2) (1 de febrero).

Duffy, J. F., D. J. Dijk y E. B. Klerman. 1998. «Later Endogenous Circadian Temperature Nadir relative to an Earlier Wake Time in Older People». *American Journal of Physiology* 275: R1478-R1487.

Dunwiddie, T. V. y S. A. Masino. 2001. «The Role and Regulation of Adenosine in the Central Nervous System». *Annual Review of Neuroscience* 24: 31-55.

Ebrahim, I. O., C. M. Shapiro, A. J. Williams y P. B. Fenwick. 2013. «Alcohol and Sleep I: Effects on Normal Sleep». *Alcoholism: Clinical and Experimental Research* 37: 539-549.

Ekbom, K. y J. Ulfberg. 2009. «Restless Legs Syndrome». *Journal of Internal Medicine* 266: 419-431.

Elklit, A., P. Hyland y M. Shevlin. 2014. «Evidence of Symptom Profiles Consistent with Posttraumatic Stress Disorder and Complex Posttraumatic Stress Disorder in Different Trauma Samples». *European Journal of Psychotraumatology* 5 (1).

Ellenbogen, J. M. 2005. «Cognitive Benefits of Sleep and Their Loss due to Sleep Deprivation». *Neurology* 64: E25-E27.

Emerson, David. 2015. *Trauma-Sensitive Yoga: Bringing the Body into Treatment.* Nueva York: W. W. Norton.

Engeda, J., B. Mezuk, S. Ratliff y Y. Ning. 2013. «Association between Duration and Quality of Sleep and the Risk of Pre-diabetes: Evidence from NHA-NES». *Diabetes Medicine* 30: 676-680.

Fancher, Robert T. 1995. *Cultures of Healing: Correcting the Image of American Mental Health Care.* Nueva York: W. W. Freeman.

Fava, M. 2004. «Daytime Sleepiness and Insomnia as Correlates of Depression». *Journal of Clinical Psychiatry* 65 (supl. 16): 27-32.

Fernandez-Mendoza, J., A. N. Vgontzas, D. Liao, M. L. Shaffer y A. Vela-Bueno. 2012. «Insomnia with Objective Short Sleep Duration and Incident Hypertension: The Penn State Cohort». *Hypertension* 60 (4): 929-935.

Finan, P. H., B. R. Goodin y M. T. Smith. 2013. «The Association of Sleep and Pain: An Update and a Path Forward». *Journal of Pain* 14: 1539-1552.

Flausino, N. H., J. M. da Silva Prado, S. S. de Queiroz, S. Tufik y M. T. de Mello. 2012. «Physical Exercise Performed before Bedtime Improves the Sleep Pattern of Healthy Young Good Sleepers». *Psychophysiology* 49: 186-192.

Foley, D. J., S. Ancoli-Israel, P. Britz y J. Walsh. 2004. «Sleep Disturbances and Chronic Disease in Older Adults: Results of the 2003 National Sleep Foundation Sleep in America Survey». *Journal of Psychosomatic Research* 56 (5): 497-502.

Folkard, S. 1989. «Shift Work: A Growing Occupational Hazard». *Occupational Medicine* (Londres) 41: 182-186.

Folkard, S. y T. Åkersted. 2004. «Trends in the Risk of Accidents and Injuries and Their Implications for Models of Fatigue and Performance». *Aviation, Space, and Environmental Medicine* 75: A161-A167.

Forbes, Bo. 2011. *Yoga for Emotional Balance: Simple Practices to Help Relieve Anxiety and Depression.* Boston: Shambhala.

Ford, D. E. y D. B. Kamerow. 1989. «Epidemiologic Study of Sleep Disturbances and Psychiatric Disorders: An Opportunity for Prevention?». *Journal of the American Medical Association* 262: 1479-1484.

Foulkes, D. y G. W. Domhoff. 2014. «Bottom-up or Top-down in Dream Neuroscience? A Top-down Critique of Two Bottom-up Studies». *Consciousness and Cognition* 27: 168-171.

Fowler, P. M., W. Knez, S. C. Crowcroft, A. E. Mendham, J. Miller y C. Sargent. 2017. «Greater Effect of East versus West Travel on Jet Lag, Sleep y Team Sport Performance». *Medicine & Science in Sports & Exercise* 49: 2548-2561.

Frary, C. D., R. K. Johnson y M. Q. Wang. 2005. «Food Sources and Intakes of Caffeine in the Diets of Persons in the United States». *Journal of the American Dietary Association* 105 (1): 110-113.

Freedman, R. R. y T. A. Roehrs. 2007. «Sleep Disturbance in Menopause». *Menopause* 14 (5): 826-829.

Fregosi, R. y D. Fuller. 1997. «Respiratory-Related Control of Extrinsic Tongue Muscle Activity». *Respiratory Physiology* 110: 295-306.

Freud, Sigmund. 1994 (1899). *The Interpretation of Dreams.* Nueva York: Modern Library.

Fulda, S. y H. Schulz. 2001. «Cognitive Dysfunction in Sleep Disorders». *Sleep Medicine Review* 5: 423-445.

Fuller, D., J. Williams, P. Janssen y R. Fregosi. 1999. «Effect of Co-activation of Tongue Protrudor and Retractor Muscles on Tongue Movements and Pharyngeal Airflow Mechanics in the Rat». *Journal of Physiology* (Londres) 519: 601-613.

Gangwisch, J. E. 2009. «Epidemiological Evidence for the Links between Sleep, Circadian Rhythms and Metabolism». *Obesity Review* 10 (supl. 2): 37-45.

Gangwisch, J. E., D. Malaspina, B. Boden-Albala y S. B. Heymsfield. 2005. «Inadequate Sleep as a Risk Factor for Obesity: Analyses of the NHANES I». *Sleep* 28: 1289-1296.

Gangwisch, J. E., D. Malaspina, K. Posner, L. A. Babiss, S. B. Heymsfield, J. B. Turner, G. K. Zammit y T. G. Pickering. 2010. «Insomnia and Sleep Duration as Mediators of the Relationship between Depression and Hypertension Incidence». *American Journal of Hypertension* 23: 62-69.

Gaoni, Y. y R. Mechoulam. 1964. «Isolation, Structure y Partial Synthesis of an Active Constituent of Hashish». *Journal of the American Chemistry Society* 86: 1646-1647.

Gard, T., J. J. Noggle, C. L. Park, D. R. Vago y A. Wilson. 2014. «Potential Self-Regulatory Mechanisms of Yoga for Psychological Health». *Frontiers in Human Neuroscience* 8: 770.

Gautier-Sauvigné, S., D. Colas, P. Parmantier, P. Clement, A. Gharib, N. Sarda y R. Cespuglio. 2005. «Nitric Oxide and Sleep». *Sleep Medicine Review* 9: 101-113.

Gehrman, P. R. y G. C. Harb. 2010. «Treatment of Nightmares in the Context of Posttraumatic Stress Disorder». *Journal of Clinical Psychology* 66: 1185-1194.

Germain, A. 2013. «Sleep Disturbances as the Hallmark of PTSD: Where Are We Now?» *American Journal of Psychiatry* 170 (4): 372-382.

Glovinsky, Paul y Arthur Spielman. 2006. *The Insomnia Answer.* Nueva York: Penguin Group.

_____, 2017. *You Are Getting Sleepy: Lifestyle-Based Solutions for Insomnia.* Nueva York: Diversion Books.

Goldstein-Piekarski, A. N., S. M. Greer, J. M. Saletin y M. P. Walker. 2015. «Sleep Deprivation Impairs the Human Central and Peripheral Nervous System Discrimination of Social Threat». *Journal of Neuroscience* 35 (28): 10135-10145.

Gordon, J., N. J. King, E. Gullone, P. Muris y T. H. Ollendick. 2007. «Treatment of Children's Nighttime Fears: The Need for a Modern Randomized Controlled Trial». *Clinical Psychology Review* 27: 98-113.

Gregory, A. M. y A. Sadeh. 2016. «Annual Research Review: Sleep Problems in Childhood Psychiatric Disorders —A Review of the Latest Science». *Journal of Child Psychology and Psychiatry* 57 (3): 296-317.

Griefahn, B., P. Brode, A. Marks y M. Basner. 2008. «Autonomic Arousals related to Traffic Noise during Sleep». *Sleep* 31: 569-577.

Grillon, C. 2008. «Models and Mechanisms of Anxiety: Evidence from Startle Studies». *Psychopharmacology* 199: 421-437.

Grossman, P., L. Niemann, S. Schmidt y H. Walach. 2004. «Mindfulness-Based Stress Reduction and Health Benefits: A Meta-analysis». *Journal of Psychosomatic Research* 57: 35-43.

Gubin, D. G., D. Weinert., S. V. Rybina, L. A. Danilova, S. V. Solovieva, A. M. Durov, N. Y. Prokopiev y P. A. Ushakov. 2017. «Activity, Sleep and Ambient Light Have a Different Impact on Circadian Blood Pressure, Heart Rate and Body Temperature Rhythms». *Chronobiology International* 34 (5): 632-649.

Gujar, N., S. S. Yoo, P. Hu y M. P. Walker. 2010. «The Unrested Resting Brain: Sleep Deprivation Alters Activity within the Default-Mode Network». *Journal of Cognitive Neuroscience* 22: 1637-1648.

Gyatso, Khedrup Norsang. 2004. *Ornament of Stainless Light*. Traducido por Gavin Kilty. The Library of Tibetan Classics 14. Boston: Wisdom Publications.

Hall, M., R. Vasko y D. J. Buysse. 2004. «Acute Stress Affects Heart Rate Variability during Sleep». *Psychosomatic Medicine* 66: 56-62.

Hall Brown, T. y T. A. Mellman. 2014. «The Influence of PTSD, Sleep Fears, and Neighborhood Stress on Insomnia and Short Sleep Duration in Urban, Young Adult, African Americans». *Behavioral Sleep Medicine* 12 (3): 198-206.

Hanna, Thomas. 2004. *Somatics: Reawakening the Mind's Control of Movement, Flexibility, and Health*. Cambridge, MA: Da Capo Press.

Hansen, M., I. Janssen, A. Schiff, P. C. Zee y M. L. Dubocovich. 2005. «The Impact of School Daily Schedule on Adolescent Sleep». *Pediatrics* 115 (6): 1555-1561.

Hariprasad, V. R., P. T. Sivakumar, V. Koparde, S. Varambally, J. Thirthalli y M. Varghese. 2013. «Effect of Yoga Intervention on Sleep and Quality-of-Life in Elderly: A Randomized Controlled Trial». *Indian Journal of Psychiatry* 55: S364-S368.

Harvey, A. G. 2000. «Sleep Hygiene and Sleep-Onset Insomnia». *Journal of Nervous and Mental Disease* 188: 53-55.

_____, 2001. «Insomnia: Symptom or Diagnosis?». *Clinical Psychology Review* 21 (7): 1037-1059.

Harvey, A. G., A. M. Soehner y K. A. Kaplan. 2015. «Treating Insomnia Improves Mood State, Sleep, and Functioning in Bipolar Disorder: A Pilot Randomized Controlled Trial». *Journal of Consulting and Clinical Psychology* 83 (3): 564-577.

Haskell, C. F., D. O. Kennedy, K. A. Wesnes y A. B. Scholey. 2005. «Cognitive and Mood Improvements of Caffeine in Habitual Consumers and Habitual Non-consumers of Caffeine». *Psychopharmacology* (Berlín) 179 (4) (junio): 813-825.

Hasler, G., D. J. Buysse, R. Klaghofer, A. Gamma, V. Ajdacic, D. Eich, W. Rossler y J. Angst. 2004. «The Association between Short Sleep Duration and Obesity in Young Adults: A 13-Year Prospective Study». *Sleep* 27 (4): 661-666.

Haus, E. L. y M. H. Smolensky. 2013. «Shift Work and Cancer Risk: Potential Mechanistic Roles of Circadian Disruption, Light at Night, and Sleep Deprivation». *Sleep Medicine Review* 17: 273-284.

Hayaishi, O., Y. Urade, N. Eguchi y Z. L. Huang. 2004. «Genes for Prostaglandin D Synthase and Receptor as Well as Adenosine A2A Receptor Are Involved in the Homeostatic Regulation of NREM Sleep». *Archives Italiennes de Biologie* 142: 533-539.

Heslop, P., G. D. Smith, C. Metcalfe, J. Macleod y C. Hart. 2002. «Sleep Duration and Mortality: The Effect of Short or Long Sleep Duration on Cardiovascular and All-Cause Mortality in Working Men and Women». *Sleep Medicine* 3: 305-314.

Hirshkowitz, M. y M. H. Schmidt. 2005. «Sleep-Related Erections: Clinical Perspectives of Neural Mechanisms». *Sleep Medicine Review* 9: 311-329.

Hobson, J. A., R. W. McCarley y P. W. Wyzinski. 1975. «Sleep Cycle Oscillation: Reciprocal Discharge by Two Brainstem Neuronal Groups». *Science* 189: 55-58.

Hofmann, S. G., A. T. Sawyer, A. A. Witt y D. Oh. 2010. «The Effect of Mindfulness-Based Therapy on Anxiety and Depression: A Meta-analytic Review». *Journal of Consulting and Clinical Psychology* 78 (2): 169-183.

Huang, Z. L., Y. Urade y O. Hayaishi. 2007. «Prostaglandins and Adenosine in the Regulation of Sleep and Wakefulness». *Current Opinion in Pharmacology* 7: 33-38.

Imeri, L. y M. R. Opp. 2009. «How (and Why) the Immune System Makes Us Sleep». *Nature Reviews Neuroscience* 10: 199-210.

Innes, K. E., T. K. Selfe, P. Agarwal, K. Williams y K. L. Flack. 2013. «Efficacy of an Eight-Week Yoga Intervention on Symptoms of Restless Legs Syndrome (RLS): A Pilot Study». *Journal of Alternative and Complementary Medicine* 19 (6): 527-535.

Jacobs, B. L. y E. C. Azmitia. 1992. «Structure and Function of the Brain Serotonin System». *Physiological Review* 72: 165-229.

Jacobs, Gregg. 1998. *Say Goodnight to Insomnia.* Nueva York: Henry Holt.

Jacobson, Edmund. 1938. *Progressive Relaxation.* Chicago: University of Chicago Press.

Johnson, Don Hanlon, ed. 1995. *Bone, Breath, and Gesture: Practices of Embodiment.* Berkeley, CA: North Atlantic Books.

Johnson, Mark. 1995. *The Body in the Mind: The Bodily Basis of Meaning, Imagination, and Reason.* Chicago: University of Chicago Press.

Joho, S., Y. Oda y T. Hirai. 2010. «Impact of Sleeping Position on Central Sleep Apnea/Cheyne-Stokes Respiration in Patients with Heart Failure». *Sleep Medicine* 11: 143-148.

Jones, B. E. 1993. «The Organization of Central Cholinergic Systems and Their Functional Importance in Sleep-Waking States». *Progress in Brain Research* 98: 61-71.

_____, 2003. «Arousal Systems». *Frontiers in Bioscience* 8: 438-451.

_____, 2005. «Basic Mechanisms of Sleep-Wake States». En *Principles and Practices of Sleep Medicine,* 4.ª ed., editado por M. Kryger, T. Roth y W. Dement, 136-153. Filadelfia: Elsevier Saunders.

Jouvet, M. 1962. «Recherches sur les structures nerveuses et les mécanismes responsables des différentes phases du sommeil physiologique». *Archives Italiennes de Biologie* 100: 125-206.

Jung, Carl. 2002. *Dreams.* Nueva York: Routledge.

Kabat-Zinn, Jon. 1982. «An Outpatient Program in Behavioral Medicine for Chronic Pain Patients based on the Practice of Mindfulness Meditation: Theoretical Considerations and Preliminary Results». *General Hospital Psychiatry* 4: 33-47.

Kahana, M. J. 2006. «The Cognitive Correlates of Human Brain Oscillations». *Journal of Neuroscience* 26: 1669-1672.

Kaida, K., K. Niki y J. Born. 2015. «Role of Sleep for Encoding of Emotional Memory». *Neurobiology of Learning and Memory* 121: 72-79.

Kales, J. D., A. Kales y C. R. Soldatos. 1980. «Night Terrors: Clinical Characteristics and Personality Patterns». *Archives of General Psychiatry* 37: 1413-1417.

Kamphuis, J., P. Meerlo, J. M. Koolhaas y M. Lancel. 2012. «Poor Sleep as a Potential Causal Factor in Aggression and Violence». *Sleep Medicine* 13: 327-334.

Katz, I., J. Stradling, A. S. Slutsky, N. Zamel y V. Hoffstein. 1990. «Do Patients with Obstructive Sleep Apnea Have Thick Necks?». *American Review of Respiratory Disease* 141 (5, parte 1): 1228-1231.

Kawakami, N., N. Takatsuka y H. Shimizu. 2004. «Sleep Disturbance and Onset of Type 2 Diabetes». *Diabetes Care* 27: 282-283.

Keleman, Stanley. 1985. *Emotional Anatomy: The Structure of Experience.* Berkeley, CA: Center Press.

Kempton, Sally. 2012. *El placer de meditar.* Málaga: Editorial Sirio.

_____, 2013. *Awakening Shakti: The Transformative Power of the Goddesses of Yoga.* Boulder, CO: Sounds True.

_____, 2014. *Awakening to Kali: The Goddess of Radical Transformation.* Boulder, CO: Sounds True.

Kenny, M. A. y J. M. G. Williams. 2007. «Treatment-Resistant Depressed Patients Show a Good Response to Mindfulness-Based Cognitive Therapy». *Behaviour Research and Therapy* 45: 617-625.

Kessler, R. C., J. Soukup y R. B. Davi. 2001. «The Use of Complementary and Alternative Therapies to Treat Anxiety and Depression in the United States». *American Journal of Psychiatry* 158 (2): 289-294.

Khalsa, S. B., J. E. Jewett, C. Cajochen y C. A. Czeisler. 2003. «A Phase Response Curve to Single Bright Light Pulses in Human Subjects». *Journal of Physiology* 549: 945-952.

Khalsa, S. B., T. McCall, S. Telles y L. Cohen. 2016. *The Principles and Practice of Yoga in Health Care.* Londres: Handspring.

Killgore, W. D. 2010. «Effects of Sleep Deprivation on Cognition». *Progress in Brain Research.* 185: 105-129.

Kingston, T., B. Dooley, A. Bates, E. Lawlor y K. Malone. 2007. «Mindfulness-Based Cognitive Therapy for Residual Depressive Symptoms». *Psychology and Psychotherapy: Theory, Research and Practice* 80: 193-203.

Kinser, P. A., R. K. Elswick y S. Kornstein. 2014. «Potential Long-Term Effects of a Mind-Body Intervention for Women with Major Depressive Disorder: Sustained Mental Health Improvements with a Pilot Yoga Intervention». *Archives of Psychiatric Nursing* 28 (6): 377-383.

Kinser, P. A., L. Goehler y A. G. Taylor. 2012. «How Might Yoga Help Depression? A Neurobiological Perspective». *Explore* 8 (2): 118-126.

Kletzien, H., J. A. Russell, G. E. Leverson y N. P. Connor. 2013. «Differential Effects of Targeted Tongue Exercise and Treadmill Running on Aging Tongue Muscle Structure and Contractile Properties». *Journal of Applied Physiology* 114 (4): 472-481.

Knutsson, A. 2003. «Health Disorders of Shift Workers». *Occupational Medicine* (Londres) 53: 103-108.

Kramer, Joel. 1977. «A New Look at Yoga». *Yoga Journal* (enero).

Krause, A. J., E. B. Simon, B. A. Mander, S. M. Greer, J. M. Saletin, A. N. Goldstein-Piekarski y M. P. Walker. 2017. «The Sleep-Deprived Human Brain». *Nature Reviews Neuroscience* 18 (7): 404-418.

Kronholm, E., T. Laatikainen, M. Peltonen, R. Sippola y T. Partonen. 2011. «Self-Reported Sleep Duration, All-Cause Mortality, Cardiovascular Mortality and Morbidity in Finland». *Sleep Medicine* 12: 215-221.

Kubo, T., I. Oyama, T. Nakamura, K. Shirane y H. Otsuka. 2011. «Retrospective Cohort Study of the Risk of Obesity among Shift Workers: Findings from the Industry-Based Shift Workers' Health Study, Japan». *Occupational and Environmental Medicine* 68: 327-331.

Kurien, P. A., S. Y. Chong, L. J. Ptáček y Y. H. Fu. 2013. «Sick and Tired: How Molecular Regulators of Human Sleep Schedules and Duration Impact Immune Function». *Current Opinion in Neurobiology* 23 (5): 873-879.

Kuriyama, K., R. Stickgold y M. P. Walker. 2004. «Sleep-Dependent Learning and Motor Skill Complexity». *Learning & Memory* 11: 705-713.

Kurlansik, S. L. y A. D. Ibay. 2012. «Seasonal Affective Disorder». *American Family Physician* 86 (11) (1 de diciembre): 1037-1041.

Kurth, S., M. Ringli, A. Geiger, M. LeBourgeois, O. G. Jenni y R. Huber. 2010. «Mapping of Cortical Activity in the First Two Decades of Life: A High-Density Sleep Electroencephalogram Study». *Journal of Neuroscience* 30: 13211-13219.

Kwekkeboom, K. L., C. H. Cherwin, J. W. Lee y B. Wanta. 2010. «Mind-Body Treatments for the Pain-Fatigue-Sleep Disturbance Symptom Cluster in Persons with Cancer». *Journal of Pain and Symptom Management* 39: 126-138.

Lack, L. C., M. Bailey, N. Lovato y H. Wright. 2009. «Chronotype Differences in Circadian Rhythms of Temperature, Melatonin y Sleepiness as Measured in a Modified Constant Routine Protocol». *Nature and Science of Sleep* 1: 1-8.

Lack, L. C., M. Gradisar, E. J. van Someren, H. R. Wright y K. Lushington. 2008. «The Relationship between Insomnia and Body Temperature». *Sleep Medicine Review* 12: 307-317.

Lakoff, George y Mark Johnson. 1999. *Philosophy in the Flesh: The Embodied Mind and Its Challenge to Western Thought.* Nueva York: Basic Books.

Lange, T., S. Dimitrov y J. Born. 2010. «Effects of Sleep and Circadian Rhythm on the Human Immune System». *Annals of the New York Academy of Sciences* 1193: 48-59.

Lazarus, C., J. Logemann, C. Huang y A. Rademaker. 2003. «Effects of Two Types of Tongue Strengthening Exercises in Young Normals». *Folia Phoniatrica et Logopaedica* 55: 199-205.

Leger, D., B. Poursain, D. Neubauer y M. Uchiyama. 2008. «An International Survey of Sleeping Problems in the General Population». *Current Medical Research and Opinion* 24: 307-317.

Lin, J. S. 2000. «Brain Structures and Mechanisms Involved in the Control of Cortical Activation and Wakefulness, with Emphasis on the Posterior Hypothalamus and Histaminergic Neurons». *Sleep Medicine Review* 4: 471-503.

LoBello, S. G. y S. Mehta. 2018. «No Evidence of Seasonal Variation in Mild Forms of Depression». *Journal of Behavioral Therapy and Experimental Psychiatry* 62 (15 de septiembre): 72-79.

Lokhorst, Gert-Jan. 2017. «Descartes and the Pineal Gland». En *Stanford Encyclopedia of Philosophy* (invierno de 2017), editado por Edward N. Zalta. https://plato.stanford.edu/archives/win2017/entries/pineal-gland/.

Lucas, R. J., G. S. Lall y A. E. Allen. 2012. «How Rod, Cone y Melanopsin Photoreceptors Come Together to Enlighten the Mammalian Circadian Clock». *Progress in Brain Research* 199: 1-18.

Luppi, P., O. Clement y P. Fort. 2013. «Paradoxical (REM) Sleep Genesis by the Brainstem Is under Hypothalamic Control». *Current Opinion in Neurobiology* 23: 1-7.

Luthe, Wolfgang, ed. 1969. *Autogenic Therapy,* vol. 1. Nueva York: Grune & Stratton.

Macey, P. M., R. Kumar, M. A. Woo, E. M. Valladares, F. L. Yan-Go y R. M. Harper. 2008. «Brain Structural Changes in Obstructive Sleep Apnea». *Sleep* 31: 967-977.

Macnaughton, Ian, ed. 2004. *Body, Breath and Consciousness: A Somatics Anthology.* Berkeley, CA: North Atlantic Books.

Mander, B. A., S. M. Marks, J. W. Vogel, V. Rao, B. Lu, J. M. Saletin, S. Ancoli-Israel, W. J. Jagust y M. P. Walker. 2015. «β-amyloid Disrupts Human NREM Slow Waves and Related Hippocampus-Dependent Memory Consolidation». *Nature Neuroscience* 18 (7): 1051-1057.

Mander, B. A., S. Santhanam y M. P. Walker. 2011. «Wake Deterioration and Sleep Restoration of Human Learning». *Current Biology* 21 (5): 183-184.

Mander, B. A., J. R. Winer y M. P. Walker. 2017. «Sleep and Human Aging». *Neuron* 94 (1): 19-36.

McCall, Timothy. 2007. *Yoga as Medicine: The Yogic Prescription for Health and Healing.* Nueva York: Bantam Dell.

McCarley, R. W. 2004. «Mechanisms and Models of REM Sleep Control». *Archives Italiennes de Biologie* 142: 429-467.

McCarley, R. W., J. W. Winkelman y F. H. Duffy. 1983. «Human Cerebral Potentials Associated with REM Sleep Rapid Eye Movements: Links to PGO Waves and Waking Potentials». *Brain Research* 274: 359-364.

McKenna, B. S., D. L. Dickinson, H. J. Orff y S. P. Drummond. 2007. «The Effects of One Night of Sleep Deprivation on Known-Risk and Ambiguous-Risk Decisions». *Journal of Sleep Research* 16: 245-252.

Mead, Alice. 2017. «The Legal Status of Cannabis (Marijuana) and Cannabidiol (CBD) under U.S. Law». *Epilepsy and Behavior* 70: 288-291.

Mechoulam, R. y L. Parker. 2013. «Towards a Better Cannabis Drug». *British Journal of Pharmacology* 170 (7): 1363-1364.

Mechoulam, R., L. A. Parker y R. Gallily. 2002. «Cannabidiol: An Overview of Some Pharmacological Aspects». *Journal of Clinical Pharmacology* 42 (supl. 11): 11S-19S.

Miller, Richard. 2005. *Yoga Nidra: A Meditative Practice for Deep Relaxation and Healing.* Boulder, CO: Sounds True.

Mindell, J. A., B. Kuhn, D. S. Lewin, L. J. Meltzer y A. Sadeh. 2006. «Behavioral Treatment of Bedtime Problems and Night Wakings in Infants and Young Children». *Sleep* 29: 1263-1276.

Monier-Williams, Monier. 1899. *A Sanskrit-English Dictionary: Etymologically and Philologically Arranged with Special Reference to Cognate Indo-European Languages.* Oxford: Clarendon Press.

Monk, T. H. 2005. «Aging Human Circadian Rhythms: Conventional Wisdom May Not Always Be Right». *Journal of Biological Rhythms* 20: 366-374.

Montgomery, I., J. Trinder, S. Paxton, G. Fraser, M. Meaney y G. L. Koerbin. 1985. «Sleep Disruption Following a Marathon». *Journal of Sports Medicine and Physical Fitness* 25: 69-74.

Moore, R. Y. 1983. «Organization and Function of a Central Nervous System Circadian Oscillator: The Suprachiasmatic Nucleus». *Federation Proceedings* 42: 2783-2789.

Morin, C. M., G. Belleville, L. Belanger y H. Ivers. 2011. «The Insomnia Severity Index: Psychometric Indicators to Detect Insomnia Cases and Evaluate Treatment Response». *Sleep* 34: 601-608.

Morin, C. M., M. LeBlanc, M. Daley, J. P. Grégoire y C. Mérette. 2006. «Epidemiology of Insomnia: Prevalence, Self-Help Treatments and Consultations Initiated, and Determinants of Help-Seeking Behaviors». *Sleep Medicine* 7: 123-130.

Mosqueda-García, R., D. Robertson y R. M. Robertson. 1993. «The Cardiovascular Effects of Caffeine». En *Caffeine, Coffee y Health,* editado por S. Garattini, 157-176. Nueva York: Raven.

Mustian, K. M. 2013. «Yoga as Treatment for Insomnia among Cancer Patients and Survivors: A Systematic Review». *European Medical Journal* 1: 106-115.

Muzet, A. 2007. «Environmental Noise, Sleep and Health». *Sleep Medicine Review* 11: 135-142.

Muzur, A., E. F. Pace-Schott y J. A. Hobson. 2002. «The Prefrontal Cortex in Sleep». *Trends in Cognitive Science* 6: 475-481.

Myllymaki, T., H. Kyrolainen, K. Savolainen, L. Hokka, R. Jakonen y T. Juuti. 2011. «Effects of Vigorous Late-Night Exercise on Sleep Quality and Cardiac Autonomic Activity». *Journal of Sleep Research* 20: 146-153.

Nakayama, M. 1991. «Histological Study on Aging Changes in the Human Tongue». *Nippon Jibiinkoka Gakkai Kaiho* 94: 541-555.

Nardi, A. E., F. L. Lopes, R. C. Freire, A. B. Veras, I. Nascimento, A. M. Valença, V. L. de-Melo-Neto, G. L. Soares-Filho, A. L. King, D. M. Araújo, M. A. Mezzasalma, A. Rassi y W. A. Zin. 2009. «Panic Disorder and Social Anxiety Disorder Subtypes in a Caffeine Challenge Test». *Psychiatry Research* 169 (2): 149-153.

Neckelmann, D., A. Mykletun y A. A. Dahl. 2007. «Chronic Insomnia as a Risk Factor for Developing Anxiety and Depression». *Sleep* 30: 873-880.

Nedergaard, M. y S. A. Goldman. 2016. «Brain Drain». *Scientific American* 314: 44-49.

Neikrug, A. B. y S. Ancoli-Israel. 2010. «Sleep Disorders in the Older Adult: A Mini-Review». *Gerontology* 56 (2): 181-189.

Odier, Daniel. 2005. *Yoga Spandakarika: The Sacred Texts at the Origins of Tantra*. Rochester, VT: Inner Traditions.

Ohayon, M. M., M. A. Carskadon, C. Guilleminault y M. V. Vitiello. 2004. «Meta-analysis of Quantitative Sleep Parameters from Childhood to Old Age in Healthy Individuals: Developing Normative Sleep Values across the Human Lifespan». *Sleep* 27 (7): 1255-1273.

Ohayon, M. M., C. Guilleminault y R. G. Priest. 1999. «Night Terrors, Sleepwalking, and Confusional Arousals in the General Population: Their Frequency and Relationship to Other Sleep and Mental Disorders». *Journal of Clinical Psychiatry* 60: 268-276.

Ohayon, M. M. y Charles F. Reynolds III. 2009. «Epidemiological and Clinical Relevance of Insomnia Diagnosis Algorithms according to the DSM-IV and the International Classification of Sleep Disorders (ICSD)». *Sleep Medicine* 10 (9): 952-960.

Ohayon, M. M. y T. Roth. 2002. «Prevalence of Restless Legs Syndrome and Periodic Limb Movement Disorder in the General Population». *Journal of Psychosomatic Research* 53: 547-554.

Okajima, I., Y. Komada y Y. Inoue. 2011. «A Meta-analysis on the Treatment Effectiveness of Cognitive Behavioral Therapy for Primary Insomnia». *Sleep and Biological Rhythms* 9: 24-34.

Olff, M., J. L. Frijling, L. D. Kubzansky, B. Bradley, M. A. Ellenbogen, C. Cardoso, J. A. Bartz, J. R. Yee y M. van Zuiden. 2013. «The Role of Oxytocin in Social

Bonding, Stress Regulation and Mental Health: An Update on the Moderating Effects of Context and Interindividual Differences». *Psychoneuroendocrinology* 38 (9): 1883-1894.

Ong, J. C., R. L. Shapiro y R. Manber. 2008. «Combining Mindfulness Meditation with Cognitive-Behavior Therapy for Insomnia: A Treatment-Development Study». *Behavioral Therapy* 39: 171-182.

Papp, M. E. 2017. «Effects of Yogic Exercises on Functional Capacity, Lung Function and Quality of Life in Participants with Obstructive Pulmonary Disease: A Randomized Controlled Study». *European Journal of Physical and Rehabilitation Medicine* 53 (3): 447-461.

Payne, J. M. 2010. «Memory Consolidation, The Diurnal Rhythm of Cortisol y the Nature of Dreams: A New Hypothesis». *International Review of Neurobiology* 92: 101-134.

Payne, P. y M. A. Crane-Godreau. 2015. «Meditative Movement for Depression and Anxiety». *Frontiers in Psychiatry* 4: 71.

Pearce, J. M. 1989. «Clinical Features of the Exploding Head Syndrome». *Journal of Neurological and Neurosurgical Psychiatry* 52: 907-910.

Peppard, P. E. y T. Young. 2004. «Exercise and Sleep-Disordered Breathing: An Association Independent of Body Habitus». *Sleep* 27 (3): 480-484.

Perlis, M. L., L. J. Smith, J. M. Lyness, S. R. Matteson, W. R. Pigeon, C. R. Jungquist y X. Tu. 2006. «Insomnia as a Risk Factor for Onset of Depression in the Elderly». *Behavioral Sleep Medicine* 4 (2): 104-113.

Perls, Fritz. 2016. *El enfoque Gestalt y testigos de terapia*. Barcelona: Cuatro Vientos.

Pilcher, J. J. y M. K. Coplen. 2000. «Work/Rest Cycles in Railroad Operations: Effects of Shorter Than 24-h Shift Work Schedules and On-call Schedules on Sleep». *Ergonomics* 43: 573-588.

Plante, D. T. y W. Winkelman. 2006. «Parasomnias». *Psychiatric Clinics of North America* 29: 969-987.

Plog, B. y M. Nedergaard. 2018. «The Glymphatic System in Central Nervous System Health and Disease: Past, Present y Future». *Annual Review of Pathology* 13: 379-394.

Pressman, M. R. 2007. «Factors That Predispose, Prime and Precipitate NREM Parasomnias in Adults: Clinical and Forensic Implications». *Sleep Medicine Review* 11: 5-30.

Qualter, P., S. L. Brown, P. Munn y K. J. Rotenberg. 2010. «Childhood Loneliness as a Predictor of Adolescent Depressive Symptoms: An 8-Year Longitudinal Study». *European Child and Adolescent Psychiatry* 19: 493-501.

Raichle, M. E., A. M. MacLeod, A. Z. Snyder, W. J. Powers, D. A. Gusnard y G. L. Shulman. 2001. «A Default Mode of Brain Function». *Proceedings of the National Academy of Sciences of the United States of America* 98: 676-682.

Rama, Swami. 1976. *Yoga and Psychotherapy: The Evolution of Consciousness*. Honesdale, PA: Himalayan Institute.

Rechtschaffen, A. y A. Kales. 1968. *A Manual of Standardized Terminology, Techniques and Scoring System for Sleep Stages of Human Subjects.* Washington, D. C.: National Institutes of Health.

Rediehs, M. H., J. S. Reis y N. S. Creason. 1990. «Sleep in Old Age: Focus on Gender Differences». *Sleep* 13 (5): 410-424.

Richardson, G. S., J. D. Miner y C. A. Czeisler. 1989. «Impaired Driving Performance in Shiftworkers: The Role of the Circadian System in a Multifactorial Model». *Alcohol, Drugs and Driving* 5-6: 265-273.

Roebuck, Valerie, trad. y ed. 2003. *The Upanishads.* Londres: Penguin Books.

Roehrs, T. y T. Roth. 2001. «Sleep, Sleepiness and Alcohol Use». *Alcohol Research & Health* 25: 101-109.

Roenneberg, T. 2007. «Epidemiology of the Human Circadian Clock». *Sleep Medicine Review* 11: 429-438.

Roenneberg, T., A. Wirz-Justice y M. Merrow. 2003. «Life between Clocks: Daily Temporal Patterns of Human Chronotypes». *Journal of Biological Rhythms* 18: 80-90.

Rogers, G. S., R. L. van de Castle, W. S. Evans y J. W. Critelli. 1985. «Vaginal Pulse Amplitude Response Patterns during Erotic Conditions and Sleep». *Archives of Sexual Behavior* 14: 327-342.

Saper, C. B., G. Cano y T. E. Scammell. 2005. «Homeostatic, Circadian, and Emotional Regulation of Sleep». *Journal of Comparative Neurology* 493: 92-98.

Saper, C. B., T. E. Scammell y J. Lu. 2005. «Hypothalamic Regulation of Sleep and Circadian Rhythms». *Nature* 437: 1257-1263.

Sapienza, C., M. Troche, T. Pitts y P. Davenport. 2011. «Respiratory Strength Training: Concept and Intervention Outcomes». *Seminars in Speech and Language* 32: 21-30.

Satyananda Saraswati, Swami. 1976. *Yoga Nidra.* Munger, Bihar (India): Yoga Publications Trust.

Scammell, T. E. 2003. «The Neurobiology, Diagnosis and Treatment of Narcolepsy». *Annals of Neurology* 53: 154-166.

Schenck, C. H., S. R. Bundlie, M. G. Ettinger y M. W. Mahowald. 1986. «Chronic Behavioral Disorders of Human REM Sleep: A New Category of Parasomnia». *Sleep* 9: 293-1308.

Schwartz, M. D. y T. D. Kilduff. 2015. «The Neurobiology of Sleep and Wakefulness». *Psychiatric Clinics of North America* 38 (4): 615-644.

Seeman, M. V. 2011. «Sleepwalking: A Possible Side Effect of Antipsychotic Medication». *Psychiatry Quarterly* 82: 59-67.

Shamsuzzaman, A. S., B. J. Gersh y V. K. Somers. 2003. «Obstructive Sleep Apnea: Implications for Cardiac and Vascular Disease». *Journal of the American Medical Association* 290: 1906-1914.

Shapiro, C. M., R. Bortz, D. Mitchell, R. A. Clarke y P. L. Jooste. 1985. «Effect of Exercise in a Hot Environment on Human Sleep Patterns». *South African Journal of Science* 81: 624-627.

Sharma, Arvind. 2004. *Sleep as a State of Consciousness in Advaita Vedanta.* Albany: State University of New York Press.

Sharpless, B. A. y J. P. Barber. 2011. «Lifetime Prevalence Rates of Sleep Paralysis: A Systematic Review». *Sleep Medicine Reviews* 15 (5): 311-315.

Shochat, T., J. Martin, M. Marler y S. Ancoli-Israel. 2000. «Illumination Levels in Nursing Home Patients: Effects on Sleep and Activity Rhythms». *Journal of Sleep Research* 9 (4): 373-380.

Shusterman, Richard. 2008. *Body Consciousness: A Philosophy of Mindfulnessand Somaesthetics.* Nueva York: Cambridge University Press.

_____, 2012. *Thinking through the Body: Essays in Somaesthetics.* Nueva York: Cambridge University Press.

Siclari, F., R. Khatami y F. Urbaniok. 2010. «Violence in Sleep». *Brain* 133: 3494-3495.

Singareddy, R. K. y R. Balon. 2002. «Sleep in Posttraumatic Stress Disorder». *Annals of Clinical Psychiatry* 14: 183-190.

Singh, S., K. Singh, S. P. Gupta, D. K. Patel, V. K. Singh, R. K. Singh y M. P. Singh. 2009. «Effect of Caffeine on the Expression of Cytochrome P450 1A2, Adenosine A2A Receptor and Dopamine Transporter in Control and 1-methyl 4-phenyl 1, 2, 3, 6-tetrahydropyridine Treated Mouse Striatum». *Brain Research* 1283: 115-126.

Slavich, G. M. y M. R. Irwin. 2014. «From Stress to Inflammation and Major Depressive Disorder: A Social Signal Transduction Theory of Depression». *Psychological Bulletin* 140 (3): 774-815.

Smets, E. M. 1995. «Multidimensional Fatigue Inventory (MFI): Psychometric Qualities of an Instrument to Assess Fatigue». *Journal of Psychosomatic Research* 39 (3): 315-325.

Smith, M. T. y J. A. Haythornthwaite. 2004. «How Do Sleep Disturbance and Chronic Pain Inter-relate? Insights from the Longitudinal and Cognitive Behavioral Clinical Trials Literature». *Sleep Medicine Review* 8: 119-132.

Sobrinho, L. G. 2003. «Prolactin, Psychological Stress and Environment in Humans: Adaptation and Maladaptation». *Pituitary* 6 (1): 35-39.

Spiegel, K., E. Tasali, R. Leproult y E. van Cauter. 2009. «Effects of Poor and Short Sleep on Glucose Metabolism and Obesity Risk». *National Review of Endocrinology* 5: 253-261.

Spielberger, C. D. 1983. *Manual for the State-Trait Anxiety Inventory (STAI).* Palo Alto, CA: Consulting Psychologists Press.

Spielberger, C. D., R. L. Gorsuch y R. E. Lushene. 1970. *Manual for the State-Trait Anxiety Inventory.* Palo Alto, CA: California Consulting Psychologists Press.

St.-Onge, M. P., A. Roberts, A. Shechter y A. R. Choudhury. 2016. «Fiber and Saturated Fat Are Associated with Sleep Arousals and Slow Wave Sleep». *Journal of Clinical Sleep Medicine* 12: 19-24.

Stein, M. D. y P. D. Friedmann. 2005. «Disturbed Sleep and Its Relationship to Alcohol Use». *Substance Abuse* 26: 1-13.

Stephens, Mark. 2014. *La enseñanza del yoga: fundamentos y técnicas esenciales.* Editorial Sirio.

_____, 2014. *Secuencias de yoga: cómo crear magníficas clases de yoga.* Editorial Sirio.

_____, 2016. *Ajustes de yoga: filosofía, principios y técnicas.* Editorial Sirio.

_____, 2019. *Yoga terapia: fundamentos, métodos y prácticas para las enfermedades comunes.* Editorial Sirio.

Steriade, M. M. y R. W. McCarley. 2005. *Brain Control of Wakefulness and Sleep.* Nueva York: Kluwer Academic/Plenum.

Storandt, M., E. A. Grant, J. P. Miller y J. C. Morris. 2006. «Longitudinal Course and Neuropathologic Outcomes in Original vs. Revised MCI and in Pre-MCI». *Neurology* 67 (3): 467-473.

Stores, G. 2003. «Medication for Sleep-Wake Disorders». *Archives of Disease in Childhood* 88: 899-903.

_____, 2006. «Sleep Disorders». En *A Clinician's Handbook of Childhood and Adolescent Psychiatry,* editado por C. Gillberg, R. Harrington y H. C. Steinhausen, 304–38. Cambridge: Cambridge University Press.

_____, 2007. «Parasomnias of Childhood and Adolescence». *Sleep Medicine Clinics* 2: 405-417.

_____, 2008. *Sleep Problems in Children and Adolescents: The Facts.* Oxford: Oxford University Press.

_____, 2009. «Aspects of Sleep Disorders in Children and Adolescents». *Dialogues in Clinical Neuroscience* 11 (1): 87.

Stranges, S., J. M. Dorn y F. P. Cappuccio. 2010. «A Population-Based Study of Reduced Sleep Duration and Hypertension: The Strongest Association May Be in Premenopausal Women». *Journal of Hypertension* 28: 896-902.

Stranges, S., W. Tigbe, F. X. Gómez-Olivé, M. Thorogood y N. B. Kandala. 2012. «Sleep Problems: An Emerging Global Epidemic?» *Sleep* 35 (8): 1173-1181.

Swaab, D. F., E. Fliers y T. S. Partiman. 1985. «The Suprachiasmatic Nucleus of the Human Brain in Relation to Sex, Age and Senile Dementia». *Brain Research* 342: 37-44.

Swatmarama, Swami. 1985. *Hatha Yoga Pradipika.* Editado por Swami Muktibodhananda. Munger, Bihar (India): Yoga Publications Trust.

Takahashi, S., T. Ono, Y. Ishiwata y T. Kuroda. 2002. «Breathing Modes, Body Positions, and Suprahyoid Muscle Activity». *Journal of Orthodontics* 29: 307-313.

Tang, N. K. Y. 2008. «Insomnia Co-occurring with Chronic Pain: Clinical Features, Interaction, Assessments and Possible Interventions». *Review of Pain* 2: 2-7.

Taylor, D. J., O. G. Jenni, C. Acebo y M. A. Carskadon. 2005. «Sleep Tendency during Extended Wakefulness: Insights into Adolescent Sleep Regulation and Behavior». *Journal of Sleep Research* 14: 239-244.

Thase, M. E., J. B. Greenhouse y E. Frank. 1997. «Treatment of Major Depression with Psychotherapy or Psychotherapy-Pharmacotherapy Combinations». *Archives of General Psychiatry* 54 (11): 1009-1015.

Thornton, H. R., J. Miller, L. Taylor, C. Sargent, M. Lastella y P. M. Fowler. 2017. «Impact of Short- Compared to Long-Haul International Travel on the Sleep and Wellbeing of National Wheelchair Basketball Athletes». *Journal of Sports Science* 3: 1-9.

Todd, Mabel. 1937. *The Thinking Body: A Study of the Balancing Forces of Dynamic Man.* Gouldsboro, ME: Gestalt Journal Press.

Touitou, Y. 2001. «Human Aging and Melatonin: Clinical Relevance». *Experimental Gerontology* 36 (7): 1083-1100.

Centros para el Control y Prevención de Enfermedades de Estados Unidos. 2014. «Short Sleep Duration among U.S. Adults». Tabla 1. *www.cdc.gov/sleep/data_statistics.html.*

Centros para el Control y Prevención de Enfermedades de Estados Unidos. 2018. «Suicide Rising across the U.S». *www.cdc.gov/vitalsigns/suicide/index.html.*

Centros para el Control y Prevención de Enfermedades de Estados Unidos. 2019. «U.S. Opioid Prescribing Rate Maps». *www.cdc.gov/drugoverdose/maps/rxrate-maps.html.*

Congreso de Estados Unidos. 2019. «H. R. 2 –Agriculture Improvement Act of 2018». 115th Congress (2017-2018). *www.congress.gov/bill/115th-congress/house-bill/2/text.*

Institutos Nacionales de la Salud de Estados Unidos. 2015. «Tips for Getting a Good Night's Sleep». *NIH MedlinePlus* 10 (2): 22. *https://medlineplus.gov/magazine/issues/summer15/articles/summer15pg22.html.*

van der Helm, E., N. Gujar, C. Watts y M. P. Walker. 2010. «Sleep Deprivation Impairs the Ability to Recognize Human Emotions». *Sleep* 33: 335-342.

Van der Kolk, K. B. 1984. «Nightmares and Trauma: A Comparison of Nightmares after Combat with Lifelong Nightmares in Veterans». *American Journal of Psychiatry* 141: 187-90.

_____, 2020. *El cuerpo lleva la cuenta. Cerebro, mente y cuerpo en la superación del trauma.* Barcelona: Eleftheria.

Van Lutterveld, R., E. van Dellen, P. Pal, H. Yang, C. J. Stam y J. Brewer. 2017. «Meditation Is Associated with Increased Brain Network Integration». *NeuroImage* 158: 18-25.

Varela, F., E. Rosch y E. Thompson. 2016. *The Embodied Mind: Cognitive Science and Human Experience.* Cambridge, MA: MIT Press.

Venkatraman, V., Y. M. Chuah, S. A. Huettel y M. W. Chee. 2007. «Sleep Deprivation Elevates Expectation of Gains and Attenuates Response to Losses Following Risky Decisions». *Sleep* 30: 603-609.

Vinters, H. V. 2015. «Emerging Concepts in Alzheimer's Disease». *Annual Review of Pathology* 10: 291-319.

Vitiello, M. V. 1996. «Sleep Disorders and Aging». *Current Opinion in Psychiatry* 9 (4): 284-289.

Wahlstrom, K. L. y J. A. Owens. 2017. «School Start Time Effects on Adolescent Learning and Academic Performance, Emotional Health and Behaviour». *Current Opinion in Psychiatry* 30 (6): 485-490.

Walker, M. P. 2008. «Cognitive Consequences of Sleep and Sleep Loss». *Sleep Medicine* 9: S29-S34.

_____, 2009. «The Role of Sleep in Cognition and Emotion». *Annals of the New York Academy of Sciences* 1156: 168-197.

Walker, Matthew. 2019. *Por qué dormimos. La nueva ciencia del sueño*. Madrid: Capitan Swing.

Walker, M. P., T. Brakefield, A. Morgan, J. A. Hobson y R. Stickgold. 2002. «Practice Then Sleep Makes Perfect: Sleep Dependent Motor Skill Learning». *Neuron* 35 (1): 205-211.

Walker, M. P. y R. Stickgold. 2006. «Sleep, Memory y Plasticity». *Annual Review of Psychology* 57: 139-166.

Walsh, R. y S. L. Shapiro. 2006. «The Meeting of Meditative Disciplines and Western Psychology: A Mutually Enriching Dialogue». *American Psychologist* 61 (3): 227-239.

Ware, J., Jr., M. Kosinski y S. D. Keller. 1996. «A 12-Item Short-Form Health Survey: Construction of Scales and Preliminary Tests of Reliability and Validity». *Medical Care* 34 (3): 220-233.

Wehrle, R., C. Kaufmann, T. C. Wetter, F. Holsboer, D. P. Auer, T. Pollmächer y M. Czisch. 2007. «Functional Microstates within Human REM Sleep: First Evidence from fMRI of a Thalamocortical Network Specific for Phasic REM Periods». *European Journal of Neuroscience* 25: 863-871.

Weintraub, Amy. 2004. *Yoga for Depression: A Compassionate Guide to Relieve Suffering through Yoga*. Nueva York: Broadway.

Weissman, S. y R. Weissman. 1996. *Meditation, Compassion and Loving Kindness: An Approach to Vipassana Practice*. York Beach, ME: Weiser.

White, D. P. 2005. «Pathogenesis of Obstructive and Central Sleep Apnea». *American Journal of Respiratory Critical Care Medicine* 172: 1363-1370.

White, David G., ed. 2012a. *Yoga in Practice*. Oxford: Oxford University Press.

_____, 2012b. *The Yoga Sutra of Patanjali: A Biography*. Oxford: Oxford University Press.

Wiegand, M. H., Z. Veselý, V. Krumbholz, J. Kronseder y S. Diplich. 2002. «Antidepressant Effect of Sleep Deprivation: Relationship with Spontaneous Sleep Episodes». *Journal of Sleep Research* 11 (supl. 1): 251.

Wiggs, L. 2009. «Behavioural Aspects of Children's Sleep». *Archives of Disease in Childhood* 94: 59-62.

Wilcox, S., G. A. Brenes, D. Levine, M. A. Sevick, S. A. Shumaker y T. Craven. 2000. «Factors related to Sleep Disturbance in Older Adults Experiencing Knee Pain or Knee Pain with Radiographic Evidence of Knee Osteoarthritis». *Journal of the American Geriatrics Society* 48 (10): 1241-1251.

Wilkins, W. J. 2003. *Hindu Gods and Goddesses*. Mineola, NY: Dover.

Wilson, A. G. 2017. «Why Sex Is Good for Sleep: Adelaide Sleep Researcher Dr. Michele Lastella Explains». *The Advertiser*, 3 de diciembre. www.adelaidenow. com.au/lifestyle/relationships/why-sex-is-good-for-sleep-adelaide-sleep-researcher-dr-michele-lastella-explains/news-story/.

Wilson, S. J. 2010. «British Association for Psychopharmacology Consensus Statement on Evidence-Based treatment of Insomnia, Parasomnias and Circadian Rhythm Disorders». *Journal of Psychopharmacology* 24 (11): 1577-1601.

Winter, W. Chris. 2017. *The Sleep Solution: Why Your Sleep Is Broken and How to Fix It.* Nueva York: Berkley.

Wolfson, A. R. y M. A. Carskadon. 2003. «Understanding Adolescents' Sleep Patterns and School Performance: A Critical Appraisal». *Sleep Medicine Review* 7: 491-506.

Woods, James Haughton, trad. 2003. *The Yoga Sutras of Patañjali.* Mineola, NY: Courier Dover Publications.

Young, T., M. Palta, J. Dempsey, J. Skatrud, S. Weber y S. Badr. 1993. «The Occurrence of Sleep-Disordered Breathing among Middle-Aged Adults». *New England Journal of Medicine* 328: 1230-1235.

Young, T., D. Rabago, A. Zgierska, D. Austin y L. Finn. 2003. «Objective and Subjective Sleep Quality in Premenopausal, Perimenopausal, and Postmenopausal Women in the Wisconsin Sleep Study». *Sleep* 26: 667-672.

Youngstedt, S. D. 2005. «Effects of Exercise on Sleep». *Clinical Sports Medicine* 24: 355-365.

Yumino, D., H. Wang, J. S. Floras, G. E. Newton, S. Mak, P. Ruttanaumpawan, J. D. Parker y T. D. Bradley. 2009. «Prevalence and Physiological Predictors of Sleep Apnea in Patients with Heart Failure and Systolic Dysfunction». *Journal of Cardiac Failure* 15: 279-285.

Yurtkuran, M., A. Alp y K. Dilek. 2007. «A Modified Yoga-Based Exercise Program in Hemodialysis Patients: A Randomized Controlled Study». *Complementary and Therapeutic Medicine* 15: 164-171.

Zeitzer, J. M., D. J. Dijk, R. Kronauer, E. Brown y C. Czeisler. 2000. «Sensitivity of the Human Circadian Pacemaker to Nocturnal Light: Melatonin Phase Resetting and Suppression». *Journal of Physiology* 526 (parte 3): 695-702.

ÍNDICE TEMÁTICO

SOBRE EL AUTOR

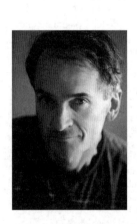

MARK STEPHENS es autor de cuatro exitosos libros para profesores de yoga y terapeutas: *La enseñanza del yoga* (2014), *Secuencias de yoga* (2014), *Ajustes de yoga* (2016) y *Yoga terapia* (2019), además de *Cartas de secuencias de yoga* (2018). Stephens practica yoga diariamente desde 1991, enseña desde 1996 y es un innovador del yoga que combina ideas de fisiología humana, kinesiología, neurociencia y psicosomática con yoga antiguo y moderno y filosofías contemporáneas de la consciencia y el ser. Actualmente vive en las montañas de Santa Cruz, en la costa central de California, y enseña yoga en su área e internacionalmente. Para saber más, visita www.markstephensyoga.com.